U0325134

现代常见病中医康复治疗

任雯雯 编著

上海交通大學出版社
SHANGHAI JIAO TONG UNIVERSITY PRESS

内容提要

本书先介绍了中医诊断方法，然后系统地论述了临床各种疾病的病因病机、诊断与鉴别诊断、辨证论治、转归与预后等。本书内容丰富、言简意赅、层次分明，专业性和实用性强，适用于中医临床医师，也可作为中医院校师生和热爱中医学读者的参考用书。

图书在版编目（CIP）数据

现代常见病中医康复治疗 / 任雯雯编著. -- 上海 ：上海交通大学出版社，2023.10

ISBN 978-7-313-29007-6

Ⅰ.①现… Ⅱ.①任… Ⅲ.①常见病－中医学－康复医学 Ⅳ.①R247.9

中国国家版本馆CIP数据核字（2023）第120605号

现代常见病中医康复治疗

XIANDAI CHANGJIANBING ZHONGYI KANGFU ZHILIAO

编　　著：任雯雯

出版发行：上海交通大学出版社　　地　　址：上海市番禺路951号

邮政编码：200030　　电　　话：021-64071208

印　　制：广东虎彩云印刷有限公司

开　　本：889mm×1194mm 1/32　　经　　销：全国新华书店

字　　数：241千字　　印　　张：9

版　　次：2023年10月第1版　　插　　页：2

书　　号：ISBN 978-7-313-29007-6　　印　　次：2023年10月第1次印刷

定　　价：198.00元

编者简介

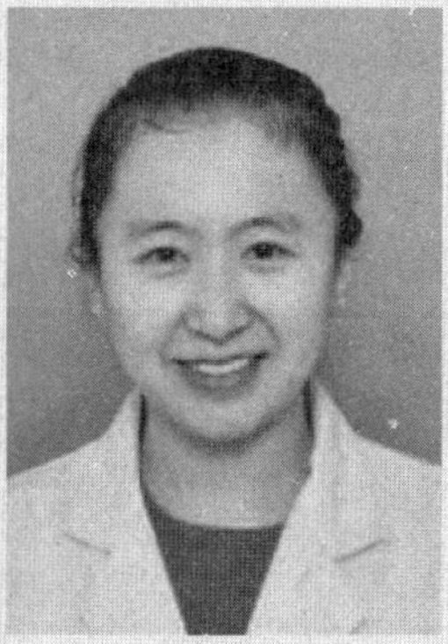

任雯雯

毕业于山东中医药大学中医内科专业，现就职于山东省淄博市张店区中医院。兼任山东中医药高等专科学校兼职教师、山东省康复医学会第一届儿童神经康复青年专业委员会委员、淄博市康复医学会委员。擅长运用中医手法治疗颈、肩、腰、腿疼痛，中枢神经损伤、脊髓损伤康复训练等。曾获“山东中医药大学实习教学优秀教师”荣誉称号。

前言

FOREWORD

中医学有着数千年的悠久历史，是中华民族在长期医疗实践和生活实践中积累而成的具有中国文化特色的医学体系。随着社会的发展，中医学得到了飞速发展，大量的临床研究、实验探索、古医籍整理、临床专著的编写，使中医科学达到了新水平，对许多疾病病因、病机的认识已日益明确和深化，在诊断、辨证分型上有了进一步规范，在防病、治病的方法上有了许多创新。尤其是在许多现代医学难治性疾病、原因未明疾病、体质性疾病及身心性疾病方面，中医具有独特的优势。因此，了解和掌握中医学的基础知识和临床诊疗技能，可以丰富临床诊疗手段，提高临床疗效。为此，编者参阅了大量相关文献，编写了本书。

本书涵盖了现代中医临床诊疗和技术应用的新理念、新知识，具有较强的实用性和指导性。首先介绍了中医诊断方法，其余章节按肺系病证、心脑系病证、脾胃系病证、肝胆系病证、肾系病证、气血津液病证依次展开论述，以辨证论治为重点，围绕人体生理、病理，以及内科疾病的诊断和防治进行剖析，证治方药尽量选用临证切实可行、中医优势明显的内容，最后简单介绍了常见病证的中医康复治疗。本书内容丰富，通俗易懂，具有很强的实用性和可操作性，适合广大基层中医工作者及中医学在校学生阅读参考。本书结构严谨、层次分明、内容新颖、专业度高、实用性强、既能体现现代临床经验，又能满足其他临床工作者的需求，可作为各级工作人员的参考书。

由于编者水平有限，时间仓促，虽经多次修改，但书中疏漏之处在所难免，敬请广大读者见谅，并诚望广大读者予以指正，以便再版时修正。

任雯雯
淄博市张店区中医院
2023年1月

目录

CONTENTS

第一章

中医诊断方法

第一节 望　诊

望诊是医师运用视觉观察患者的神色形态、局部表现、舌象、分泌物和排泄物色质的变化来诊察病情的方法。望诊应在充足的光线下进行，以自然光线为佳。

一、全身望诊

全身望诊主要是望患者的精神、面色、形体、姿态等，从而对病性的寒热虚实、病情的轻重缓急形成总体的认识。

(一)望神

神，广义是指高度概括的人体生命活动的外在表现，狭义是指神志、意识、思维活动。望神即是通过观察人体生命活动的整体表现来判断病情。

1.得神

得神多见精力充沛，神志清楚，表情自然，言语正常，反应灵敏，面色明润含蓄，两目灵活明亮，呼吸顺畅，形体壮实，肌肉丰满等。

2.少神

少神多见于神气不足，精神倦怠，动作迟缓，气短懒言，反应迟钝，面色少华等。

3.失神

失神多见于神志昏迷，或烦躁狂乱，或精神萎靡；目睛呆滞或晦暗无光，转动迟钝；形体消瘦，或全身水肿；面色晦暗或鲜明外露；还可见到呼吸微弱，或喘促鼻扇，甚则猝然仆倒，目闭口开，手撒遗尿，或搓空理线，寻衣摸床等。

4.假神

假神多见大病、久病、重病之人，精神萎靡，面色暗晦，声低气弱，懒言少食，病未好转，突然见精神转佳，两颊色红如妆，语声清亮，喋喋多言，思食索食等，也称“回光返照”“残灯复明”。

(二)望色

望色是指通过观察皮肤色泽变化以了解病情的方法。能了解脏腑功能状态和气血盛衰、病邪的性质及邪气部位。

1.常色

正常的面色与皮肤色，包括主色与客色。

(1)主色：终身不变的色泽。

(2)客色：受季节、气候、生活和工作环境、情绪及运动的因素影响所致气色的短暂性改变。

2.病色

病色包括五色善恶与五色变化。五色善恶主要通过色泽变化反映出来，明润光泽而含蓄为善色；晦暗枯槁而显露为恶色。五色变化主要表现有青、赤、黄、白、黑五色，主要反映主病、病位、病邪性质和病机。

(1)青色：主寒证、痛证、惊风、血瘀。

(2)赤色：主热。

(3)黄色：主湿、虚、黄疸。

(4)白色：主虚、寒、失血。

(5)黑色：主肾虚、水饮、瘀血。

(三)望形体

形体指患者的外形和体质。

1.胖瘦

胖瘦主要反映阴阳气血的偏盛偏衰的状态。

2.水肿

面浮肢肿而腹胀为水肿证;腹胀大如裹水,脐突、腹部有青筋是臌胀之证。

3.瘦瘪

大肉消瘦,肌肤干瘪,形肉已脱,为病情危重之恶病质。小儿发育迟缓,面黄肌瘦,或兼有胸廓畸形,前囟迟闭等,多为疳积之证。

(四)望动态

动态指患者的行、走、坐、卧、立等体态。

1.动静

阳证、热证、实证者多以动为主,阴证、寒证、虚证者多以静为主。

2.咳喘

呼吸气粗,咳嗽喘促,难于平卧,坐而仰首者,是肺有痰热,肺气上逆之实证;喘促气短,坐而俯首,动则喘甚,是肺虚或肾不纳气;身肿心悸,气短咳喘,喉中痰鸣,多为肾虚水泛,水气凌心射肺之证。

3.抽搐

抽搐多为动风之象。手足拘挛,面颊牵动,伴有高热烦渴者,为热盛动风。伴有面色萎黄,精神萎靡者为血虚风动;手指震颤蠕动者,多为肝肾阴虚,虚风内动。

4.偏瘫

猝然昏仆,不省人事,偏侧手足麻木,运动不灵,口眼㖞斜,为中风偏枯。

5.痿痹

关节肿痛,屈伸不利,沉重麻木或疼痛者多是痹证;四肢痿软无力,行动困难,多是痿证。

二、局部望诊

局部望诊是对患者的某些局部进行细致的观察,而了解病情的方法。

(一)望头面

头部过大过小均为异常,多由先天不足而致;囟门陷下或迟闭,多为先天不足或津伤髓虚；面肿者，或为水湿泛溢，或为风邪热毒；腮肿者，多为风温毒邪，瘀阻少阳；口眼㖞斜者，或为风邪中络，或为风痰阻络，或为中风。

（二）望五官

1.望眼

眼部内应五脏，可反映五脏的情况。其中目眦血络属心，白睛属肺，黑睛属肝，瞳子属肾，眼胞属脾。望眼主要包括望眼神、色泽、形态的变化以了解人体气血盛衰的变化。

2.望耳

耳主要反映肾与肝胆情况。

3.望鼻

鼻主要反映肺与脾胃的情况。

4.望口唇

口唇主要反映脾胃的情况。

5.望齿龈

齿龈主要反映肾与胃的情况。

（三）望躯体

见瘿瘤者，为肝气郁结，气结痰凝；见瘰疬者，为肺肾阴虚，虚火灼津，或感受风火时毒，郁滞气血；项强者，为风寒外袭，经气不利，或为热极生风；鸡胸者，多为先天不足，或为后天失养；腹部深陷，多为久病虚弱，或为新病津脱；腹壁青筋暴露者，多属肝郁血瘀。

（四）望皮肤

主要观察皮肤的外形变化及斑疹、痘疮、痈疽、疔疖等情况。

（五）望毛发

主要为色泽、分布及有无脱落等情况。

三、望排出物

望排出物包括望排泄物和分泌物。如痰、涎、涕、唾、呕吐物、大小便等，通过观察性状、色泽、量的多少等辨别疾病的寒热虚实，脏腑的盛衰和邪气的性质。

四、望小儿指纹

望小儿指纹适用于3岁以内的小儿，与成人诊寸口脉具有相同的诊断意义。小儿指纹是手太阴肺经的分支，按部位可分为风、气、命三关。示指第一节为风关，第二节为气关，第三节为命关。正常指纹为红黄隐隐于示指风关之内。其临床意义可概括为纹色辨寒热，即红紫多为热证，青色主惊风或疼痛，淡白多为虚证；淡滞定虚实，即色浅淡者为虚证，色浓滞者为实证；浮沉分表里，即指纹浮显者多表证，指纹深沉者多为里证；三关测轻重，即指纹突破风关，显至气关，甚至显于命关，表明病情渐重，若直达指端称为"透关射甲"，为临床危象。

五、望舌

舌诊对了解疾病本质，指导辨证论治有重要意义。

望舌时应注意光线充足，以自然光线为佳。患者应自然伸舌，不可太过用力。并注意辨别染苔。正常舌象可概括为淡红舌，薄白苔，即舌质淡红明润，胖瘦适中，柔软灵活；舌苔薄白均匀，干湿适中，不黏不腻，揩之不去。

（一）望舌质

1.舌色

（1）淡白舌：舌色红少白多，色泽浅淡，多为阳气衰弱或气血不足，为血不盈舌，舌失所养而致。主虚证、寒证。

（2）红舌：舌色鲜红或正红，多由热邪炽盛，迫动血行，舌之血脉充盈所致。主热证。

（3）绛舌：舌色红深，甚于红舌。主邪热炽盛，主瘀。

（4）青紫舌：色淡紫无红者为青舌，舌深绛而暗是紫舌，二者常常并见。青舌主阴寒，瘀血；紫舌主气血壅滞，瘀血。

2.望舌形

（1）老嫩：舌质粗糙，坚敛苍老，主实证或热证，多见于热病极期；浮胖娇嫩，或边有齿痕，主虚证或寒证，多见于疾病后期。

（2）胖瘦：舌体肥大肿胀为胖肿舌，舌体瘦小薄瘪为瘦瘪舌。

(3)芒刺:舌乳头增生、肥大高起,状如草莓星点,为热盛之象。

(4)裂纹:舌面有裂沟,深浅不一,浅如划痕,深如刀割,常见于舌面的前半部及舌尖侧,多因阴液耗伤。

(5)齿印:舌边有齿痕印记称为齿痕舌,多属气虚或脾虚。

(6)舌疮:以舌边或舌尖为多,形如粟粒,或为溃疡,局部红痛,多因心经热毒壅盛而成。

(7)舌下络脉:舌尖上卷,可见舌底两侧络脉,呈青紫色。若粗大迂曲,兼见舌有瘀斑、瘀点,多为有瘀血之象。

3.望舌态

(1)痿软:舌体痿软无力,伸卷不灵,多为病情较重。

(2)强硬:舌体板硬强直,活动不利,言语不清,称舌强。

(3)震颤:舌体震颤抖动,不能自主。常因热极生风或虚风内动所致。

(4)歪斜:舌体伸出时,舌尖向左或向右偏斜,多为风中经络,或风痰阻络而致。

(5)卷缩:舌体卷缩,不能伸出,多为危重之证。

(6)吐弄:舌体伸出,久不回缩为吐舌。舌体反复伸出舐唇,旋即缩回为弄舌,为心脾经有热所致。

(7)麻痹:舌体麻木,转动不灵称舌麻痹。常见于血虚风动或肝风挟痰等证。

(8)舌纵:舌体伸出,难以收回称为舌纵,多属危重凶兆。

(二)望舌苔

1.苔质

(1)厚薄:透过舌苔能隐约见到舌质者为薄,不见舌质者为厚。苔质的厚薄可反映病邪的浅深和轻重。苔薄者多邪气在表,病轻邪浅;苔厚者多邪入脏腑,病较深重。由薄渐厚,为病势渐增;由厚变薄,为正气渐复。

(2)润燥:反映津液之存亡。苔润表示津液未伤;太过湿润,水滴欲出者为滑苔,主脾虚湿盛或阳虚水泛。苔燥多为津液耗伤,或热盛伤津,或阴液亏虚。舌质淡白,口干不渴,或渴不欲饮,多为阳虚不运，津不上承。

(3)腐腻：主要反映中焦湿浊及胃气的盛衰情况。颗粒粗大，苔厚疏松而厚，易于刮脱者，称为腐苔，多为实热蒸化脾胃湿浊所致；颗粒细小，状如豆腐渣，边缘致密而黏，中厚或糜点如渣，多为湿热或痰热所致；苔厚，刮之不脱者，称为腻苔，多为湿浊内蕴，阳气被遏所致。

2.苔色

(1)白苔：多主表证、寒证、湿证。

(2)黄苔：多主里证、热证。黄色越深，热邪越重。

(3)灰苔：多主痰湿、里证。

(4)黑苔：主里证，多见于病情较重者。苔黑干焦而舌红，多为实热内炽；苔黑燥裂，舌绛芒刺，为热极津枯；苔薄黑润滑，多为阳虚或寒盛。

3.苔形

舌苔布满全舌者为全苔，分布于局部者为偏苔，部分剥脱者为剥苔。全苔主痰湿阻滞；偏苔，多属肝胆病证；苔剥多处而不规则称花剥苔，主胃阴不足；小儿苔剥，状如地图者，多见于虫积；舌苔光剥，舌质绛如镜面，为肝肾阴虚或热邪内陷。

第二节　闻　　诊

闻诊是通过听声音和嗅气味来诊察疾病的方法。

一、听声音

(一)声音

实证和热证，声音重浊而粗、高亢洪亮、烦躁多言；虚证和寒证，声音轻清、细小低弱，静默懒言。

(二)语言

1.谵语

神志不清，语无伦次，语意数变，声音高亢。多为热扰心神之实证。

2.郑声

神志不清,声音细微,语多重复,时断时续。为心气大伤,精神散乱之虚证。

3.独语

喃喃自语,喋喋不休,逢人则止。属心气不足之虚证,或痰气郁结清窍阻蔽所致。

4.狂言

精神错乱,语无伦次,不避亲疏。多为痰火扰心。

5.言謇

舌强语謇,言语不清。多为中风证。

(三)呼吸

1.呼吸

呼吸主要与肺肾病变有关。呼吸声高气粗而促,多为实证和热证;呼吸声低气微而慢,多为虚证和寒证。呼吸急促而气息微弱,为元气大伤的危重证候。

2.气喘

呼吸急促,甚则鼻翼翕动,张口抬肩,难以平卧,多为肺有实邪或肺肾两虚所致。

3.哮

呼吸时喉中有哮鸣音。哮证有冷热之别,多时发时止,反复难愈,多为缩痰内状,或外邪所诱发。

4.上气

气促咳嗽,气逆呕呃。多为痰饮内停,或阴虚火旺,气道壅塞而致。

5.太息

时发长吁短叹,以呼气为主。多为情志抑郁,肝不疏泄。

(四)咳嗽

有声无痰为咳,有痰无声为嗽,有痰有声为咳嗽。暴咳声哑为肺实;咳声低弱而少气,或久咳喑哑,多为虚证。

(五)呕吐

胃气上逆,有声有物自口而出为呕吐,有声无物为干呕,有物无声为吐。虚证或寒证,呕吐来势徐缓,呕声低微无力;实证或热证,呕吐来势较猛,呕声响亮有力。

(六)呃逆

气逆于上,自咽喉出,其声呃呃,不能自主,俗称“打呃”。虚寒者,呃声低沉而长,气弱无力;实热者,呃声频发,高亢而短,响而有力。

二、嗅气味

(一)口气

酸馊者是胃有宿食;臭秽者,是脾胃有热,或消化不良;腐臭者,可为牙疳或内痈。

(二)汗气

汗有腥膻味为湿热蕴蒸;腋下汗臭者,多为狐臭。

(三)痰涕气味

咳唾浊痰脓血,味腥臭者为肺痈;鼻流浊涕,黄稠有腥臭为肺热鼻渊。

(四)二便气味

大便酸臭为肠有积热,大便溏薄味腥为肠寒,失气奇臭为宿食积滞,小便臭秽黄赤为湿热,小便清长色白为虚寒。

(五)经带气味

白带气味臭秽多为湿热,带下清稀腥臊多为虚寒。

第三节　问　　诊

问诊包括询问一般情况、主诉、既往史、个人生活史、家族史并围绕主诉重点询问现在证候等。

一、问寒热

(一)恶寒发热

恶寒与发热同时出现,多为外感病初期,是表证的特征。

(二)但寒不热

多为里寒证。新病畏寒为寒邪直中,久病畏寒为阳气虚衰。

(三)但热不寒

高热不退,为壮热,多为里热炽盛;按时发热,或按时热盛为潮热(日晡潮热者,为阳明腑实证;午后潮热,入夜加重,或骨蒸痨热者,为阴虚)。

(四)寒热往来

恶寒与发热交替而发,为正邪交争于半表半里,见于少阳病和疟疾。

二、问汗

主要诊察有是否汗出,汗出部位、时间、性质、多少等。

(一)表证辨汗

表实无汗,多为外感风寒;表证有汗,为表虚证或表热证。

(二)里证辨汗

汗出不已,动则加重者为自汗,多因阳气虚损,卫阳不固;睡时汗出,醒则汗止为盗汗,为阴虚内热;身大热大汗出,为里热炽盛,迫津外泄;汗热味咸,脉细数无力,为亡阴证;汗凉味淡,脉微欲绝者,为亡阳证。

(三)局部辨汗

头汗可因阳热或湿热;半身汗出者,多无汗部位为病侧,可因痰湿或风湿阻滞,或中风偏枯;手足心汗出甚者,多因脾胃湿热,或阴经郁热而致。

三、问疼痛

(一)疼痛的性质

新病疼痛,痛势剧烈,持续不解而拒按者为实证;久病疼痛,痛势较轻,时痛时止而喜按者为虚证。

(二)疼痛的部位

头痛,痛连项背,病在太阳经;痛在前额或连及眉棱骨,病在阳明经;痛在两颞或太阳穴附近,为少阳经病;头痛而重,腹满自汗,为太阴经病;头痛连及脑齿,指甲微青,为少阴经病;痛在巅顶,牵引头角,气逆上冲,甚则作呕,为厥阴经病。胸痛多为心肺之病。常见于热邪壅肺,痰浊阻肺,气滞血瘀,肺阴不足及肺痨、肺痈、胸痹等证。胁痛,多与肝胆病关系密切,可见于肝郁气滞、肝胆湿热、肝胆火盛、瘀血阻络及水饮内停等病证。脘腹痛,其病多在脾胃。可因寒凝、热结、气滞、血瘀、食积、虫积、气虚、血虚、阳虚所致。喜暖为寒,喜凉为热,拒按为实,喜按为虚。腰痛,或为寒湿痹证,或为湿热阻络,或为瘀血阻络,或为肾虚所致。四肢痛,多见于痹证。疼痛游走者,为行痹;剧痛喜暖者,为寒痹;重着而痛者,为湿痹;红肿疼痛者,为热痹。足跟或胫膝酸痛为气血亏虚,经气不利常见。

四、问饮食口味

主要问食欲好坏,食量多少,口渴饮水,口味偏嗜,冷热喜恶,呕吐与否等情况,以判断胃气有无及脏腑虚实寒热。

五、问睡眠

主要有失眠与嗜睡。不易入睡,或睡而易醒不能再睡,或睡而不酣,易于惊醒,甚至彻夜不眠者为失眠,为阳不入阴,神不守舍所致。时时欲睡,眠而不醒,精神不振,头沉困倦者为嗜睡,多见于痰湿内盛、困阻清阳、阳虚阴盛或气血不足。

六、问二便

主要了解二便的次数、便量、性状、颜色、气味及便时有无疼痛、出血等方面。

七、问小儿及妇女

(一)问小儿

主要应了解出生前后的情况,以及预防接种和传染病史与传染病接触史,小儿常见致病因素有易感外邪、易伤饮食、易受惊吓等。

(二)问妇女

应了解月经的初潮、月经周期、行经天数、经量、经色、经质、末次月经,或痛经、带下、妊娠、产育以及有无经闭或绝经年龄等情况。

第四节 切 诊

一、脉诊的部位和方法

脉诊的常用部位是手腕部的寸口脉,并分为寸、关、尺三部。通常以腕后高骨为标记,其内侧为关,关前(腕侧)为寸,关后(肘侧)为尺。其临床意义大致为左手寸候心、关候肝胆,右手寸候肺、关候脾胃,两手尺候肾。

以中指定关位,示指切寸位,环指(无名指)切尺位。诊脉时用轻力切在皮肤上称为浮取或轻取,用力不轻不重称中取,用重力切按筋骨间称为沉取或重取。诊脉时,医师的呼吸要自然均匀,以医师正常的一呼一吸的时间去计算患者的脉搏数。切脉的时间必须在 50 秒以上。

二、正常脉象

正常脉象:三部有脉,沉取不绝,一息四至(每分钟 70～80 次),不浮不沉,不大不小,从容和缓,流畅有力。临床所见斜飞脉、反关脉均为脉道位置的变异,不属于病脉。

三、常见病脉及主病

(一)浮脉

1.脉象

轻取即得,重按反减;举之有余,按之稍弱而不空。

2.主病

主表证,为卫阳与邪气交争,脉气鼓动于外而致。也见于虚证,多因精血亏损，阴不敛阳或气虚不能内守，脉气浮散于外而致。内伤里虚见浮脉，为虚象严重。

(二)洪脉

1.脉象

脉形宽大，状如波涛，来盛去衰。

2.主病

气分热盛。证属实证，乃邪热炽盛，正气抗邪有力，气盛血涌，脉道扩张而致。

(三)大脉

1.脉象

脉体阔大，但无汹涌之势。

2.主病

邪盛病进，又主正虚。根据脉之有力与无力，辨别邪正的盛衰。

(四)沉脉

1.脉象

轻取不应，重按始得。

2.主病

主里证。里实证可见于气滞血瘀、积聚等，为邪气内郁，气血困阻，阳气被遏，不能浮应于外而致，多脉沉而有力按之不衰。里虚证，为气血不足，阳气衰微，不能运行营气于脉外所致，多脉沉无力。

(五)弱脉

1.脉象

轻取不应，重按应指细软无力。

2.主病

气血不足，元气耗损。阳气衰微鼓动无力而脉沉。阴血亏虚，脉道空豁而脉细无力。

(六)迟脉

1.脉象

脉来缓慢，一息脉动不足四至。

2.主病

主寒证。脉迟无力，为阳气衰微的里虚寒证。脉迟有力，为里实寒证。

（七）缓脉

1.脉象

一息四至，应指徐缓。

2.主病

主湿证、脾虚、亦可见正常人。

（八）结脉

1.脉象

脉来缓中时止，止无定数。

2.主病

主阴盛气结，寒痰瘀血，气血虚衰。实证者脉实有力，迟中有止，为实邪郁遏，心阳被抑，脉气阻滞而致。虚证者脉虚无力，迟中有止，为气虚血衰，脉气不相顺接所致。

（九）数脉

1.脉象

脉来急促，一息五至以上（每分钟90次以上）。

2.主病

主热证。若数而有力，多因邪热鼓动，气盛血涌，血行加速而致。数而无力，多因精血亏虚、虚阳外越，致血行加速、脉搏加快。

（十）促脉

1.脉象

往来急促，数而时止，止无定数。

2.主病

主实证多为阳盛热实或邪实阻滞，见脉促有力。前者因阳热亢盛，迫动血行而脉数，热灼阴津，津血衰少，致急行血气不相接续，故脉有歇止。后者由气滞、血瘀、痰饮、食积等有形之邪阻闭气机，脉气不相接续而致；虚证多为脏气衰败，可见脉促无力。多因阴液亏耗，真元衰惫，气血不相接续而致。

（十一）虚脉

1.脉象

举之无力，按之空虚，应指软弱。

2.主病

主虚证，多见于气血两虚。因气虚则血行无力，血少则脉道空虚而致。

（十二）细脉

1.脉象

脉细如线，应指明显，按之不绝。

2.主病

主气血两虚，诸虚劳损；又主伤寒、痛甚及湿证。虚证因营血亏虚，脉道不充，血运无力而致。实证因暴受寒冷或疼痛，则脉道拘急收缩，细而弦紧。湿邪阻遏脉道，则见脉象细缓。

（十三）代脉

1.脉象

脉来迟缓力弱，时发歇止，止有定数。

2.主病

虚证多脉代而无力，良久不能自还，为脏气衰微，脉气不复所致。实证多脉代而有力，多为痹证、痛证、七情内伤、跌打损伤等邪气阻遏脉道，血行涩滞而致。

（十四）实脉

1.脉象

脉来坚实，三部有力，来去俱盛。

2.主病

主实证。乃邪气亢盛，正气不衰，正邪剧烈交争，气血涌盛，脉道坚满而致。若虚证见实脉则为真气外越之险候。

（十五）滑脉

1.脉象

往来流利，应指圆滑，如盘走珠。

2.主病

痰饮、食积、实热。为邪正交争,气血涌盛,脉行通畅所致。脉滑和缓者,可见于青壮年的常脉和妇人的孕脉。

(十六)弦脉

1.脉象

形直体长,如按琴弦。

2.主病

肝胆病、诸痛、痰饮、疟疾。弦为肝脉,以上诸因致使肝失疏泄,气机失常,经脉拘急而致;老年人脉象多弦硬,为精血亏虚,脉失濡养而致。此外,春令平脉亦见弦象。

(十七)紧脉

1.脉象

脉来绷紧有力,屈曲不平,左右弹指,如牵绳转索。

2.主病

寒证、痛证、宿食。乃邪气内扰,气机阻滞,脉道拘急紧张而致。

(十八)濡脉

1.脉象

浮而细软。

2.主病

主诸虚,又主湿。

(十九)涩脉

1.脉象

脉细行迟,往来艰涩不畅,如轻刀刮竹。

2.主病

气滞血瘀,伤精血少,痰食内停。

四、按诊

按诊是医师用手直接触摸或按压患者某些部位,以了解局部冷热、润燥、软硬、压痛、肿块或其他异常变化,从而推断疾病部位、性质和病情轻重等情况的一种诊病方法。

(一)按胸胁

主要了解心、肺、肝的病变。

(二)按虚里

虚里位于左乳下心尖冲动处,反映宗气的盛衰。

(三)按脘腹

主要检查有无压痛及包块。腹部疼痛,按之痛减,局部柔软者为虚证;按之痛剧,局部坚硬者为实证。

(四)按肌肤

主要了解寒热、润燥、肿胀等内容。肌肤灼热为热证,清冷为寒证。

(五)按手足

诊手足的冷暖,可判断阳气的盛衰。

(六)按俞穴

通过按压某些特定俞穴以判断脏腑的病变。

第二章

肺系病证

第一节　感　　冒

感冒是感受触冒风邪，邪犯卫表而导致的常见外感疾病，临床表现以鼻塞、流涕、打喷嚏、咳嗽、头痛、恶寒、发热、全身不适、脉浮为其特征。

本病四季均可发生，尤以春冬两季为多。病情轻者多为感受当令之气，称为伤风、冒风、冒寒；病情重者多为感受非时之邪，称为重伤风。在一个时期内广泛流行、病情类似者，称为时行感冒。

早在《黄帝内经》即已有外感风邪引起感冒的论述，如《素问·骨空论》说："风者百病之始也……风从外入，令人振寒，汗出头痛，身重恶寒。"《素问·风论》也说："风之伤人也，或为寒热。"汉代张仲景《伤寒论·辨太阳病脉证并治》篇论述太阳病时，以桂枝汤治表虚证，以麻黄汤治表实证，提示感冒风寒有轻重的不同，为感冒的辨证治疗奠定了基础。

感冒病名出自北宋《仁斋直指方·诸风》篇。元·朱丹溪《丹溪心法·中寒二》提出："伤风属肺者多，宜辛温或辛凉之剂散之。"明确本病病位在肺，治疗应分辛温、辛凉两大法则。

及至明清，多将感冒与伤风互称，并对虚人感冒有进一步的认识，提出扶正达邪的治疗原则。至于时行感冒，隋·巢元方《诸病源候论·时气病诸候》中即已提示其属"时行病"之类，具有较强的传染性。如所述："时行病者，春时应暖而反寒，冬时应寒而反温，非其时而有其气。是以一岁之中，病无长少，率相近似者，此则时行之气也。”即与时行感冒密切相关。

至清代，不少医家进一步强化了本病与感受时行之气的关系，林佩琴在《类证治裁·伤风》中明确提出了“时行感冒”之名。徐灵胎《医学源流论·伤风难治论》说：“凡人偶感风寒，头痛发热，咳嗽涕出，俗谓之伤风……乃时行之杂感也。”指出感冒乃属触冒时气所致。

凡普通感冒（伤风）、流行性感冒（时行感冒）及其他上呼吸道感染而表现感冒特征者，皆可参照本节内容进行辨证论治。

一、病因、病机

感冒是因六淫、时行之邪，侵袭肺卫；以致卫表不和，肺失宣肃而为病。

（一）病因

感冒是由于六淫、时行病毒侵袭人体而致病。以风邪为主因，因风为六淫之首，流动于四时之中，故外感为病，常以风为先导。

但在不同季节，每与当令之气相合伤人，而表现力不同证候，如秋冬寒冷之季，风与寒合，多为风寒证；春夏温暖之时，风与热合，多见风热证；夏秋之交，暑多夹湿，每又表现为风暑夹湿证候。但一般以风寒、风热为多见，夏令亦常夹暑湿之邪。至于梅雨季节之夹湿，秋季兼燥等，亦常可见之。再有遇时令之季，如旱天其情为火为热为燥，伤阴津，耗五脏之阴气血，其证为干燥竭液证，治多以润、清、凉育之，如冬旱、春旱、夏秋之旱都常出现，应按此调之。

若四时六气失常，非其时而有其气，伤人致病者，一般较感受当令之气为重。而非时之气夹时行疫毒伤人，则病情重而多变，往往相互传染，造成广泛的流行，且不限于季节性。正如《诸病源候论·时气病诸候》所言：“夫时气病者，此皆因岁时不和，温凉失节，人感乖戾之气而生，病者多相染易。”

（二）病机

外邪侵袭人体是否发病，关键在于卫气之强弱，同时与感邪的轻重有关。《灵枢·百病始生》曰:“风雨寒热不得虚,邪不能独伤人。”

若卫外功能减弱,肺卫调节疏解,外邪乘袭卫表,即可致病。如气候突变,冷热失常,六淫时邪猖獗,卫外之气失于调节应变,即每见本病的发生率升高。或因生活起居不当,寒温失调以及过度疲劳,以致腠理不密,营卫失和,外邪侵袭为病。

若体质虚弱,卫表不固,稍有不慎,即易见虚体感邪。它如肺经素有痰热、痰湿,肺卫调节功能低下,则更易感受外邪,内外相引而发病。加素体阳虚者易受风寒,阴虚者易受风热、燥热,痰湿之体易受外湿。正如清·李用粹《证治汇补·伤风》篇说:“肺家素有痰热,复受风邪束缚,内火不得疏泄,谓之寒喧。此表里两因之实证也。有平昔元气虚弱;表疏腠松;略有不慎,即显风证者。此表里两因之虚证也。”

外邪侵犯肺卫的途径有二,或从口鼻而入,或从皮毛内侵。风性轻扬,为病多犯上焦。故《素问·太阴阳明论》篇说:“伤于风者,上先受之。”肺处胸中,位于上焦,主呼吸,气道为出入升降的通路,喉为其系,开窍于鼻,外合皮毛,职司卫外,为人身之藩篱。故外邪从口鼻、皮毛入侵,肺卫首当其冲,感邪之后,随即出现卫表不和及上焦肺系症状。因病邪在外、在表,故尤以卫表不和为主。

由于四时六气不同,以及体质的差异,临床常见风寒、风热、暑湿三证。若感受风寒湿邪,则皮毛闭塞,邪郁于肺,肺气失宣;感受风热暑燥,则皮毛疏泄不畅,邪热犯肺,肺失清肃。如感受时行病毒则病情多重,甚或变生它病。在病程中亦可见寒与热的转化或错杂。

一般而言,感冒预后良好,病程较短而易愈,少数可因感冒诱发其他宿疾而使病情恶化。对老年、婴幼儿、体弱患者及时感重症者,必须加以重视,防止发生传变,或同时夹杂其他疾病。

二、诊查要点

(一)诊断依据

(1)临证以卫表及鼻咽症状为主,可见鼻塞、流涕、多嚏、咽痒、咽痛、周身酸楚不适、恶风或恶寒，或有发热等。若风邪夹暑、夹湿、夹燥，还可见相关症状。

(2)时行感冒多呈流行性，在同一时期发病人数剧增，且病证相似，多突然起病，恶寒、发热(多为高热)、周身酸痛、疲乏无力，病情一般较普通感冒为重。

(3)病程一般 3～7 天，普通感冒一般不传变，时行感冒少数可传变入里，变生它病。

(4)四季皆可发病，而以冬、春两季为多。

(二)病证鉴别

1.感冒与风温

本病与诸多温病早期症状相类似，尤其是风热感冒与风温初起颇为相似，但风温病势急骤，寒战发热甚至高热，汗出后热虽暂降，但脉数不静，身热旋即复起，咳嗽胸痛，头痛较剧，甚至出现神志昏迷、惊厥、谵妄等传变入里的证候。而感冒发热一般不高或不发热，病势轻，不传变，服解表药后，多能汗出热退，脉静身凉，病程短，预后良好。

2.普通感冒与时行感冒

普通感冒病情较轻，全身症状不重，少有传变。在气候变化时发病率可以升高，但无明显流行特点。若感冒 1 周以上不愈，发热不退或反见加重，应考虑感冒继发它病，传变入里。时行感冒病情较重，发病急，全身症状显著，可以发生传变，化热入里，继发或合并它病，具有广泛的传染性、流行性。

(三)相关检查

本病通常可做血白细胞计数及分类检查，胸部 X 线检查。部分患者可见白细胞总数及中性粒细胞升高或降低。有咳嗽、痰多等呼吸道症状者，胸部 X 线摄片可见肺纹理增粗。

三、辨证论治

(一)辨证要点

本病邪在肺卫，辨证属表、属实，但应根据证情，区别风寒、风热和暑湿兼夹之证，还需注意虚体感冒的特殊性。

（二）治疗原则

感冒的病位在卫表肺系，治疗应因势利导，从表而解，遵《素问·阴阳应象大论》“其在皮者，汗而发之”之义，采用解表达邪的治疗原则。风寒证治以辛温发汗；风热证治以辛凉清解；暑湿杂感者，又当清暑祛湿解表。

（三）证治分类

1.风寒束表证

恶寒重，发热轻，无汗，头痛，肢节酸疼，鼻塞声重，或鼻痒喷嚏。时流清涕，咽痒，咳嗽，咳痰稀薄色白，口不渴或渴喜热饮，舌苔薄白而润，脉浮或浮紧。

证机概要：风寒外束，卫阳被郁，腠理闭塞，肺气不宣。

治法：辛温解表。

代表方：荆防达表汤或荆防败毒散加减。两方均为辛温解表剂，前方疏风散寒，用于风寒感冒轻证；后方辛温发汗，疏风祛湿，用于时行感冒，风寒夹湿证。

常用药：荆芥、防风、苏叶、豆豉、葱白、生姜等解表散寒；杏仁、前胡、桔梗、甘草、橘红宣通肺气。

若表寒重，头痛身痛，憎寒发热，无汗者，配麻黄、桂枝以增强发表散寒之功用；表湿较重，肢体酸痛，头重头胀，身热不扬者，加羌活、独活祛风除湿，或用羌活胜湿汤加减；湿邪蕴中，脘痞食少，或有便溏，苔白腻者，加藿香、苍术、厚朴、半夏化湿和中；头痛甚，配白芷、川芎散寒止痛；身热较著者，加柴胡、薄荷疏表解肌。

2.风热犯表证

身热较著，微恶风，汗泄不畅，头胀痛，面赤，咳嗽，痰黏或黄，咽燥，或咽喉乳蛾红肿疼痛，鼻塞，流黄浊涕，口干欲饮，舌苔薄白微黄，舌边尖红，脉浮数。

证机概要：风热犯表，热郁肌腠，卫表失和，肺失清肃。

治法：辛凉解表。

代表方：银翘散或葱豉桔梗汤加减。两方均有辛凉解表，轻宣肺气功能,但前者长于清热解毒,适用于风热表证热毒重者,后者重在清宣解表,适用于风热袭表,肺气不宣者。

常用药:金银花、连翘、黑山栀、豆豉、薄荷、荆芥辛凉解表,疏风清热;竹叶、芦根清热生津;牛蒡子、桔梗、甘草宣利肺气,化痰利咽。

若风热上壅,头胀痛较甚,加桑叶、菊花以清利头目;痰阻于肺,咳嗽痰多,加贝母、前胡、杏仁化痰止咳;痰热较盛,咳痰黄稠,加黄芩、知母、瓜蒌皮;气分热盛,身热较著,恶风不显,口渴多饮,尿黄,加石膏、黄芩清肺泻热;热毒壅阻咽喉,乳蛾红肿疼痛,加青黛、玄参清热解毒利咽;时行感冒热毒较盛,壮热恶寒,头痛身痛,咽喉肿痛,咳嗽气粗,配大青叶、蒲公英、鱼腥草等清热解毒;若风寒外束,入里化热,热为寒遏,烦热恶寒,少汗,咳嗽气急,痰稠,声哑,苔黄白相兼,可用石膏和麻黄内清肺热,外散表寒;风热化燥伤津,或秋令感受温燥之邪,伴有呛咳痰少,口、咽、唇、鼻干燥,苔薄,舌红少津等燥象者,可酌配南沙参、天花粉、梨皮清肺润燥,禁用伍辛温之品。

3.暑湿伤表证

身热,微恶风,汗少,肢体酸重或疼痛,头昏重胀痛,咳嗽痰黏,鼻流浊涕,心烦口渴,或口中黏腻,渴不多饮,胸闷脘痞,泛恶,腹胀,大便或溏,小便短赤,舌苔薄黄而腻,脉濡数。

证机概要:暑湿遏表,湿热伤中,表卫不和,肺气不清。

治法:清暑祛湿解表。

代表方:新加香薷饮加减。本方功能清暑化湿,用于夏月暑湿感冒,身热心烦,有汗不畅,胸闷等症。

常用药:金银花、连翘、鲜荷叶、鲜芦根清暑解热;香薷发汗解表;厚朴、扁豆化湿和中。

若暑热偏盛,可加黄连、山栀、黄芩、青蒿清暑泄热;湿困卫表,肢体酸重疼痛较甚,加豆卷、藿香、佩兰等芳化宣表;里湿偏盛,口中黏腻,胸闷脘痞,泛恶,腹胀,便溏,加苍术、白蔻仁、半夏、陈皮和中化湿;小便短赤加滑石、甘草、赤茯苓清热利湿。

感冒小结:体虚感冒应选参苏饮、血虚宜不发汗等补血解表。

四、西医治疗

呼吸道病毒感染目前无特异性抗病毒药物,治疗着重在减轻症状,休息,多饮水,戒烟,室内保持一定的温度和湿度,缩短病程,防止继发细菌感染和并发症的发生为主。

(一)对症治疗

发热、头痛可选用阿司匹林、对乙酰氨基酚或一些抗感冒制剂,也可选用中成药。咽痛可选用咽漱液或咽含片。声音嘶哑可用雾化吸入。鼻塞流涕可用1%麻黄素滴鼻液等。

(二)抗菌药物治疗

一般患者不必用抗菌药物,如年幼体弱、有慢性呼吸道炎症或细菌感染时,可根据临床情况及病原菌选择抗菌药物,临床常首选青霉素、磺胺类、大环内酯类或第一代头孢菌素。

(三)抗病毒药物治疗

早期应用抗病毒药物有一定效果,并可缩短病程。利巴韦林对流感病毒、副流感病毒和呼吸道合胞病毒有较强的抑制作用。奥司他韦对甲、乙型流感病毒有效。也可选用金刚烷胺、吗啉胍或抗病毒中成药。

五、预防调护

(一)在流行季节须积极防治

(1)生活上应慎起居,适寒温,在冬春之际尤当注意防寒保暖,盛夏亦不可贪凉露宿。

(2)注意锻炼,增强体质,以御外邪。

(3)常易患感冒者,可坚持每天按摩迎香穴,并服用调理防治方药。冬春风寒当令季节,可服贯众汤(贯众、紫苏、荆芥各10 g,柴胡10 g,甘草3 g);夏令暑湿当令季节,可服藿佩汤(藿香、佩兰各10 g,薄荷3 g,鲜者用量加倍);如时邪毒盛,流行广泛,可用贯众、板蓝根、生甘草煎服。

(4)在流行季节,应尽量少去人口密集的公共场所,防止交叉感染,外出要戴口罩。室内可用食醋熏蒸,每立方米空间用食醋5～

10 mL，加水 1～2 倍，加热熏蒸 2 小时，每天或隔天 1 次，做空气消毒，以预防传染。

（二）治疗期间应注意护理

（1）发热者须适当休息。

（2）饮食宜清淡。

（3）对时感重症及老年、婴幼儿、体虚者，须加强观察，注意病情变化，如高热动风、邪陷心包、合并或继发其他疾病等。

（4）注意煎药和服药方法。汤剂煮沸后 5～10 分钟即可，过煮则降低药效。趁温热服，服后避风覆被取汗，或进热粥、米汤以助药力。得汗、脉静、身凉为病邪外达之象，无汗是邪尚未祛。出汗后尤应避风，以防复感。

第二节 咳 嗽

咳嗽是由六淫之邪侵袭肺系，或脏腑功能失调，内伤及肺，肺气不清，失于宣肃所成，临床以咳嗽，咳痰为主症的疾病。咳指有声无痰，嗽指有痰无声，咳嗽则是有声有痰之症也。

《素问·宣明五气论》："五气所病……肺为咳。"《素问·咳论》："五脏六腑皆令人咳，非独肺也。"《河间六书·咳嗽论》："咳谓无痰而有声，肺气伤而不清也，嗽为无声有痰，脾湿动而为痰也，咳嗽谓有声有痰……"《景岳全书》："咳嗽之要，止惟二证，何有二证？一曰外感，一曰内伤，而尽之矣。"

本病证相当于现代医学上的呼吸道感染，肺炎，急、慢性支气管炎，支气管扩张，肺结核，肺气肿等肺部疾病。

一、病因、病机

（一）外感咳嗽

六淫外邪，侵袭肺系，多因肺的卫外功能减弱或失调，以致在天气寒暖失常、气温突变的情况下，邪从口鼻或皮毛而入，均可使肺气不宣，肃降失司而引起咳嗽。由于四时主气的不同，因而感受外邪亦有区别。风为六淫之首，其他外邪多随风邪侵袭人体，所以，外感咳嗽有风寒、风热和燥热之分。

（二）内伤咳嗽

内伤致咳的原因甚多，有因肺的自身病变；有因其他脏腑功能失调，内邪干肺所致。他脏及肺的咳嗽，可因嗜好烟酒，过食辛辣，熏灼肺胃；或过食肥甘，脾失健运，痰浊内生，上干于肺致咳；或由情志刺激，肝失条达，气郁化火，火气循经上逆犯肺，引起咳嗽。因肺脏自病者，常因肺系多种疾病迁延不愈，肺脏虚弱，阴伤气耗，肺的主气及宣降功能失常，而致气逆为咳。

外感咳嗽与内伤咳嗽可相互影响。外感咳嗽如迁延失治，邪伤肺气，更易反复感邪，咳嗽屡发，肺气日损，渐转为内伤咳嗽；而内伤咳嗽患者，由于脏腑虚损，肺脏已病，表卫不固，因而易受外邪而使咳嗽加重。

二、诊断与鉴别诊断

（一）诊断

1.病史

有肺系病史或有其他脏腑功能失调伤及肺脏病史。

2.临床表现

以咳嗽为主要症状。

（二）鉴别诊断

1.哮病、喘证

哮病、喘证、咳嗽均有咳嗽的表现。哮病以喉中哮鸣有声，呼吸困难气促，甚则喘息不能平卧为主症，发作与缓解均迅速。喘证以呼吸困难，甚则张口抬肩，不能平卧为主要临床表现。咳嗽则以咳嗽、咳痰为主症。

2.肺胀

肺胀除咳嗽外，还伴有胸部膨满，咳喘上气，烦躁心慌，甚则面目紫黯，肢体水肿，病程反复难愈。

3.肺痨

肺痨以咳嗽、咯血、潮热、盗汗、消瘦为主症的肺脏结核病，具有传染性。X 线可见斑片状或空洞、实变等表现。

4.肺癌

肺癌以咳嗽、咯血、胸痛、发热、气急为主要表现的恶性疾病，X 线可见包块，细胞学检查可见癌细胞。

三、辨证

（一）辨证要点

首先辨外感与内伤。外感咳嗽多是新病，发病急，病程短，常伴肺卫表证，属于邪实，治疗当以宣通肺气，疏散外邪为主，根据脉象、舌苔、痰色、痰质及咳痰难易等情况，辨明风寒、风热、燥热之不同，治以发散风寒，疏散风热，清热润燥等法。内伤咳嗽多为久病，常反复发作，病程长，可伴见其他脏腑病证，多属邪实正虚，治疗当以调理脏腑，扶正祛邪，分清虚实主次处理。

（二）治疗要点

外感咳嗽治宜疏散外邪，宣通肺气为主。内伤咳嗽治宜调理脏腑为主，健脾、清肝、养肺补肾，对虚实夹杂者应标本兼治。

四、辨证论治

（一）风寒袭肺

1.临床表现

咽痒咳嗽声重，咳痰稀薄色白；鼻塞流涕、头痛，肢体酸痛，恶寒发热，无汗；舌苔薄白，脉浮或浮紧。

2.治疗原则

疏风散寒，宣肺止咳。

3.代表处方

杏苏散：茯苓 20 g，杏仁、苏叶、法半夏、枳壳、桔梗、前胡、生甘草各 10 g，陈皮 5 g，大枣5 枚，生姜 3 片。

4.加减应用

(1)咳嗽甚者加矮地茶、金沸草各 10 g,祛痰止咳。

(2)咽痒者加葶苈子、蝉衣各 10 g。

(3)鼻塞声重者加辛夷花、苍耳子各 10 g。

(4)风寒咳嗽兼咽痛,口渴,痰黄稠(寒包火),加花粉 20 g,黄芩、桑白皮、牛蒡子各 10 g。

(二)风热咳嗽

1.临床表现

咳嗽频剧,咳声粗亢;痰黄稠,咳嗽汗出,咳痰不爽;发热恶风,喉干口渴,舌苔薄黄,脉浮数。

2.治疗原则

疏风清热,宣肺止咳。

3.代表处方

桑菊饮:芦根 20 g,桑叶、菊花、薄荷、杏仁、桔梗、连翘、生甘草各 10 g。

4.加减应用

(1)肺热内盛者加黄芩、知母各 10 g,以清泻肺热。

(2)咽痛、声嘎者配射干、赤芍各 10 g。

(3)口干咽燥,舌质红,加南沙参、天花粉各 20 g。

(三)风燥伤肺

1.临床表现

新起咳嗽,咳声嘶哑,咽喉干痛;干咳无痰或痰少而粘连成丝状,不易咳出或痰中带血丝;或初起伴鼻塞、头痛、微寒、身热等表证,舌质红干而少苔、苔薄白或薄黄,脉浮数或细数。

2.治疗原则

疏风清肺,润燥止咳。

3.代表处方

桑杏汤:沙参、梨皮各 20 g,浙贝母 15 g,桑叶、豆豉、杏仁、栀子各 10 g。

4.加减应用

(1)津伤甚者加麦冬、玉竹各 20 g。

(2)热重者加石膏(先煎)20 g,知母 10 g。

(3)痰中带血丝加白茅根 20 g,生地黄 10 g。

(4)另有凉燥证乃由燥证加风寒证而成,可用杏苏散加紫菀、款冬花、百部各 10 g 治之,以达温而不燥,润而不凉。

(四)痰湿蕴肺

1.临床表现

咳嗽反复发作,咳声重浊,胸闷气憋,痰色白或带灰色;伴体倦、脘痞、食少,腹胀便溏;苔白腻,脉濡滑。

2.治疗原则

燥湿化痰、理气止咳。

3.代表处方

二陈汤合三子养亲汤。

(1)二陈汤:茯苓 20 g,法半夏、陈皮、生甘草各 10 g。

(2)三子养亲汤:苏子15 g,白芥子 10 g,莱菔子 20 g。

4.加减应用

(1)寒痰较重者,痰黏白如泡沫者,加干姜、细辛各 10 g,温肺化痰。

(2)脾虚甚者加党参 20 g,白术 10 g,健脾益气。

(五)痰热郁肺

1.临床表现

咳嗽、气息粗促或喉中有痰声,痰稠黄、咳吐不爽或有腥味或吐血痰;胸胁胀满,咳时引痛,面赤身热,口干引饮,舌红,苔薄黄腻,脉滑数。

2.治疗原则

清热肃肺,化痰止咳。

3.代表处方

清金化痰汤:茯苓 20 g,浙贝母 15 g,黄芩、山栀、知母、麦冬、桑白皮、瓜蒌、桔梗、生甘草各 10 g,橘红 6 g。

4.加减应用

(1)痰黄而浓有热腥味者,加鱼腥草、冬瓜子各 20 g。

(2)胸满咳逆、痰多、便秘者,加葶苈子、生大黄(先煎)各 10 g。

(六)肝火犯肺

1.临床表现

气逆咳嗽,干咳无痰或少痰;咳时引胁作痛,面红喉干;舌边红,苔薄黄,脉弦数。

2.治疗原则

清肝泻火,润肺止咳化痰。

3.代表处方

黛蛤散加黄芩泻白散。

(1)黛蛤散:海蛤壳 20 g,青黛(包煎)10 g。

(2)黄芩泻白散:黄芩、桑白皮、地骨皮、粳米、生甘草各 10 g。

4.加减应用

(1)火旺者加冬瓜子 20 g,山栀、丹皮各 10 g,以清热豁痰。

(2)胸闷气逆者加葶苈子 10 g,瓜蒌皮 20 g,以理气降逆。

(3)胸胁痛者加郁金、丝瓜络各 10 g,以理气和络。

(4)痰黏难咳加浮海石、浙贝母、冬瓜仁各 20 g,以清热豁痰。

(5)火郁伤阴者加北沙参、百合各 20 g,麦冬 15 g,五味子 10 g,以养阴生津敛肺。

(七)肺阴虚损

1.临床表现

干咳少痰或痰中带血或咯血;潮热,午后颧红,盗汗,口干;舌质红、少苔,脉细数。

2.治疗原则

滋阴润肺,化痰止咳。

3.代表处方

沙参麦冬汤:沙参、玉竹、天花粉、扁豆各 20 g,桑叶、麦冬、生甘草各 10 g。

4.加减应用

(1)咯血者加白及 20 g,三七 15 g,侧柏叶、仙鹤草、阿胶(烊服)、藕节各 10 g,以止血。

(2)午后潮热,颧红者加银柴胡、地骨皮、黄芩各 10 g。

(3)肾不纳气,久咳不愈,咳而兼喘者可用参蚧散加熟地、五味子各 10 g。

五、其他治法

(一)中成药疗法

(1)麻黄止嗽丸、小青龙糖浆适用于风寒袭肺咳嗽。

(2)桑菊感冒片、蛇胆川贝液适用于风热咳嗽。

(3)秋燥感冒冲剂、二母宁嗽丸适用于风燥咳嗽。

(4)半贝丸、陈夏六君丸适用于痰湿蕴肺咳嗽。

(5)琼玉膏、玄参甘桔冲剂适用于肺阴虚损咳嗽。

(6)千金化痰丸、三蛇胆川贝末适宜用于肝火犯肺咳嗽。

(7)双黄连口服液、清金止嗽丸适用于痰热郁肺咳嗽。

(二)针灸疗法

(1)选肺俞、脾俞、合谷、丰隆等穴,以平补平泻手法,每天 1 次,适用于脾虚痰湿咳嗽。

(2)选肺俞、足三里、三阴交等穴,针用补法,每天 1 次,适用于肺阴虚损咳嗽。

(3)选肺俞、列缺、合谷等穴,毫针浅刺用泻法,每天 1 次,适用于外感咳嗽。

(4)选肺俞、尺泽、太冲、阳陵泉等穴,以平补平泻手法,每天 1 次,适用于肝火犯肺咳嗽。

(三)饮食疗法

(1)以薏苡仁、山药各 60 g,百合、柿饼各 30 g,同煮米粥,每早晚温热服食,适用于脾虚痰湿咳嗽。

(2)大雪梨 1 个,蜂蜜适量,去梨核入蜂蜜,放炖盅内蒸熟,每晚睡前服 1 个,适用于肺阴虚损咳嗽。

(3)新鲜芦根(去节)100 g,粳米 50 g 同煮粥,每天 2 次温服,适用于肺热咳嗽。

(4)百合 30 g,糯米 50 g,冰糖适量,煮粥早晚温服,适用于肺燥咳嗽。

六、预防调摄

(1)平素应注意气候变化,防寒保暖,预防感冒。

(2)易感冒者可服玉屏风散。

(3)加强锻炼,增强抗病能力。

(4)咳嗽患者饮食不宜过于肥甘厚味、辛辣刺激。

(5)内伤久咳者,应戒烟。

第三节 哮 病

哮病是由于宿痰伏肺,遇诱因引触,导致痰阻气道,气道挛急,肺失肃降,肺气上逆所致的发作性痰鸣气喘疾病。发时喉中哮鸣有声,呼吸气促困难,甚则喘息不能平卧。

一、病因、病机

哮病的发生,乃宿痰内伏于肺,复因外感、饮食、情志、劳倦等诱因引触,以致痰阻气道,气道挛急,肺失肃降,肺气上逆所致。

(一)外邪侵袭

外感风寒或风热之邪;未能及时表散,邪气内蕴于肺,壅遏肺气,气不布津,聚液生痰而成哮病之因。

(二)饮食不当

饮食不节致脾失健运,饮食不归正化,水湿不运,痰浊内生,上干于肺,壅阻肺气而发哮病。

(三)情志失调

情志不遂。肝气郁结,木不疏土;或郁怒伤肝,肝气横逆,木旺乘土均可致脾失健运，失于转输，水湿蕴成痰浊，上干于肺，阻遏肺气，发生哮病。

（四）体虚病后

素体禀赋薄弱，体质不强，或病后体弱（如幼年患麻疹、顿咳，或反复感冒，咳嗽日久等）导致肺、脾、肾虚损，痰浊内生，成为哮病之因。若肺气耗损，气不化津，痰饮内生；或阴虚火盛，热蒸液聚，痰热胶固；脾虚水湿不运，肾虚水湿不能蒸化，痰浊内生，均成为哮病之因。

哮病的病理因素以痰为根本，痰的产生责之于肺不能布散津液，脾不能转输精微，肾不能蒸化水液，以致津液凝聚成痰，伏藏于肺，成为哮病发生的"夙根"。此后每遇气候突变、饮食不当、情志失调、劳累过度等诱因导致气机逆乱而发作。

二、辨证论治

（一）辨证要点

1.辨已发未发

哮病发作期和缓解期临床表现不同，发作期以喉中哮鸣有声，呼吸气促困难，甚则喘息不能平卧等为典型临床表现。缓解期无典型症状，若病程日久，反复发作，导致身体虚弱，平时可有轻度哮症，而以肺、脾、肾虚损为主要表现，或肺气虚、或肺气阴两虚、或脾气虚、肾气虚、肺脾气虚、肺肾两虚等。

2.辨证候虚实

哮病属邪实正虚之证，发作时以邪实为主，证见呼吸困难，呼气延长，喉中痰鸣有声，痰黏量少，咳吐不利，甚则张口抬肩，不能平卧，端坐俯伏，胸闷窒塞，烦躁不安，或伴寒热，苔腻，脉实。未发时以正虚为主，肺虚者，气短声低，咳痰清稀色白，喉中常有轻度哮鸣音，自汗恶风；脾虚者，食少，便溏，痰多；肾虚者，平素短气息促，动则为甚，吸气不利，腰酸耳鸣。

3.辨痰性质

发作期痰阻气道，气道挛急，肺失肃降，以邪实为主，痰有寒痰、热痰、痰湿之异，分别引起寒哮、热哮、痰哮。一般寒哮内外皆寒，其证喉中哮鸣如水鸡声，咳痰清稀，或色白如泡沫，口不渴，舌质淡，苔白滑，脉浮紧；热哮痰热壅盛，其证喉中痰鸣如吼，胸高气粗，咳痰黄稠胶黏，咳吐不利，口渴喜饮，舌质红，苔黄腻，脉滑数。寒热征象不明显，喘咳胸满，但坐不得卧，痰涎涌盛，喉如曳锯，咳痰黏腻难出者，为痰哮。

(二)类证鉴别

喘证：与哮病的病因、病机不同，喘证由外感六淫，内伤饮食、情志，或劳欲、久病，致邪壅于肺，宣降失司所致，或肺不主气，肾失摄纳而成；哮病乃宿痰伏肺，遇诱因引触，致痰阻气道，气道挛急，肺失肃降而成。临床表现亦有明显区别，哮病与喘证都有呼吸急促的表现，但哮必兼喘，而喘未必兼哮。哮指声响言，喉中有哮鸣声，是一种反复发作的独立性疾病；喘指气息言，为呼吸气促困难，是多种急慢性疾病的一个症状。

(三)治疗原则

发时治标，平时治本为哮病治疗的基本原则。发时攻邪治标，祛痰利气，寒痰宜温化宣肺，热痰当清化肃肺，痰浊壅肺应去壅泻肺，风痰当祛风化痰，表证明显者兼以解表；反复日久，正虚邪实者又当攻补兼顾，不可拘泥；平时扶正治本，阳气虚者应温补，阴虚者宜滋养，分别采取补肺、健脾、益肾等法，以冀减轻、减少或控制其发作。

(四)分证论治

1.发作期

(1)寒哮。

证候：呼吸急促，喉中哮鸣有声，胸膈满闷如塞。咳不甚，痰少咳吐不爽，或清稀呈泡沫状，口不渴，或渴喜热饮，面色晦暗带青，形寒怕冷。或小便清，天冷或受寒易发，或恶寒、无汗、身痛。舌质淡、苔白滑。脉弦紧或浮紧。

治法：温肺散寒，化痰平喘。

方药：射干麻黄汤。若病久，本虚标实，当标本同治，温阳补虚，降气化痰,用苏子降气汤。

(2)热哮。

证候:气粗息涌,喉中痰鸣如吼,胸高胁胀。咳呛阵作,咳痰色黄或白,黏浊稠厚,咳吐不利,烦闷不安,不恶寒,汗出,面赤,口苦,口渴喜饮。舌质红,舌苔黄腻,脉滑数或弦滑。

治法:清热宣肺,化痰定喘。

方药:定喘汤。若病久痰热伤阴,可用麦门冬汤加沙参、冬虫夏草,川贝、天花粉。

(3)痰哮。

证候:喘咳胸满,但坐不得卧,痰涎涌盛,喉如曳锯,咳痰黏腻难出。呕恶,纳呆。口黏不渴,神倦乏力,或胃脘满闷,或便溏,或胸胁不舒,或唇甲青紫。舌质淡或淡胖,或舌质紫黯或淡紫,舌苔厚浊,脉滑实或带弦、涩。

治法:化浊除痰,降气平喘。

方药:二陈汤合三子养亲汤。如痰涎涌盛者,可合用葶苈大枣泻肺汤泻肺除壅;若兼意识朦胧,似清似昧者,可合用涤痰汤涤痰开窍。

2.缓解期

(1)肺虚。

证候:气短声低,咳痰清稀色白,喉中常有轻度哮鸣音,每因气候变化而诱发。面色㿠白,平素自汗,怕风,常易感冒,发前喷嚏频作,鼻塞流清涕。舌质淡,苔薄白。脉细弱或虚大。

治法:补肺固卫。

方药:玉屏风散。

(2)脾虚。

证候:气短不足以息,少气懒言,平素食少脘痞,痰多,便溏,倦怠无力,面色萎黄不华,或食油腻易腹泻,或泛吐清水,畏寒肢冷,或少腹坠感,脱肛。舌质淡,苔薄腻或白滑,脉象细软。

治法:健脾化痰。

方药:六君子汤。若脾阳不振,形寒肢冷,便溏者,加桂枝、干姜或合用理中丸以振奋脾阳；若中气下陷，见便溏，少腹下坠，脱肛等，则可改用补中益气汤。

(3)肾虚。

证候：平素短气息促，动则为甚，吸气不利，劳累后喘哮易发。腰酸腿软，脑转耳鸣。或畏寒肢冷，面色苍白；或颧红，烦热，汗出黏手。舌淡胖嫩，苔白；或舌红苔少。脉沉细或细数。

治法：补肾摄纳。

方药：金匮肾气丸或七味都气丸。阴虚痰盛者，可用金水六君煎滋阴化痰。

第四节　喘　　证

喘证以呼吸困难，甚则张口抬肩，鼻翼翕动，难以平卧为特征，是肺系疾病常见症状之一，多由邪壅肺气，宣降不利或肺气出纳失常所致。

西医学中的喘息性支气管炎、肺部感染、肺气肿、慢性肺源性心脏病、心源性哮喘等，均可参照本节进行辨证治疗。

一、病因、病机

(一)外邪犯肺

外感风寒、风热之邪，或肺素有痰饮，复感外邪，卫表闭塞，肺气壅滞，宣降失常，肺气上逆而喘。

(二)痰浊内蕴

恣食肥甘油腻，过食生冷或嗜酒伤中，脾失健运，湿浊内生，聚湿成痰，上渍于肺，阻遏气道，肃降失常，气逆而喘。

(三)久病劳欲

久病肺虚，劳欲伤肾，肺肾亏损，气失所主，肾不纳气，肺气上逆而喘。

二、辨证论治

喘证的辨证，重在辨虚实寒热。实喘一般起病急，病程短，呼吸深长有余，气粗声高，脉有力；虚喘多起病缓慢，病程长，呼吸短促难续，气怯声低，脉无力；热喘胸高气粗，痰黄黏稠难咯，面赤烦躁、唇青鼻煽，舌红苔黄腻、脉数；寒喘面白唇青，痰涎清稀，舌苔白、脉迟。

治疗原则：实证祛邪降逆平喘；虚证培补摄纳平喘。

（一）实喘

1.风寒束肺

（1）证候：咳喘胸闷，痰稀色白，初起多兼恶寒发热，头痛无汗，身痛等表证，舌苔薄白，脉浮紧。

（2）治法：祛风散寒，宣肺平喘。

（3）方药：麻黄汤加减。方中麻黄、桂枝辛温发汗，散寒解表，宣肺平喘；杏仁、甘草降气化痰。若表寒不重，可去桂枝，即为宣肺平喘之三拗汤；痰白清稀量多起沫加细辛、生姜温肺化痰；痰多胸闷甚者加半夏、陈皮、白芥子理气化痰。

2.风热袭肺

（1）证候：喘促气粗，痰黄而黏稠，身热烦躁，口干渴，汗出恶风，舌质红，苔薄黄，脉浮数。

（2）治法：祛风清热，宣肺平喘。

（3）方药：麻杏石甘汤加减。方中麻黄、石膏相使为用疏风清热，宣肺平喘；杏仁、甘草化痰利气。若痰多黏稠、烦闷者加黄芩、桑白皮、知母、瓜蒌皮、鱼腥草，增强清热泻肺化痰之力；大便秘结者加大黄、枳实泻热通便；喘甚者加葶苈子、白果化痰平喘。

3.痰浊壅肺

（1）证候：喘咳痰多，胸闷，呕恶，纳呆，口黏不渴，舌淡胖有齿痕，苔白厚腻，脉缓滑。

（2）治法：燥湿化痰，降逆平喘。

（3）方药：二陈汤合三子养亲汤加减。方中陈皮、半夏、茯苓、甘草燥湿化痰，理气和中；莱菔子、苏子、白芥子化痰降逆平喘，二方合用效专力宏。若痰涌、便秘、喘不能卧加葶苈子、大黄涤痰通便。

(二)虚喘

1.肺气虚

(1)证候：喘促气短，咳声低弱，神疲乏力，自汗畏风，痰清稀，舌淡苔白，脉缓无力。

(2)治法：补肺益气定喘。

(3)方药：补肺汤合玉屏风散加减。方中人参、黄芪补益肺气；白术、甘草健脾补中助肺；五味子、紫菀、桑白皮化痰止咳，敛肺定喘；防风助黄芪益气护表。若兼见痰少质黏，口干，舌红少津，脉细数者，为气阴两虚。治宜益气养阴，敛肺定喘。方用生脉散加沙参、玉竹、川贝、桑白皮、百合养阴益气滋肺。

2.肾气虚

(1)证候：喘促日久，气不得续，动则尤甚，甚则张口抬肩，腰膝酸软，舌淡苔白，脉沉弱。

(2)治法：补肾纳气平喘。

(3)方药：七味都气丸合参蛤散加减。方中熟地、山茱萸、山药、丹皮、泽泻、茯苓、五味子补肾纳气；人参大补元气，蛤蚧肺肾两补，纳气平喘。

3.喘脱

(1)证候：喘逆加剧，张口抬肩，鼻煽气促，不能平卧，心悸，烦躁不安，面青唇紫，汗出如珠，手足逆冷，舌淡苔白，脉浮大无根。

(2)治法：扶阳固脱，镇摄纳气。

(3)方药：参附汤送服黑锡丹。方中人参、附子回阳固脱、救逆；黑锡丹降气定喘。

三、针灸治疗

(一)实喘

尺泽、列缺、天突、大柱，针刺，用泻法。

(二)虚喘

鱼际、定喘、肺俞,针刺,用补法,可灸。

(三)喘脱

定喘、肺俞、关元、神阙,灸法。

四、护理与预防

饮食宜清淡而富有营养,忌油腻酒醪及辛热助湿生痰动火食物。室内空气要保持新鲜,避免烟尘刺激。痰多者要注意排痰,保持呼吸道通畅。慎起居,适寒温,节饮食,薄滋味,戒烟酒,节房事。适当参加体育活动,增强体质。保持良好的心态。

第五节　肺　痈

肺痈是指由于热毒血瘀,壅滞于肺,以致肺叶生疮,形成脓疡的一种病证。临床表现以咳嗽、胸痛、发热、咳吐腥臭浊痰,甚则脓血相兼为主要特征。

一、病因、病机

本病主要是风热火毒,壅滞于肺,热盛血瘀,蕴酿成痈,血败肉腐化脓,肺络损伤而致本病。病位在肺,病理性质属实属热。热壅血瘀是成痈化脓的病理基础。

(一)感受外邪

多为风热毒邪,经口鼻或皮毛侵袭肺脏;或因风寒袭肺,未得及时表散,内蕴不解,郁而化热,邪热薰肺,肺失清肃,肺络阻滞,以致热壅血瘀,蕴毒化脓而成痈。

(二)痰热内盛

平素嗜酒太过,或嗜食辛辣煎炸厚味,蕴湿蒸痰化热,熏灼于肺,或原有其他宿疾,肺经及他脏痰浊瘀热,蕴结日久,熏蒸于肺,以致热盛血瘀,蕴酿成痈。

二、辨证论治

(一)辨证要点

辨病程阶段,初期辨证总属实证,热证。一般按病程的先后划分为初期、成痈期、溃脓期、恢复期四个阶段。初期痰白或黄,量少,质粘,无特殊气味;成痈期痰呈黄绿色,量多、质黏稠有腥臭;溃脓期为脓血痰,其量较多,质如米粥,气味腥臭异常;恢复期痰色较黄,量减少,其质清稀,臭味渐轻。

(二)类证鉴别

风温:风温起病多表现为发热、恶寒、咳嗽、气急、胸痛等,但肺痈之寒战、高热、胸痛、咳吐浊痰明显,且喉中有腥味,与风温有别。且风温经正确及时治疗,一般邪在气分而解,多在一周内身热下降,病情向愈。如病经一周,身热不退或更盛,或退而复升,咳吐浊痰,喉中腥味明显,应进一步考虑有肺痈之可能。

(三)治疗原则

肺痈属实热证,治疗以祛邪为总则,清热解毒,化瘀排脓是治疗肺痈的基本原则。初期治以清肺散邪;成痈期则清热解毒,化瘀消痈;溃脓期治疗应排脓解毒;恢复期对阴伤气耗者治以养阴益气,如久病邪恋正虚者,当扶正祛邪,补虚养肺。

(四)分证论治

1.初期

(1)证候:恶寒发热,咳嗽,胸痛,咳时尤甚。咳吐白色黏痰,痰量由少渐多,呼吸不利,口干鼻燥。舌质淡红,舌苔薄黄或薄白少津。脉浮数而滑。

(2)治法:疏散风热,清肺散邪。

(3)方药:银翘散加减。

2.成痈期

(1)证候:身热转甚,时时振寒,继则壮热,胸满作痛,转侧不利,咳吐黄稠痰,或黄绿色痰,自觉喉间有腥味。咳嗽气急,口干咽燥,烦躁不安,汗出身热不解。舌质红,舌苔黄腻。脉滑数有力。

(2)治法:清肺解毒,化瘀消痈。

(3)方药:千金苇茎汤合如金解毒散加减。

3.溃脓期

(1)证候:咳吐大量脓血痰,或如米粥,腥臭异常,有时咯血,胸中烦满而痛,甚则气喘不能卧。身热,面赤,烦渴喜饮。舌质红或绛,苔黄腻,脉滑数。

(2)治法:排脓解毒。

(3)方药:加味桔梗汤加减。

4.恢复期

(1)证候:身热渐退,咳嗽减轻,咳吐脓血痰渐少,臭味不甚,痰液转为清稀。精神渐振,食欲渐增,或见胸胁隐痛,不耐久卧,气短,自汗,盗汗,低热,午后潮热,心烦,口燥咽干,面色不华,形体消瘦,精神萎靡;或见咳嗽,咳吐脓血痰日久不净,或痰液一度清稀而复转臭浊,病情时轻时重,迁延不愈。舌质红或淡红,苔薄。脉细或细数无力。

(2)治法:养阴益气清肺。

(3)方药:沙参清肺汤或桔梗杏仁煎加减。

第六节　肺　　胀

肺胀是指以胸部膨满,憋闷如塞,喘息气促,咳嗽痰多,烦躁,心慌等为主要临床表现的一种病证。日久可见面色晦暗,唇甲发绀,脘腹胀满,肢体水肿。其病程缠绵,时轻时重,经久难愈,重者可出现神昏、出血、喘脱等危重证候。多种慢性肺系疾病反复发作,迁延不愈,导致肺气胀满,不能敛降。

现代医学的慢性阻塞性肺部疾病,常见如慢性支气管炎、支气管哮喘、支气管扩张、重度陈旧性肺结核等合并肺气肿,以及慢性肺源性心脏病、肺源性脑病等,出现肺胀的临床表现时,可参考本节进行辨证论治。

一、病因、病机

本病的发生，多因久病肺虚，痰浊潴留，而至肺失敛降，肺气胀满，又因复感外邪诱使病情发作或加剧。

（一）久病肺虚

因内伤久咳、久哮、久喘、支饮、肺痨等慢性肺系疾病，迁延失治，以致痰浊潴留，壅阻肺气，气之出纳失常，还于肺间，日久导致肺虚，肺体胀满，张缩无力，不能敛降而成肺胀。

（二）感受外邪

久病肺虚，卫外不固，腠理疏松，六淫之邪每易反复乘袭，诱使本病发作，病情日益加重。

肺胀病变首先在肺，继则影响脾、肾，后期病及于心。外邪从口鼻、皮毛入侵，每多首先犯肺，导致肺气上逆而为咳，升降失常而为喘，久则肺虚，主气功能失常。若子耗母气，肺病及脾，脾失健运，则可导致肺脾两虚。母病及子，肺虚及肾，肺不主气，肾不纳气，则气喘日益加重，呼吸短促难续，尤以吸气困难，动则更甚。且肾主水，肾衰则不能化气行水，水邪泛溢肌表则肿，上凌心肺则喘咳心悸。肺与心脉相通，肺虚不能调节心血的运行，气病及血，则血瘀肺脉，肺病及心，临床可见心悸、发绀、水肿、舌质紫黯等症。心阳根于命门真火，肾阳不振，进一步导致心肾阳衰，可出现喘脱危候。

肺胀的病理因素主要为痰浊、水饮与血瘀。痰的产生，病初由肺气郁滞，脾失健运，津液不归正化而成；渐因肺虚不能化津，脾虚不能转输，肾虚不能蒸化，痰浊潴留益甚，喘咳持续难已。三种病理因素之间又可互相影响和转化，如痰从寒化则成饮；饮溢肌肤则为水；痰浊久留，肺气郁滞，心脉失畅则血滞为瘀；瘀阻血脉，“血不利则为水”。一般早期以痰浊为主，渐而痰瘀并见，终至痰浊、血瘀、水饮错杂为患。

肺胀的病性多属本虚标实，但有偏实、偏虚的不同，且多以标实为急。外感诱发时偏于邪实，平时偏于本虚。早期多属气虚、气阴两虚，病位以肺、脾、肾为主。晚期气虚及阳，或阴阳两虚，纯属阴虚者少见，病位以肺、肾、心为主。正虚与邪实多互为因果，阳虚致卫外不固，易感外邪，痰饮难蠲；阴虚致外邪、痰浊易从热化，故虚实诸候常夹杂出现，每致愈发愈频，甚则持续不已。

二、辨证论治

（一）辨证要点

1.症状

以咳逆上气，痰多，喘息，胸部膨满，憋闷如塞，动则加剧，甚则鼻煽气促，张口抬肩，目胀如脱，烦躁不安等为主症。日久可见面色晦暗，面唇发绀，脘腹胀满，肢体水肿，甚或出现喘脱等危重证候。病重可并发神昏、动风或出血等症。有长期慢性咳喘病史，常因外感而诱发，病程缠绵，时轻时重；发病者多为老年，中青年少见。

2.检查

体检可见桶状胸，胸部叩诊呈过清音，心肺听诊肺部有干湿性啰音，且心音遥远。X线检查见胸廓扩张，肋间隙增宽，膈降低且变平，两肺野透亮度增加，肺血管纹理增粗、紊乱，右下肺动脉干扩张，右心室增大。心电图检查显示右心室肥大，出现肺型P波等。血气分析检查可见低氧血症或合并高碳酸血症，PaO_2 降低，$PaCO_2$ 升高。血液检查红细胞和血红蛋白可升高。

（二）类症鉴别

肺胀与哮病、喘证均以咳而上气，喘满为主症，其区别如下。

1.哮证

哮证是一种反复发作性的痰鸣气喘疾病，以喉中哮鸣有声为特征，常突然发病，迅速缓解，久病可致肺胀，而肺胀以喘咳上气、胸膺膨满为主要表现，为多种慢性肺系疾病日久积渐而成。

2.喘证

喘证以呼吸困难，甚至张口抬肩，不能平卧为主要表现，可见于多种急慢性疾病的过程中。而肺胀是由多种慢性肺系疾病迁延不愈发展而来，喘咳上气，仅是肺胀的一个症状。

(三)分证论治

肺胀为多种肺病迁延不愈,反复发作而致,总属标实本虚,感邪发作时偏于标实,缓解时偏于本虚。偏实者须分清痰浊、水饮、血瘀。早期以痰浊为主,渐而痰瘀并重。后期痰瘀壅盛,正气虚衰,本虚与标实并重。偏虚者当区别气(阳)虚、阴虚。早期以气虚或气阴两虚为主,病位在肺、脾、肾。后期气虚及阳,甚则阴阳两虚,病变部位在肺、肾、心。

本病的治疗当根据标本虚实不同,有侧重地选用扶正与祛邪的不同治则。标实者。根据病邪的性质,分别采取祛邪宣肺,降气化痰,温阳利水,活血祛瘀,甚或开窍、息风、止血等法。本虚者,当以补养心肺,益肾健脾为主,或气阴兼调,或阴阳双补。正气欲脱时则应扶正固脱,救阴回阳。

1.痰浊壅肺

证候:胸膺满闷,短气喘息,稍劳即重,咳嗽痰多,色白黏腻或呈泡沫,晨风自汗,脘痞纳少,倦怠无力,舌暗,苔薄腻或浊腻,脉稍滑。

分析:肺虚脾弱,痰浊内生,上逆于肺,肺失宣降,则胸膺满闷,咳嗽、痰多色白黏腻;痰从寒化饮,则痰呈泡沫状;肺气虚弱,复加气因痰阻,放短气喘息,稍劳即重;肺虚卫表不固,则畏风、自汗;肺病及脾,脾虚健运失常,故见脘痞纳少,倦怠无力;舌质暗,苔薄腻或浊腻,脉滑为痰浊壅肺之征。

治法:化痰降气,健脾益肺。

方药:苏子降气汤合三子养亲汤。二方均能降气化痰平喘,但苏子降气汤偏温,以上盛下虚,寒痰喘咳为宜;三子养亲汤偏降,以痰浊壅盛,肺实喘满,痰多黏腻为宜。其中,苏子、前胡、白芥子化痰降逆平喘;半夏、厚朴、陈皮燥湿化痰,行气降逆;白术、茯苓、甘草运脾和中。

若痰多,胸满不能平卧,加葶苈子、莱菔子泻肺祛痰平喘;症见短气乏力,易出汗,痰量不多者为肺脾气虚,酌加党参、黄芪、防风健脾益气,补肺固表;若因外感风寒诱发,痰从寒化为饮,喘咳,痰多黏白泡沫,见表寒里饮证者,宗小青龙汤意加麻黄、桂枝、细辛、干姜散寒化饮；饮郁化热，烦躁而喘，脉浮用小青龙加石膏汤兼清郁热。

2.痰热郁肺

证候：咳逆，喘息气粗，胸部膨满，烦躁不安，痰黄或白，黏稠难咳，或伴身热微恶寒，微汗，口渴，溲黄便干，舌边尖红，苔黄或黄腻，脉滑数。

分析：痰浊内蕴，感受风热或郁久化热，痰热壅肺，故痰黄、黏白难咳；肺热内郁，清肃失司，肺气上逆，则喘咳气逆息粗，胸满；热扰于心，则烦躁；风热犯肺则发热微恶寒，微汗；痰热伤津，则口渴，溲黄，便干；舌红，苔黄或黄腻，脉数或滑数均为痰热内郁之象。

治法：清肺化痰，降逆平喘。

方药：越婢加半夏汤或桑白皮汤。越婢加半夏汤宣泻肺热，用于饮热郁肺，外有表邪，喘咳上气，目如脱状，身热，脉浮大者；桑白皮汤清肺化痰，用于痰热壅肺，喘急胸满，咳吐黄痰或黏白稠厚者。

若痰热内盛，痰黄胶黏，不易咳出者，加瓜蒌皮、鱼腥草、海蛤粉、象贝母、桑白皮等清热化痰利肺；痰鸣喘息，不得平卧者，加射干、葶苈子泻肺平喘；便秘腹满者，加大黄、芒硝，通腑泄热以降肺平喘；痰热伤津，口舌干燥，加天花粉、知母、芦根以生津润燥；阴伤而痰量已少者，酌减苦寒之品，加沙参、麦冬等养阴。

3.痰蒙神窍

证候：神志恍惚，表情淡漠，谵妄烦躁，撮空理线，嗜睡神昏，或肢体瞤动，抽搐，咳逆喘促，咳痰不爽，舌质暗红或淡紫，苔白腻或淡黄腻，脉细滑数。

分析：痰迷心窍，蒙蔽神机，故见神志恍惚，表情淡漠，谵妄烦躁，撮空理线，嗜睡神昏；肝风内动，则肢体瞤动抽搐；痰浊阻肺，肺虚痰蕴，故咳逆喘促而咳痰不爽；舌质暗红或淡紫，乃心血瘀阻之征；苔白腻或淡黄腻，脉细滑数皆为痰浊内蕴之象。

治法：涤痰开窍，息风醒神。

方药：涤痰汤。本方可涤痰开窍，息风止痉。方中用二陈汤理气化痰；用胆南星清热涤痰，息风开窍；竹茹、枳实清热化痰利膈；菖蒲开窍化痰；人参扶正防脱。

若痰热较盛，烦躁身热，神昏谵语，舌红苔黄者，加黄芩、葶苈子、天竺黄、竹沥以清热化痰；肝风内动，抽搐加钩藤、全蝎、另服羚羊角粉以凉肝息风；瘀血明显，唇甲青紫加桃仁、红花、丹参活血通脉；如热伤血络，见紫斑、咯血，便血色鲜者，配清热凉血止血药，如水牛角、白茅根、生地黄、丹皮、紫珠草、地榆等。另外，可选用安宫牛黄丸清心豁痰开窍，每次1丸，日服2次。

4.阳虚水泛

证候：心悸，喘咳，咳痰清稀，面浮肢肿，甚则一身悉肿，腹部胀满有水，脘痞纳差，尿少，畏寒，面唇青紫，舌胖质黯，苔白滑，脉沉细。

分析：久病喘咳，肺脾肾亏虚，肾阳虚不能温化水液，水邪泛滥，则面浮肢肿，甚则一身悉肿，腹部胀满有水；水液不归州都之官，则尿少；水饮上凌心肺，故心悸，喘咳，咳痰清稀；脾阳虚衰，健运失职则脘痞纳差；脾肾阳虚，不能温煦则畏寒；阳虚血瘀，则面唇青紫；舌胖质黯，苔白滑，脉沉细为阳虚水泛之征。

治法：温肾健脾，化饮利水。

方药：真武汤合五苓散。真武汤温阳利水，五苓散健脾渗湿利水使水湿由小便而解，两方配伍，可奏温肾健脾，利尿消肿之功。方中用附子、桂枝温肾通阳；茯苓、白术、猪苓、泽泻、生姜健脾利水；赤芍活血化瘀。

若水肿势剧，上凌心肺，见心悸喘满，倚息不得卧者，加沉香、牵牛子、川椒目、葶苈子行气逐水；血瘀甚，发绀明显者，加泽兰、红花、丹参、益母草、北五加皮化瘀行水。

5.肺肾气虚

证候：呼吸浅短难续，声低气怯，甚则张口抬肩，倚息不能平卧，咳嗽，痰白如沫，咳吐不利，心慌胸闷，形寒汗出，面色晦暗，舌淡或黯紫，脉沉细数无力，或结代。

分析：久病咳喘，肺肾两虚，故呼吸浅短难续，声低气怯，甚则张口抬肩，倚息不能平卧；寒饮伏肺，肾虚水泛，则咳嗽痰白如沫，咳吐不利；肺病及心，心气虚弱，故心慌胸闷；阳气虚，则形寒；腠理不固，则汗出；气虚血行瘀滞，则面色晦暗，舌淡或黯紫，脉沉细数无力，或有结代。

治法：补肺纳肾，降气平喘。

方药：平喘固本汤合补虚汤。平喘固本汤补肺纳肾，降气化痰，补虚汤重在补肺益气。方中用党参、人参、黄芪、炙甘草补肺；冬虫夏草、熟地、胡桃肉、坎脐益肾；五味子敛肺气；灵磁石、沉香纳气归元；紫菀、款冬、苏子、法半夏、橘红化痰降气。

若肺虚有寒，怕冷，舌质淡，加肉桂、干姜、钟乳石温肺散寒；气虚瘀阻，颈脉动甚，面唇发绀明显者，加当归、丹参、苏木活血化瘀通脉；若肺气虚兼阴伤，低热，舌红苔少者，可加麦冬、玉竹、生地黄、知母等养阴清热。如见面色苍白，冷汗淋漓，四肢厥冷，血压下降，脉微欲绝等喘脱危象者，急用参附汤送服蛤蚧粉或黑锡丹补气纳肾，回阳固脱。病情稳定阶段，可常服皱肺丸。

另外，可选用验方：紫河车 1 具，焙干研末，装入胶囊，每服 3 g，适于肺胀之肾虚者。百合、枸杞子各 250 g，研细末，白蜜为丸，每服 10 g，每天 3 次，适于肺肾阴虚的肺胀。

三、针灸治疗

(一)基本处方

肺俞、太渊、膻中。肺俞、太渊为俞原配穴法，宣通肺气，止咳平喘；气会膻中，调气降逆。

(二)加减运用

1.痰浊壅肺证

加中脘、足三里、丰隆以健脾和中、运化痰湿。诸穴针用平补平泻法。

2.痰热郁肺证

加大椎、曲池、丰隆以清化痰热，大椎、曲池针用泻法。余穴针用平补平泻法。

3.痰蒙神窍证

加水沟、心俞、内关以涤痰开窍、息风醒神，针用泻法。余穴用平补平泻法。

4.阳虚水泛证

加肾俞、关元、阴陵泉以振奋元阳、化饮利水。诸穴针用补法，或加灸法。

5.肺肾气虚证

加肾俞、太溪、气海、足三里以滋肾益肺。诸穴针用补法，或加灸法。

(三)其他

1.耳针疗法

取交感、平喘、肺、心、肾上腺、胸，每次取2～3穴，毫针刺法，中等刺激，每次留针15～30分钟，每天或隔天1次，10次为1个疗程。

2.保健灸法

经常艾灸足三里、关元、肺俞、脾俞、肾俞等穴，可增强抗病能力。

第三章

心脑系病证

第一节　心　悸

心悸是指阴阳失调，气血失和，心神失养，出现心中悸动不安，甚则不能自主的一类病证。一般多呈阵发性，每因情绪波动或劳累过度而发。心悸发作时常伴不寐、胸闷、气短，甚则眩晕、喘促、心痛、晕厥。心悸包括惊悸和怔忡。

心悸的病名首见《黄帝内经》。《素问·本病论》曰："热生于内，气痹于外，足胫痠疼，反生心悸。"《素问·气交变大论》对心悸的临床表现及脉象的变化亦有了生动的描述，如"心憺憺大动""其动应衣""心怵惕""心下鼓""惕惕然而惊，心欲动""惕惕如人将捕之"。《素问·三部九候论》曰："参伍不调者病……其脉乍疏乍数、乍迟乍疾者，日乘四季死。"最早认识到心悸，严重脉律失常与疾病预后的关系。在病因病机方面认识到宗气外泄，突受惊恐，复感外邪，心脉不通，饮邪上犯，皆可引起心悸。如《素问·平人气象论》曰："乳之下，其动应衣，宗气泄也。"《素问·举痛论》曰："惊则心无所倚，神无所归，虑无所定，故气乱矣。"《素问·痹论》曰："脉痹不已，复感于邪，内舍于心……心痹者，脉不通，烦则心下鼓。"《素问·评热病论》曰："诸水病者，故不得卧，卧则惊，惊则咳甚也。"汉代张仲景在《伤寒杂病论》中详述了"惊悸""心动悸""心中悸""喘悸""眩悸"的辨证论治纲领，如《伤寒论·辨太阳病脉证治》曰："脉浮数者，法当汗出而愈。若下之，身重，心悸者，不可发汗，当自汗出乃解……伤寒二三日，心中悸而烦者，小建中汤主之。”“伤寒，脉结代，心动悸，炙甘草汤主之。”《金匮要略·血痹虚劳病脉证治》中提到“卒喘悸，脉浮者，里虚也”;《金匮要略·痰饮咳嗽病脉证治》提到:“凡食少饮多，水停心下，甚者则悸……眩悸者，小半夏加茯苓汤主之。”《金匮要略·惊悸吐衄下血胸满瘀血病脉证治》中有“寸口脉动而弱，动即为惊，弱则为悸”。认为心悸的病因病机为惊扰、水饮、虚损、汗后受邪等，记载了心悸时结、代、促脉及其区别，所创的炙甘草汤、麻黄附子细辛汤、苓桂甘枣汤、桂甘龙牡汤、小半夏加茯苓汤等仍是目前临床辨证治疗心悸的常用方剂。

汉代以后，诸医家从心悸、惊悸、怔忡等不同方面都有所发挥，并不断补充完善了心悸的病因病机、治法方药。如宋代严用和《济生方·惊悸怔忡健忘门》首先提出怔忡病名，并对惊悸、怔忡的病因病机、病情演变、治法方药做了较详细的论述。认为惊悸乃“心虚胆怯之所致”，治宜“宁其心以壮其胆气”，选用温胆汤、远志丸作为治疗方剂;怔忡因心血不足所致，亦有因感受外邪及饮邪停聚而致者，惊悸不已可发展为怔忡，治疗“当随其证，施以治法”。朱丹溪认为“悸者怔忡之谓”，强调了虚与痰的致病因素，如《丹溪心法·惊悸怔忡》中认为“怔忡者血虚，怔忡无时，血少者多。有思虑便动，属虚。时作时止者，痰因火动”。明代《医学正传·惊悸怔忡健忘证》认为惊悸怔忡尚与肝胆有关，并对惊悸与怔忡加以鉴别。提出“怔忡者，心中惕惕然，动摇而不得安静，无时而作者是也;惊悸者，蓦然而跳跃惊动，而有欲厥之状，有时而作者是也”。明代《景岳全书·怔忡惊恐》中认为怔忡由阴虚劳损所致，指出“盖阴虚于下，则宗气无根而气不归源，所以在上则浮撼于胸臆，在下则振动于脐旁”，生动地描述了心悸重证上及喉、下及腹的临床表现。其在治疗与护理上主张“速宜节欲节劳，切戒酒色。凡治此者，速宜养气养精，滋培根本”，提出左归饮、右归饮、养心汤、宁志丸等至今临床广为应用的有效方剂。清代王清任、唐容川力倡瘀血致悸理论，开启了活血化瘀治疗心悸的先河。

一、病因、病机

本病的发生既有体质因素、饮食劳倦或情志所伤，亦有因感受外邪或药物中毒所致。其虚证者，多因气血阴阳亏虚，引起阴阳失调、气血失和、心神失养；实证者常见痰浊、瘀血、水饮、邪毒，而致心脉不畅、心神不宁。

（一）感受外邪

正气内虚，感受温热邪毒，首先犯肺系之咽喉，邪毒侵心，耗气伤阴，气血失和，心神失养，发为心悸；或感受风寒湿邪，痹阻血脉，日久内舍于心，心脉不畅，发为心悸。正如叶天士所说："温邪上受，首先犯肺，逆传心包。"《素问·痹论》所云："脉痹不已，复感于邪，内舍于心。"

（二）情志所伤

思虑过度，劳伤心脾，心血暗耗，化源不足，心失所养，发为心悸；恚怒伤肝，肝气郁结，久之气滞血瘀，心脉不畅，发为心悸，或气郁化火，炼液成痰，痰火上扰，心神不宁，发为心悸；素体心虚胆怯，暴受惊恐，致心失神、肾失志，心气逆乱，发为惊悸，日久则稍惊即悸，或无惊亦悸。正如《素问·举痛论》所云："惊则心无所倚，神无所归，虑无所定，故气乱矣。"

（三）饮食不节

嗜食肥甘厚味，煎炸炙煿之品，或嗜酒过度，皆可蕴热化火生痰，痰火扰心，心神不宁，发为心悸；或饮食不节，损伤脾胃，脾运呆滞，痰浊内生，心脉不畅，而发心悸。正如唐容川所云："心中有痰者，痰入心中，阻其心气，是以跳动不安。"

（四）体质虚弱

先天心体禀赋不足，阴阳失调，气血失和，心脉不畅，发为心悸；或素体脾胃虚弱，化源不足，或年老体衰，久病失养，劳欲过度，致气血阴阳亏虚，阴阳失调，气血失和，心失所养，而发为心悸。

（五）药物所伤

用药不当，或药物毒性较剧，损及于心，而致心悸。综上所述，心悸病因不外外感与内伤，其病机则不外气血阴阳亏虚，心失濡养；或邪毒、痰饮、瘀血阻滞心脉，心脉不畅，心神不宁。其病机关键为阴阳失调，气血失和，心神失养。其病位在心，但与肺、脾、肝、肾密切相关。

本证以虚证居多，或因虚致实，虚实夹杂。虚者以气血亏虚，气阴两虚，心阳不振，心阳虚脱，心神不宁为常见；实者则以邪毒侵心，痰火扰心，心血瘀阻，水饮凌心为常见。虚实可相互转化，如脾失健运，则痰浊内生；脾肾阳虚，则水饮内停；气虚则血瘀；阴虚常兼火旺，或夹痰热；实者日久，可致正气亏耗；久病则阴损及阳，阳损及阴，形成阴阳两虚等复杂证候。

二、诊断

(1)自觉心慌不安，神情紧张，不能自主，心搏或快速，或缓慢，或心跳过重，或忽跳忽止，呈阵发性或持续性。

(2)伴有胸闷不适，易激动，心烦，少寐，乏力，头晕等，中老年发作频繁者，可伴有心胸疼痛，甚则喘促、肢冷汗出，或见晕厥。

(3)脉象对心悸的诊断有重要意义。心悸者常见疾、促、结、代、迟、涩、雀啄等脉；听诊示心搏或快速，或缓慢，或忽跳忽止，或伴有心音强弱不匀等。

(4)发作常由情志刺激、惊恐、紧张、劳倦过度、饮酒饱食等因素而诱发。

三、相关检查

血液分析、测血压、胸部X线、心电图、动态心电图、心脏彩超检查等，有助于病因及心律失常的诊断。

四、鉴别诊断

(一)心痛

心痛除见心慌不安，脉结代外，必以心痛为主症，多呈心前区或胸骨后压榨样痛、闷痛，常因劳累、感寒、饱餐或情绪波动而诱发，多呈短暂发作。但甚者心痛剧烈不止，唇甲发绀，或手足青至节，呼吸急促，大汗淋漓，甚至晕厥，病情危笃。心痛常可与心悸合并出现。

(二)奔豚

奔豚发作之时,亦觉心胸躁动不安。《难经·五十六难》曰:“发于小腹,上至心下,若豚状,或上或下无时。”称之为肾积。《金匮要略·奔豚气病脉证治》曰:“奔豚病从少腹起,上冲咽喉,发作欲死,复还止,皆从惊恐得之。”故本病与心悸的鉴别要点为心悸为心中剧烈跳动,发自于心;奔豚乃上下冲逆,发自少腹。

(三)卑惵

《证治要诀·怔忡》描述卑惵症状为“痞塞不欲食,心中常有所歉,爱处暗室,或倚门后,见人则惊避,似失志状”。卑惵病因为“心血不足”,虽有心慌,一般无促、结、代、疾、迟等脉出现,是以神志异常为主的疾病,与心悸不难鉴别。

五、辨证论治

(一)辨证要点

1.辨虚实

心悸证候特点多为虚实相兼,故当首辨虚实。虚当审脏腑气、血、阴、阳何者偏虚,实当辨痰、饮、瘀、毒何邪为主。其次,当分清虚实之程度。正虚程度与脏腑虚损情况有关,即一脏虚损者轻,多脏虚损者重。在邪实方面,一般来说,单见一种夹杂者轻,多种合并夹杂者重。

2.辨脉象

脉搏的节律异常为本病的特征性征象,故尚需辨脉象。如脉率快速型心悸,可有一息六至之数脉,一息七至之疾脉,一息八至之极脉,一息九至之脱脉,一息十至以上之浮合脉。脉率过缓型心悸,可见一息四至之缓脉,一息三至之迟脉,一息二至之损脉,一息一至之败脉,两息一至之夺精脉。脉律不整型心悸,脉象可见有数时一止,止无定数之促脉;缓时一止,止无定数之结脉;脉来更代,几至一止,止有定数之代脉,或见脉象乍疏乍数,忽强忽弱之雀啄脉。临床应结合病史、症状,推断脉症从舍。一般认为,阳盛则促,数为阳热。若脉虽数、促而沉细、微细,伴有面浮肢肿,动则气短,形寒肢冷,舌质淡者，为虚寒之象。阴盛则结，迟而无力为虚寒，脉迟、结、代者，一般多属阴类脉。其中，结脉表示气血凝滞，代脉常表示元气虚衰、脏气衰微。凡久病体虚而脉弦滑搏指者为逆，病情重笃而脉散乱模糊者为病危之象。

3.辨病与辨证相结

合对心悸的临床辨证应结合引起心悸原发疾病的诊断，以提高辨证准确性，如功能性心律失常所引起的心悸，常表现为心率快速型心悸，多属心虚胆怯，心神不宁于活动后反而减轻为特点；冠心病心悸，多为阴虚气滞，气虚气滞，或气阴两虚，肝气郁结，久之痰瘀交阻而致；病毒性心肌炎引起的心悸，初起多为风温先犯肺卫，继之热毒逆犯于心，随后呈气阴两虚、瘀阻络脉证；风湿性心肌炎引起的心悸，多由风湿热邪杂至，合而为痹，痹阻心脉所致；病态窦房结综合征多由心阳不振，心搏无力所致；慢性肺源性心脏病所引起的心悸，则虚实兼夹为患，多心肾阳虚为本，水饮内停为标。

4.辨惊悸怔忡

大凡惊悸发病，多与情志因素有关，可由骤遇惊恐，忧思恼怒，悲哀过极或过度紧张而诱发，多为阵发性，实证居多，但也存在内虚因素。病来虽速，病情较轻，可自行缓解，不发时如常人。怔忡多由久病体虚、心脏受损所致，无精神因素亦可发生，常持续心悸，心中惕惕，不能自控，活动后加重。病来虽渐，病情较重，每属虚证，或虚中夹实，不发时亦可见脏腑虚损症状。惊悸日久不愈，亦可形成怔忡。

（二）治疗原则

心悸由脏腑气血阴阳亏虚、心神失养所致者，治当补益气血，调理阴阳，以求气血调畅，阴平阳秘，配合应用养心安神之品，促进脏腑功能的恢复。心悸因于邪毒、痰浊、水饮、瘀血等实邪所致者，治当清热解毒、化痰蠲饮、活血化瘀，配合应用重镇安神之品，以求邪去正安，心神得宁。临床上心悸表现为虚实夹杂时，当根据虚实轻重之多少，灵活应用清热解毒、益气养血、滋阴温阳、化痰蠲饮、行气化瘀、养心安神、重镇安神之法。

(三)分证论治

1.心虚胆怯

(1)主症:心悸不宁,善惊易恐,稍惊即发,劳则加重。

(2)兼次症:胸闷气短,自汗,坐卧不安,恶闻声响,失眠多梦而易惊醒。

(3)舌脉:舌质淡红,苔薄白;脉动数,或细弦。

(4)分析:心为神舍,心气不足易致神浮不敛,心神动摇,失眠多梦;胆气怯弱则善惊易恐,恶闻声响;心胆俱虚则更易为惊恐所伤,稍惊即悸;心位胸中,心气不足,胸中宗气运转无力,故胸闷气短;气虚卫外不固则自汗;劳累耗气,心气益虚,故劳则加重。脉动数或细弦为气血逆乱之象。

(5)治法:镇惊定志,养心安神。

(6)方药:安神定志丸加琥珀、磁石、朱砂。方中龙齿、琥珀、磁石镇惊宁神,朱砂、茯神、菖蒲、远志安神定惊,人参补益心气。兼见心阳不振,加附子、桂枝;兼心血不足,加熟地、阿胶;心悸气短,动则益甚,气虚明显时,加黄芪以增强益气之功;气虚自汗加麻黄根、浮小麦、瘪桃干、乌梅;气虚夹瘀者,加丹参、桃仁、红花;气虚夹湿,加泽泻,重用白术、茯苓;心气不敛,加五味子、酸枣仁、柏子仁,以收敛心气,养心安神;若心气郁结,心悸烦闷,精神抑郁,胸胁胀痛,加柴胡、郁金、合欢皮、绿萼梅、佛手。

2.心脾两虚

(1)主症:心悸气短,失眠多梦,思虑劳心则甚。

(2)兼次症:神疲乏力,眩晕健忘,面色无华,口唇色淡,纳少腹胀,大便溏薄,或胸胁胀痛,善太息。

(3)舌脉:舌质淡,苔薄白;脉细弱,或弦细。

(4)分析:心脾两虚主要指心血虚、脾气弱之气血两虚证。思虑劳心,暗耗心血,或脾气不足,生化乏源,皆可致心失血养,心神不宁,而见心悸、失眠多梦。思虑过度可劳伤心脾,故思虑劳心则甚。血虚则不能濡养脑髓,故眩晕健忘;不能上荣肌肤,故面色无华,口唇色淡。纳少腹胀,大便溏薄,神疲乏力,均为脾气虚之表现。气血虚弱,脉道失充,则脉细弱。肝气郁结则胸胁胀痛,善太息,脉弦。

(5)治法:补血养心,益气安神。

(6)方药:归脾汤。方中当归、龙眼肉补养心血;黄芪、人参、白术、炙甘草益气以生血;茯神、远志、酸枣仁宁心安神;木香行气,使补而不滞。气虚甚者重用人参、黄芪、白术、炙甘草,少佐肉桂,取少火生气之意;血虚甚者加熟地、白芍、阿胶。若心动悸脉结代,气短,神疲乏力,心烦失眠,五心烦热,自汗盗汗,胸闷,面色无华,舌质淡红少津,苔少或无,脉细数,为气阴两虚,治以益气养阴,养心安神,用炙甘草汤加减。本方益气补血,滋阴复脉。若兼肝气郁结,胸胁胀痛,泛酸,善太息,可改用逍遥散合左金丸为煎剂,以补益气血,调达肝郁,佐金以平木。

3.阴虚火旺

(1)主症:心悸少寐,眩晕耳鸣。

(2)兼次症:形体消瘦,五心烦热,潮热盗汗,腰膝酸软,咽干口燥,小便短黄,大便干结,或急躁易怒,胁肋胀痛,善太息。

(3)舌脉:舌红少津,苔少或无;脉细数或促。

(4)分析:肾阴亏虚,水不济火,以致心火亢盛,扰动心神,故心悸少寐;肾主骨生髓,腰为肾之府,肾虚则髓海不足,骨骼失养,故腰膝酸软,眩晕耳鸣;阴虚火旺,虚火内蒸,故形体消瘦,五心烦热,潮热盗汗,口干咽燥,小便短黄,大便干结;舌红少津,少苔或无苔,脉细数或促,为阴虚火旺之征。若肝气郁结,肝火内炽则急躁易怒,胁肋胀痛,善太息。

(5)治法:滋阴清火,养心安神。

(6)方药:天王补心丹或朱砂安神丸。阴虚心火不亢盛者,用天王补心丹。方中生地黄、玄参、麦冬、天冬养阴清热;当归、丹参补血养心;人参补益心气;朱砂、茯苓、远志、枣仁、柏子仁养心安神;五味子收敛心气;桔梗引药上行,以通心气。合而用之有滋阴清热,养心安神之功。汗多加山茱萸。若阴虚心火亢盛者,用朱砂安神丸。方中朱砂重镇安神;当归、生地黄养血滋阴;黄连清心泻火。合而用之有滋阴清火,养心安神之功。因朱砂有毒,不可过剂。本证亦可选用黄连阿胶汤。若肾阴亏虚，虚火妄动，梦遗腰酸者，此乃阴虚相火妄动，治当滋阴降火，方选知柏地黄丸加味，方中知母、黄檗清泻相火，六味地黄丸滋补肾阴，合而用之有滋阴降火之功。若兼肝郁，急躁易怒，胁肋胀痛，善太息，治法为养阴疏肝，可在六味地黄丸基础上加枳壳、青皮，常可获效。

4.心阳不振

(1)主症：心悸不安，动则尤甚，形寒肢冷。

(2)兼次症：胸闷气短，面色白，自汗，畏寒喜温，或伴心痛。

(3)舌脉：舌质淡，苔白；脉虚弱，或沉细无力。

(4)分析：久病体虚，损伤心阳，心失温养，则心悸不安；不能温煦肢体，故面色白，肢冷畏寒。胸中阳气虚衰，宗气运转无力，故胸闷气短。阳气不足，卫外不固，故自汗出。阳虚则无力鼓动血液运行，心脉痹阻，故心痛时作。舌质淡，脉虚弱无力，为心阳不振之证。

(5)治法：温补心阳。

(6)方药：桂枝甘草龙骨牡蛎汤。方中桂枝、炙甘草温补心阳，生龙齿、生牡蛎安神定悸。心阳不足，形寒肢冷者，加黄芪、人参、附子；大汗出者，重用人参、黄芪、浮小麦、山茱萸、麻黄根；或用独参汤煎服；兼见水饮内停者，选加葶苈子、五加皮、大腹皮、车前子、泽泻、猪苓；夹有瘀血者，加丹参、赤芍、桃仁、红花等；兼见阴伤者，加麦冬、玉竹、五味子；若心阳不振，以心动过缓为著者，酌加炙麻黄、补骨脂、附子，重用桂枝。如大汗淋漓，面青唇紫，肢冷脉微，气喘不能平卧，为亡阳征象，当急予独参汤或参附汤，送服黑锡丹，或参附注射液静脉注射或静脉点滴，以回阳救逆。

5.水饮凌心

(1)主症：心悸眩晕，肢面水肿，下肢为甚，甚者咳喘，不能平卧。

(2)兼次症：胸脘痞满，纳呆食少，渴不欲饮，恶心呕吐，形寒肢冷，小便不利。

(3)舌脉：舌质淡胖，苔白滑；脉弦滑，或沉细而滑。

(4)分析：阳虚不能化水，水饮内停，上凌于心，故见心悸；饮溢肢体，故见水肿。饮阻于中，清阳不升，则见眩晕；阻碍中焦，胃失和降，则脘痞，纳呆食少，恶心呕吐。阳气虚衰，不能温化水湿，膀胱气化失司，故小便不利。舌质淡胖，苔白滑，脉弦滑或沉细而滑，为水饮内停之象。

(5)治法：振奋心阳，化气利水。

(6)方药：苓桂术甘汤。本方通阳利水，为"病痰饮者，当以温药和之"的代表方剂。方中茯苓淡渗利水，桂枝、炙甘草通阳化气，白术健脾祛湿。兼见纳呆食少，加谷芽、麦芽、神曲、山楂、鸡内金；恶心呕吐，加半夏、陈皮、生姜；尿少肢肿，加泽泻、猪苓、防己、葶苈子、大腹皮、车前子；兼见肺气不宣，水饮射肺者，表现胸闷、咳喘，加杏仁、前胡、桔梗以宣肺，加葶苈子、五加皮、防己以泻肺利水；兼见瘀血者，加当归、川芎、刘寄奴、泽兰叶、益母草；若肾阳虚衰，不能制水，水气凌心，症见心悸，咳喘，不能平卧，尿少水肿，可用真武汤。

6.心血瘀阻

(1)主症：心悸不安，胸闷不舒，心痛时作。

(2)兼次症：面色晦暗，唇甲青紫。或兼神疲乏力，少气懒言；或兼形寒肢冷；或兼两胁胀痛，善太息。

(3)舌脉：舌质紫黯，或舌边有瘀斑、瘀点；脉涩或结代。

(4)分析：心血瘀阻，心脉不畅，故心悸不安，胸闷不舒，心痛时作；若因气虚致瘀者，则气虚失养，兼见神疲乏力，少气懒言；若因阳气不足致瘀者，则阳虚生外寒而见形寒肢冷；若因肝气郁结，气滞致瘀者，则因肝郁气滞而兼见两胁胀痛，善太息；脉络瘀阻，故见面色晦暗，唇甲青紫；舌紫暗，舌边有瘀斑、瘀点，脉涩或结代，为瘀血内阻之征。

(5)治法：活血化瘀，理气通络。

(6)方药：桃仁红花煎。方中桃仁、红花、丹参、赤芍、川芎活血化瘀；延胡索、香附、青皮理气通络；生地黄、当归养血和血。合而用之有活血化瘀，理气通络之功。若因气滞而血瘀者，酌加柴胡、枳壳、郁金；若因气虚而血瘀者，去理气药，加黄芪、党参、白术；若因阳虚而血瘀者，酌加附子、桂枝、生姜；夹痰浊，症见胸闷不舒，苔浊腻者，酌加瓜蒌、半夏、胆南星；胸痛甚者，酌加乳香、没药、蒲黄、五灵脂、三七等。瘀血心悸亦可选丹参饮或血府逐瘀汤治疗。

7.痰浊阻滞

(1)主症：心悸气短，胸闷胀满。

(2)兼次症：食少腹胀，恶心呕吐，或伴烦躁失眠，口干口苦，纳呆，小便黄赤，大便秘结。

(3)舌脉：苔白腻或黄腻；脉弦滑。

(4)分析：痰浊阻滞心气，故心悸气短；气机不畅，故见胸闷胀满；痰阻气滞，胃失和降，故食少腹胀，恶心呕吐；痰郁化火，则见口干口苦，小便黄赤，大便秘结，苔黄腻等热象；痰火上扰，心神不宁，故烦躁失眠；痰多、苔腻、脉弦滑，为内有痰浊之象。

(5)治法：理气化痰，宁心安神。

(6)方药：导痰汤。方中半夏、陈皮、制南星、枳实理气化痰；茯苓健脾祛痰；远志、酸枣仁宁心安神。纳呆腹胀，兼脾虚者，加党参、白术、谷芽、麦芽、鸡内金；心悸伴烦躁口苦，苔黄，脉滑数，是痰火上扰，心神不宁，可加黄芩、苦参、黄连、竹茹，制南星易胆南星，或用黄连温胆汤；痰火伤津，大便秘结，加大黄、瓜蒌；痰火伤阴，口干盗汗，舌质红，少津，加麦冬、天冬、沙参、玉竹、石斛；烦躁不安，惊悸不宁，加生龙骨、生牡蛎、珍珠母、石决明以重镇安神。

8.邪毒侵心

(1)主症：心悸气短，胸闷胸痛。

(2)兼次症：发热，恶风，全身酸痛，神疲乏力，咽喉肿痛，咳嗽，口干渴。

(3)舌脉：舌质红，苔薄黄；脉浮数，或细数，或结代。

(4)分析：感受风热毒邪，侵犯肺卫，邪正相争，故发热恶风，全身酸痛，咽喉肿痛，咳嗽；表证未解，邪毒侵心，心体受损，耗气伤律，故心悸气短，胸闷胸痛，神疲乏力，口干口渴；舌红，苔薄黄，脉浮数，或细数，或结代，为风热毒邪袭表、侵心，气阴受损之征。

(5)治法：辛凉解表，清热解毒。

(6)方药：银翘散加减。方中金银花、连翘辛凉解表，清热解毒；薄荷、荆芥、豆豉疏风解表，透热外出；桔梗、牛蒡子、甘草宣肺止咳，利咽消肿；淡竹叶、芦根甘凉清热，生津止渴。合而用之有辛凉解表，清热解毒之功。若热毒甚，症见高热，咽喉肿痛，加板蓝根、大青叶、野菊花、紫花地丁等清热解毒之品；胸闷、胸痛者，加丹皮、赤芍、丹参等活血化瘀之品；口干口渴甚者，加生地黄、玄参；若热盛耗气伤阴，症见神疲，气短，脉细数，或结代者，合生脉散益气养阴，敛心气。若感受湿热之邪，湿热侵心，症见心悸气短，胸闷胸痛，腹泻，腹痛，恶心呕吐，腹胀纳呆，舌质红，苔黄腻者，治当清热祛湿，芳香化浊，方选甘露消毒丹或葛根芩连汤加减。若热病后期，邪毒已去，气阴两虚者，治当益气养阴，方选生脉散加味。

六、转归预后

心悸的转归预后与病因、诱因、发展趋势及发作时对血流动力学的影响密切相关。心悸因受惊而起，其病程短，病势浅，全身情况尚好，一般在病因消除或经过适当治疗或休息之后便能逐渐痊愈；但亦有惊悸日久不愈，逐渐变成怔忡。若因脏腑受损，功能失调，气血阴阳亏虚所致心悸，则病程较长，病势较重，经积极合理治疗亦多能痊愈。如出现下列情况则预后较差：心悸而汗出不止，四肢厥冷，喘促不得卧，下肢水肿，面青唇紫，脉微欲绝者，属心悸喘脱证，预后严重；心悸而出现各种怪脉（严重心律失常之脉象）者；心悸突然出现昏厥抽搐者；心悸兼有真心痛者。以上情况皆是病情严重之证候，均应及时治疗和监护，密切观察病情变化。

七、临证要点

（1）在辨证论治基础上选加经现代药理研究有抗心律失常作用的中草药，可进一步提高疗效，如快速型心律失常加用益母草、苦参、黄连、莲子心、延胡索及中成药“黄杨宁”等；缓慢型心律失常加用麻黄、细辛、熟附子、桂枝及中成药“心宝”等。

（2）功能性心律失常，多为肝气郁结所致，特别是因情志而发者，当在辨证基础上加郁金、佛手、香附、柴胡、枳壳、合欢皮等疏肝解郁之品，往往取得良好效果。

（3）根据中医“久病必虚”“久病入络”的理论，心悸日久当补益与通络并用。

(4)临证如出现严重心律失常,如室上性心动过速、快速心房纤颤、Ⅲ度房室传导阻滞、室性心动过速、严重心动过缓、病态窦房结综合征等,导致较严重的血流动力学异常者,当及时运用中、西医两法加以救治。

(5)病毒性心肌炎是20余年来发病率较高的一种心律失常性疾病,常危及青少年的身体健康,对于这种病毒感染性心肌炎症,中医药有显著的优势。在治疗中要把握以下3点:①咽炎一日不除,病毒性心肌炎一日不辍。②气阴两虚贯穿疾病的始终。③阳气易复,阴血难复。

第二节 胸 痹

胸痹是指以胸部闷痛,甚则胸痛彻背,短气喘息不得卧为主要临床表现的一种病证。

胸痹临床表现或轻或重,轻者仅偶感胸闷如窒或隐痛,呼吸欠畅,病发短暂轻微;重者则有胸痛,呈压榨样绞痛,严重者心痛彻背,背痛彻心,疼痛剧烈。常伴有心悸、气短、呼吸不畅,甚至喘促、悸恐不安等。多由劳累、饱餐、寒冷及情绪激动而诱发,亦可无明显诱因或安静时发病。

胸痹的临床表现最早见于《黄帝内经》。《灵枢·五邪篇》指出:"邪在心,则病心痛。"《素问·藏气法时论》亦说:"心病者,胸中痛,胁支满,胁下痛,膺背肩胛间痛,两臂内痛。"《素问·缪刺论》又有"卒心痛""厥心痛"之称。《素问·厥论篇》还说:"真心痛,手足青至节,心痛甚,旦发夕死,夕发旦死。"把心痛严重,并迅速造成死亡者,称为"真心痛",亦即胸痹的重证。东汉张仲景在《金匮要略·胸痹心痛短气病脉证治》篇说:"胸痹之病,喘息咳唾,胸背痛,短气,寸口脉沉而迟,关上小紧数,瓜蒌薤白白酒汤主之。""胸痹不得卧,心痛彻背者，瓜蒌薤白半夏汤主之。”正式提出了“胸痹”的名称，并进行专门的论述，把病因、病机归纳为“阳微阴弦”，即上焦阳气不足，下焦阴寒气盛，认为乃本虚标实之证。宋金元时期，有关胸痹的论述更多。如《圣济总录·胸痹门》有“胸痹者，胸痹痛之类也……胸脊两乳间刺痛，甚则引背胛，或彻背膂”的症状记载。《太平圣惠方》将心痛、胸痹并列，在“治卒心痛诸方”“治久心痛诸方”“治胸痹诸方”等篇中，收集治疗本病的方剂较多，组方当中，芳香、辛散、温通之品，常与益气、养血、滋阴、温阳之品相互为用，标本兼顾，丰富了胸痹的治疗内容。到了明清时期，对胸痹的认识有了进一步提高。如《症因脉治·胸痛论》:“歧骨之上作痛，乃为胸痛。”“内伤胸痛之因，七情六欲，动其心火，刑及肺金；或怫郁气逆，伤其肺道，则痰凝气结；或过饮辛热，伤其上焦，则血积于内，而闷闷胸痛矣。”又如《玉机微义·心痛》中揭示胸痹不仅有实证，亦有虚证；尤其是对心痛与胃脘痛进行了明确的鉴别。

在治疗方面，《黄帝内经》提出了针刺治疗的穴位和方法，《灵枢·五味》篇还有“心病宜食薤”的记载；《金匮要略》强调以宣痹通阳为主；《世医得效方·心痛门》提出了用苏合香丸芳香温通的方法“治卒暴心痛”。后世医家总结前人的经验，又提出了活血化瘀的治疗方法，如《证治准绳·诸痛门》提出用大剂桃仁、红花、降香、失笑散等治疗死血心痛；《时方歌括》用丹参饮治心腹诸痛；《医林改错》用血府逐瘀汤治疗胸痹心痛等。这些方法为治疗胸痹开辟了广阔的途径。

现代医学的冠状动脉粥样硬化性心脏病（心绞痛、心肌梗死）、心包炎、二尖瓣脱垂综合征、病毒性心肌炎、心肌病、慢性阻塞性肺气肿等疾病，出现胸痹的临床表现时，可参考本节进行辨证论治。

一、病因、病机

胸痹发生多与寒邪内侵、饮食失调、情志失节、劳倦内伤、年迈体虚等因素有关。其病机分虚实两端，实为气滞、寒凝、血瘀、痰浊，痹阻胸阳，阻滞心脉；虚为气虚、阴伤、阳衰，脾、肝、肾亏虚，心脉失养。

（一）寒邪内侵

素体阳虚，胸阳不振，阴寒之邪乘虚而入，寒主收引，寒凝气滞，抑遏阳气，胸阳不展，血行瘀滞不畅，而发本病。如《诸病源候论》曰："寒气客于五脏六腑，因虚而发，上冲胸间，则胸痹。"《类证治裁·胸痹》曰："胸痹，胸中阳微不运，久则阴乘阳位，而为痹结也。"阐述了本病由阳虚感寒而发作。

（二）情志失节

郁怒伤肝，肝失疏泄，肝郁气滞，甚则气郁化火，灼津成痰；忧思伤脾，脾失健运，津液不布，遂聚成痰。气滞、痰郁交阻，既可使血行失畅，脉络不利，而致气血瘀滞，又可导致胸中气机不畅，胸阳不运，心脉痹阻，心失所养，不通则痛，而发胸痹。《杂病源流犀烛·心病源流》曰："总之七情之由作心痛，七情失调可致气血耗逆，心脉失畅，痹阻不通而发心痛。"

（三）饮食失调

饮食不节，嗜酒或过食肥甘生冷，以致脾胃损伤，运化失健，聚湿成痰，上犯心胸，痰阻脉络，胸阳失展，气机不畅，心脉闭阻，而成胸痹。

（四）劳倦内伤

思虑过度，心血暗耗，或肾阴亏虚，不能滋养五脏之阴，水不涵木，不能上济于心，心肝火旺，使心阴内耗，阴液不足，心火燔炽，不汲肾水，脉道失润；或劳倦伤脾，脾虚转输失职，气血生化乏源，无以濡养心脉，拘急而痛；或积劳伤阳，心肾阳微，阴寒痰饮乘于阳位，鼓动无力，胸阳失展，血行涩滞，而发胸痹。

（五）年迈体虚

久病体虚，暴病伤正；或中老年人，肾气不足，精血渐衰，以致心气不足，心阳不振，肾阳虚衰，不能鼓舞五脏之阳，血脉失于温煦，痹阻不畅，心胸失养而酿成本病。

胸痹的病位在心，然其发病多与肝、脾、肾三脏功能失调有关，如肾虚、肝郁、脾失健运等。

胸痹的主要病机为心脉痹阻，病理变化主要表现为本虚标实，虚实夹杂。本虚有气虚、血虚、阳虚、阴虚，又可阴损及阳，阳损及阴，而表现出气阴两虚，气血双亏，阴阳两虚，甚至阳微阴竭，心阳外越；标实为气滞、血瘀、寒凝、痰阻，且又可相兼为病，如气滞血瘀，寒凝气滞，痰瘀交阻等。本病多在中年以后发生，发作期以标实表现为主，并以血瘀为突出特点，缓解期主要见心、脾、肾气血阴阳之亏虚，其中又以心气虚最为常见。

二、诊断要点

（一）症状

（1）以胸部闷痛为主症，多见膻中或心前区憋闷疼痛，甚则痛彻左肩背、咽喉、胃脘部、左上臂内侧等部位；呈反复发作性或持续不解，常伴有心悸、气短、自汗，甚则喘息不得卧。

（2）胸闷胸痛一般持续几秒到几十分钟，休息或服药后大多可迅速缓解；严重者可见突然发病，心跳加快，疼痛剧烈，持续不解，汗出肢冷，面色苍白，唇甲青紫，或心律失常等证候，并可发生猝死。

（3）多见于中年以上，常因情志抑郁恼怒，操劳过度，多饮暴食，气候变化等而诱发。亦有无明显诱因或安静时发病者。

（二）检查

心电图检查可见 ST 段改变等阳性改变，必要时可做动态心电图、心功能测定、运动试验心电图等。外周血常规白细胞总数、血沉、血清酶学检查，有助于进一步明确诊断。

三、鉴别诊断

（一）胃脘痛

心在脘上，脘在心下，故有胃脘当心而痛之称，以其部位相近。尤胸痹之不典型者，其疼痛可在胃脘部，极易混淆。但胸痹以闷痛为主，为时极短，虽与饮食有关，休息、服药常可缓解；胃痛发病部位在上腹部，局部可有压痛，以胀痛为主，持续时间较长，常伴有食少纳呆、恶心呕吐、泛酸嘈杂等消化系统症状。做 B 超、胃肠造影、胃镜、淀粉酶检查，可以鉴别。

(二)悬饮

悬饮、胸痹均有胸痛。但胸痹为当胸闷痛,可向左肩或左臂内侧等部位放射,常因受寒饱餐、情绪激动、劳累而突然发作,持续时间短暂;悬饮为胸胁胀痛,持续不解,多伴有咳唾,肋间饱满,转侧不能平卧,呼吸时疼痛加重,或有咳嗽、咳痰等肺系证候。

(三)胁痛

疼痛部位在两胁部,以右胁部为主,肋缘下或有压痛点。疼痛特点或刺痛不移,或胀痛不休,或隐隐作痛,很少短暂即逝,可合并厌油腻、发热、黄疸等症。肝胆B超、胃镜、肝功能、淀粉酶检查有助区分。

(四)真心痛

真心痛乃胸痹的进一步发展。症见心痛剧烈,甚则持续不解,伴有肢冷汗出,面色苍白,喘促唇紫,手足青至节,脉微欲绝或结代等危重急症。

四、辨证

胸痹首先辨别虚实,分清标本。发作期以标实为主,缓解期以本虚为主。

标实应区别气滞、血瘀、寒凝、痰浊的不同。闷重而痛轻,兼见胸胁胀满,憋气,善太息,苔薄白,脉弦者,多属气滞;胸部窒闷而痛,伴唾吐痰涎,苔腻,脉弦滑或弦数者,多属痰浊;胸痛如绞,遇寒则发,或得冷加剧,伴畏寒肢冷,舌淡苔白,脉细,为寒凝心脉;刺痛固定不移,痛有定处,夜间多发,舌紫黯或有瘀斑,脉结代或涩,由心脉瘀滞所致。

本虚又应区别阴阳气血亏虚的不同。心胸隐痛而闷,因劳累而发,伴心慌、气短、乏力,舌淡胖嫩,边有齿痕,脉沉细或结代者,多属心气不足;若绞痛兼见胸闷气短,四肢厥冷,神倦自汗,脉沉细,则为心阳不振;隐痛时作时止,缠绵不休,动则多发,伴口干,舌淡红而少苔,脉细而数,则属气阴两虚表现。

胸痹的疼痛程度与发作频率及持续时间与病情轻重程度密切

相关。疼痛持续时间短暂，瞬息即逝者多轻；持续时间长，反复发作者多重；若持续数小时甚至数天不休者常为重症或危候。

一般疼痛发作次数多少与病情轻重程度呈正比。若疼痛遇劳发作，休息或服药后能缓解者为顺症；服药后难以缓解者常为危候。

（一）寒凝心脉

证候：卒然心痛如绞，心痛彻背，背痛彻心，心悸气短，喘不得卧，形寒肢冷，面色苍白，冷汗自出，多因气候骤冷或骤感风寒而发病或加重，苔薄白，脉沉紧或沉细。

分析：寒邪侵袭，阳气不运，气机阻痹，故见卒然心痛如绞，或心痛彻背，背痛彻心，感寒则痛甚；阳气不足，故形寒肢冷，面色苍白；胸阳不振，气机受阻，故见喘不得卧，心悸气短；苔薄白，脉沉紧或沉细，均为阴寒凝滞，阳气不运之候。

（二）气滞心胸

证候：心胸满闷，隐痛阵发，痛无定处，时欲太息，情绪波动时容易诱发或加重，或兼有脘痞胀满，得嗳气或矢气则舒，苔薄或薄腻，脉细弦。

分析：郁怒伤肝，肝失疏泄，气滞上焦，胸阳失展，心脉不和，故心胸满闷，隐痛阵发，痛无定处；情志不遂则气机郁结加重，故心痛加重，而太息则气机稍畅，心痛稍减；肝郁气结，木失条达，横逆犯脾，脾失健运则脘痞胀满；苔薄或薄腻，脉细弦为肝气郁结之象。

（三）心血瘀阻

证候：心胸剧痛，如刺如绞，痛有定处，甚则心痛彻背，背痛彻心，或痛引肩背，伴有胸闷心悸，日久不愈，可因暴怒、劳累而加重，面色晦暗，舌质暗红或紫黯，或有瘀斑，苔薄脉弦涩或促、结、代。

分析：气机阻滞，瘀血内停，络脉不通，不通则痛，故见心胸剧痛，如刺如绞，痛有定处，甚则心痛彻背，背痛彻心，或痛引肩背，伴有胸闷，日久不愈；瘀血阻塞，心失所养，故心悸不宁，面色晦暗；暴怒伤肝，气机逆乱，气滞血瘀更重，故可因暴怒而加重；舌质暗红或紫黯，或有瘀斑，苔薄，脉弦涩或促、结、代均为瘀血内阻之候。

(四)痰浊闭阻

证候:胸闷重而心痛,痰多气短,倦怠肢重,遇阴雨天易发作或加重,伴有纳呆便溏,口黏恶心,咳吐痰涎,舌体胖大且边有齿痕,苔白腻或白滑,脉滑。

分析:痰浊内阻,胸阳失展,气机痹阻,故胸闷重而疼痛,痰多气短;阴雨天湿气更甚,故遇之易发作或加重;痰浊困脾,脾气不运,故倦怠肢重,纳呆便溏,口黏恶心;咳吐痰涎,舌体胖大,有齿痕,苔白腻或滑,脉滑,均为痰浊闭阻之象。

(五)心肾阴虚

证候:心痛憋闷,灼痛心悸,五心烦热,潮热盗汗,或头晕耳鸣,腰膝酸软,口干便秘,舌红少津,苔薄或剥,脉细数或促代。

分析:心肾不交,虚热内灼,气机不利,血脉不畅,故心痛时作,灼痛或憋闷;久病或热病伤阴,暗耗心血,血虚不足以养心,则心悸;阴虚生内热,则五心烦热,潮热盗汗;肾阴虚,则见头晕耳鸣,腰膝酸软;口干便秘,舌红少苔,脉细数或促代,均为阴虚有热之象。

(六)心肾阳虚

证候:心悸而痛,胸闷气短,自汗,动则更甚,神倦怯寒,面色㿠白,四肢不温或肿胀,舌质淡胖,苔白或腻,脉沉细迟。

分析:阳气虚衰,胸阳不振,气机痹阻,血行瘀滞,血脉失于温煦,故见胸闷心痛,心悸气短,自汗,动则耗气更甚;阳虚不足以温运四肢百骸,则神倦怯寒,面色㿠白,四肢不温;肾阳虚,不能制水,故四肢肿胀;舌质淡胖,苔白或腻,脉沉细迟均为阳气虚衰之候。

(七)气阴两虚

证候:心胸隐痛,时作时休,胸闷气促,心悸自汗,动则喘息益甚,倦怠懒言,面色少华,舌质淡红,苔薄白,脉虚细缓或结代。

分析:思虑伤神,劳心过度,损伤心气,阴血亏耗,血瘀心脉,故见胸闷隐痛,时作时休,心悸气促,倦怠懒言等;心气虚,则自汗;气血不荣于上,则面色少华;淡红舌,脉虚细缓,均为气阴两虚之证。

五、治疗

本病的治疗原则应先治其标,后治其本,先从祛邪入手,然后再予扶正，必要时可根据虚实标本的主次，兼顾同治。标实当泻，针对气滞、血瘀、寒凝、痰浊而疏理气机，活血化瘀，辛温通阳，泄浊豁痰，尤重活血通脉治法；本虚宜补，权衡心脏阴阳气血之不足，有无兼见肺、肝、脾、肾等脏之亏虚，补气温阳，滋阴益肾。

（一）中药治疗

1.寒凝心脉

治法：辛温散寒，宣通心阳。

处方：枳实薤白桂枝汤合当归四逆汤加减。

两方皆能辛温散寒，助阳通脉。前方重在通阳理气，用于胸痹阴寒证，心中痞满，胸闷气短者；后方则以温经散寒为主，用于血虚寒厥证，见胸痛如绞，手足不温，冷汗自出，脉沉细者。方中桂枝、细辛温散寒邪，通阳止痛；薤白、瓜蒌化痰通阳，行气止痛；当归、芍药养血活血；芍药与甘草相配，缓急止痛；枳实、厚朴、理气通脉；大枣养脾和营。共成辛温散寒，通阳止痛之功。

若阴寒极盛之胸痹重症，胸痛剧烈，心痛彻背，背痛彻心，痛无休止，当用温通散寒之法，予乌头赤石脂丸加荜茇、高良姜、细辛等治疗。方中以乌头雄烈刚燥，散寒通络止痛；附子、干姜温阳逐寒；蜀椒温经下气开郁；为防药物过于辛散，配赤石脂入心经，而固摄收涩阳气。若痛剧而四肢不温，冷汗自出，可含化苏合香丸或麝香保心丸，以芳香化浊，温通开窍，每获即速止痛效果。

另外，可选用苏冰滴丸，每次2～4粒，每天3次。

2.气滞心胸

治法：疏调气机，活血通络。

处方：柴胡疏肝散加减。

本方疏肝理气，适用于肝气郁结、气滞上焦、胸阳失展、血脉失和之胸胁疼痛。方用四逆散去枳实，加香附、枳壳、川芎、陈皮行气疏肝，和血止痛。其中柴胡与枳壳相配可升降气机；白芍与甘草同用可缓急舒脉止痛；香附、陈皮以增强理气解郁之功；川芎为血中之气药，既可活血又能调畅气机。全方共奏疏调气机、和血通脉之功效。根据需要，还可选用木香、沉香、降香、檀香、延胡索、砂仁、厚朴等芳香理气及破气之品，但不可久用，以免耗散正气。

若气郁日久化热，出现心烦易怒，口干便秘，舌红苔黄，脉弦数等证者，用丹栀逍遥散疏肝清热；便秘严重者，用当归龙荟丸以泻郁火；如胸闷、心痛明显，为气滞血瘀之象，可合用失笑散，以增强活血行瘀，散结止痛之作用。

另外，可选用冠心苏合丸，每次 3 g，每天 2 次。

3.心血瘀阻

治法：活血化瘀，通脉止痛。

处方：血府逐瘀汤加减。

本方祛瘀通脉，行气止痛，用于胸中瘀阻，血行不畅，心胸疼痛，痛有定处，胸闷、心悸之胸痹。方中当归、川芎、桃仁、红花、赤芍活血化瘀，疏通血脉；柴胡、桔梗与枳壳、牛膝配伍，升降结合，调畅气机，开胸通阳，行气活血；生地黄养阴而调血燥。诸药共成祛瘀通脉、行气止痛之剂。

若瘀血痹阻重症，胸痛剧烈，可加乳香、没药、丹参、郁金、降香等加强活血理气之力；若血瘀、气滞并重，胸闷痛甚者，加沉香、檀香、荜茇等辛香理气止痛药物；若寒凝血瘀或阳虚血瘀者，症见畏寒肢冷，脉沉细或沉迟者，加肉桂、细辛、高良姜、薤白等温通散寒之品，或人参、附子等温阳益气之品；若伴有气短乏力、自汗、脉细缓或结代，乃气虚血瘀之象，当益气活血，用人参养荣汤合桃红四物汤加减，重用人参、黄芪等益气祛瘀之品。

还可选用三七、苏木、泽兰、鸡血藤、益母草、水蛭、王不留行、丹皮等活血化瘀药物，加强祛瘀疗效。但破血之品应慎用，且不可久用、多用，以免耗伤正气。在应用活血、破血类药物时，必须注意有无出血倾向或征象，一旦发现，立即停用，并予以相应处理。

另外，可选用活心丸，每次含服或吞服，1～2 丸。

4.痰浊阻闭

治法：通阳化浊，豁痰宣痹。

处方：瓜蒌薤白半夏汤合涤痰汤加减。

两方均能温通豁痰，前方通阳行气，用于痰阻气滞，胸阳痹阻者;后方健脾益气,豁痰开窍,用于脾虚失运,痰阻心窍者。方中瓜蒌、薤白化痰通阳,行气止痛;半夏、胆南星、竹茹清热化痰;人参、茯苓、甘草健脾益气;石菖蒲、陈皮、枳实理气宽胸。全方共奏通阳化饮、泄浊化痰、散结止痛之功。

若痰浊郁而化热,证见咳痰黄稠,便干,苔黄腻者,可用黄连温胆汤加郁金清化痰热而理气活血;痰热兼有郁火者,加海浮石、海蛤壳、黑山栀、天竺黄、竹沥化痰火之胶结;大便干结,加生大黄通腑逐痰;痰瘀交阻,证见胸闷如窒,心胸隐痛或绞痛阵发,苔白腻,舌暗紫或有瘀斑,当通阳化痰散结,加血府逐瘀汤;若瘀浊闭塞心脉,卒然剧痛,可用苏合香丸。

5.心肾阴虚

治法:滋阴清热,养心和络。

处方:天王补心丹合炙甘草汤。

两方均为滋阴养心之剂。前方以养心安神为主,治疗心肾两虚,阴虚血少者;后方以养阴复脉见长,用于气阴两虚,心动悸,脉结代之症。方中以生地黄、玄参、天冬、麦冬滋水养阴以降虚火;人参、炙甘草、茯苓益助心气;桂枝、大枣补气通阳,寓从阳引阴之意;柏子仁、酸枣仁、五味子、远志交通心肾,养心安神,化阴敛汗;丹参、当归身、芍药、阿胶滋养心血而通心脉;桔梗、辰砂为引使之品。本方能使心阴复,虚火平,血脉利,则心胸灼痛得解。

若阴不敛阳,虚火内扰心神,心烦不寐,舌尖红少津者,可用酸枣仁汤清热除烦安神;若不效者,再予黄连阿胶汤,滋阴清火,宁心安神。若兼见风阳上扰,用珍珠母、灵磁石、石决明、琥珀等重镇潜阳之品,或用羚羊钩藤汤加减;心肾阴虚者,兼见头晕耳鸣,腰膝酸软,遗精盗汗,口燥咽干,用左归饮补益肾阴,填精益髓,或河车大造丸滋肾养阴清热;若心肾真阴欲竭,当用大剂西洋参、鲜生地黄、石斛、麦冬、山萸肉等急救真阴,并佐用生牡蛎、乌梅肉、五味子、甘草等酸甘化阴,且敛其阴。

另外,可选滋心阴口服液,每次 10 mL,每天 2 次。

6.心肾阳虚

治法:温振心阳,补益阳气。

处方:参附汤合右归饮加减。

两方均能补益阳气,前方大补元气,温补心阳;后方温肾助阳,补益精气。方中人参、姜、枣、炙甘草大补元气,以益心气复脉;附子辛热,温补真阳;肉桂振奋心阳;熟地、山萸肉、枸杞子、杜仲、山药为温肾助阳、补益精气之要药。

若兼肾阳虚,可合金匮肾气丸,或用六味地黄丸滋阴固本,从阴引阳,共为温补肾阳之剂;心肾阳衰,不能化气行水,水饮上凌心肺,加用真武汤;若阳虚欲脱厥逆者,用四逆加人参汤,温阳益气,回阳救逆;若阳虚寒凝而兼气滞血瘀者,可选用薤白、沉香、降香、檀香、香附、鸡血藤、泽兰、川芎、桃仁、红花、延胡索、乳香、没药等偏于温性的理气活血药物。

另外,可选用麝香保心丸,每次含服或吞服1～2粒。

7.气阴两虚

治法:益气养阴,活血通脉。

处方:生脉散合人参养荣汤加减。

上方皆能补益心气。生脉散长于益心气,敛心阴,适用于心气不足,心阴亏耗者;人参养荣汤补气养血,安神宁心,适用于胸闷气短,头昏神疲。方中人参、黄芪、炙甘草大补元气,通经利脉;肉桂通心阳,散寒气,疗心痛,纳气归肾;麦冬、五味子滋养心阴,收敛心气;熟地、当归、白芍养血活血。配茯苓、白术、陈皮、远志,补后天之本,滋气血生化之源,以宁心定志。

若兼见神疲乏力,纳呆,失眠多梦等,可用养心汤加半夏曲、茯苓以健脾和胃,补益心脾,养心安神;若气阴两虚,兼见口燥咽干,心烦失眠,舌红,用生脉散合归脾汤加减;兼有气滞血瘀者,可加川芎、郁金以行气活血;兼见痰浊之象者,可用茯苓、白术、白蔻仁以健脾化痰。

另外,可选用补心气口服液,每天10 mL,每天2次;或滋心阴口服液,每次10 mL,每天2次。

(二)针灸治疗

1.基本处方

心俞、巨阙、膻中、内关、郄门。

心俞、巨阙属俞募相配,膻中、心俞前后相配,通调心气;内关、郄门同经相配,宽胸理气,缓急止痛。

2.加减运用

(1)寒凝心脉证:加厥阴俞、通里、气海以温经散寒、宣通心阳。背俞穴、气海可加灸,余穴针用平补平泻法。

(2)气滞心胸证:加阳陵泉、太冲以疏肝理气、调畅气机,针用泻法。余穴针用平补平泻法。若脘痞胀满甚者,加中脘以健脾和中、疏导中州气机,针用平补平泻法。

(3)心血瘀阻证:加膈俞、血海、阴郄以活血化瘀、通脉止痛。诸穴针用平补平泻法。

(4)痰浊阻闭证:加太渊、丰隆、足三里、阴陵泉以通阳化浊、豁痰宣痹。诸穴针用平补平泻法。

(5)心肾阴虚证:加肾俞、太溪、三阴交、少海以滋阴清热、养心和络,针用补法。余穴针用平补平泻法。

(6)心肾阳虚证:加肾俞、气海、关元、百会、命门以振奋心肾之阳。诸穴针用补法,关元、气海、命门、背俞穴可加灸。

(7)气阴两虚证:加足三里、气海、阴郄、少海以益气养阴、活血通脉。诸穴针用补法。

3.其他

(1)耳针疗法:取胸、神门、心、肺、交感、皮质下,每次选 3~5 穴,用捻转手法强刺激,一般每穴捻 1~2 分钟,留针 15~20 分钟,可以每隔 5 分钟捻转 1 次。

(2)电针疗法:取内关、神门、胸上段夹脊穴,通电刺激 5~15 分钟,采用密波,达到有麻、电放射感即可。

(3)穴位注射疗法:取内关、郄门、间使、少海、心俞、足三里、三阴交,用复方当归(10%葡萄糖稀释)、维生素 B_{12} 0.25 mg、复方丹参注射液等,每次选 2~3 穴,每穴注射 0.5~1 mL,隔天 1 次。

(4)皮内针疗法:取内关、心俞、厥阴俞、膈俞,每次选1对,埋针1～3天,冬天可延长到5～7天。

第三节　不　寐

不寐,即一般所谓"失眠",古代文献中亦有称为"不得卧"或"不得眠"者,是以经常不易入寐为特征的一种病证。不寐的证情不一,有初就寝即难以入寐;有寐而易醒,醒后不能再寐;亦有时寐时醒,寐而不稳,甚至整夜不能入寐等。

不寐的原因很多,如思虑劳倦,内伤心脾;阳不交阴,心肾不交;阴虚火旺,肝阳扰动;心胆气虚以及胃中不和等,均可影响心神而导致不寐。张景岳将其概括为"有邪"与"无邪"二类。他说:"寐本乎阴,神其主也。神安则寐,神不安则不寐;其所以不安者,一由邪气之扰,一由营气之不足耳。有邪者多实,无邪者皆虚。"张氏所称的"有邪""无邪",主要是指由于机体内在气血、精神、脏腑功能的失调,或痰热的影响而言。因此,不寐的治疗原则,应着重在内脏的调治,如调补心脾、滋阴降火、益气宁神、和胃化痰等。

本病常兼见头晕、头痛、心悸、健忘,以及精神异常等证。凡以不寐为主证的为本节讨论范围,其并见于其他疾病过程中的不寐则从略。

一、病因、病机

(1)思虑劳倦,伤及心脾,心伤则阴血暗耗,神不守舍,脾伤则无以生化精微,血虚难复,不能上奉于心,致心神不安,而成不寐。正如张景岳所说:"劳倦思虑太过者,必致血液耗亡,神魂无主,所以不眠。"《类证治裁》也说:"思虑伤脾,脾血亏损,经年不寐。"可见心脾不足而致失眠的,关键在于血虚。所以失血不复、妇人产后、久病虚弱,以及老人的不寐,大都与血虚有关。

(2)禀赋不足,房劳过度,或久病之人,肾阴耗伤,不能上承于心,水不济火,则心阳独亢;或五志过极,心火内炽,不能下交于肾,故肾阴虚则志伤,心火盛则神动,心肾失交而神志不宁,因而不寐。正如徐东皋所说:“有因肾水不足,真阴不升,而心火独亢,不得眠者。”《金匮要略》所举的“虚烦不得眠”,当亦属于此类。此外,也有肝肾阴虚,肝阳偏盛,相火上亢,心君受扰,神魂不安于宅而致不寐者。

(3)心胆虚怯,遇事易惊,神魂不安,亦能导致不寐。形成心胆虚怯的原因有二:一为体质柔弱,心胆素虚,善惊易恐,夜寐不安,如《沈氏尊生书》所说,“心胆俱怯,触事易惊,睡梦纷纭,虚烦不寐”;一为暴受惊骇,情绪紧张,终日惕惕,渐致胆怯心虚而不寐。二者又每每相互为因。

(4)饮食不节,肠胃受伤,宿食停滞,或积为痰热,壅遏中宫,致胃气不和而卧不得安。这就是《黄帝内经》所说:“胃不和则卧不安。”《张氏医通》更具体指出:“脉滑数有力不眠者,中有宿滞痰火,此为胃不和则卧不安。”

综上所述,导致不寐的原因虽多,总与心脾肝肾诸脏有关。因血之来源,由于水谷精微所化,上奉于心,则心得所养;受藏于肝,则肝体柔和;统摄于脾,则生化不息;调节有度,化而为精,内藏于肾,肾精上承于心,心气下交于肾,则神安志宁。若思虑、忧郁、劳倦等,伤及诸脏,精血内耗,彼此影响,每多形成顽固性的不寐性的不寐。

二、辨证施治

不寐有虚实之分,证候表现也各有不同,当审其邪正虚实而施治。大抵虚证多由于阴血不足,重在心脾肝肾;宜补益气血,壮水制火。实证多因食滞痰浊,责在胃腑;当消导和中,清降痰火。实证病久,则精神萎顿,食欲缺乏,亦可转成虚证。

(一)心脾血亏

主证:多梦易醒,心悸健忘,体倦神疲,饮食无味,面色少华,舌淡苔薄,脉象细弱。

证候分析：由于心脾亏损，血少神不守舍，故多梦易醒，健忘心悸。血不上荣，故面色少华而舌质色淡。脾失健运，则饮食无味。生化之源不足，血少气衰，故四肢倦怠，精神萎疲而脉见细弱。

治法：补养心脾以生血气。

方药：归脾汤为主，养血以宁心神，健脾以畅化源。不效，可与养心汤同用，方中五味子、柏子仁有助于宁神养心。如兼见脘闷纳呆，舌苔滑腻者，乃脾阳失运，湿痰内生，可选用半夏、陈皮、茯苓、肉桂等（肉桂对脉涩者尤为相宜），温运脾阳而化内湿，然后再用前法调补。

(二)阴亏火旺

主证：心烦不寐，头晕耳鸣，口干津少，五心烦热，舌质红，脉细数；或有梦遗、健忘、心悸、腰酸等证。

证候分析：肾水不足，心火独亢，故心烦不寐，健忘，心悸，腰酸。口干津少，五心烦热，舌红，脉细数，均是阴亏于下，虚火上炎之证。肝肾阴亏，相火易动，故见眩晕、耳鸣、梦遗等证。

治法：壮水制火，滋阴清热。

方药：黄连阿胶汤、朱砂安神丸、天王补心丹等，随证选用。三方同为清热安神之剂，黄连阿胶汤重在滋阴清火，适用于阴虚火旺及热病后之心烦失眠；朱砂安神丸亦以黄连为主，方义相似，做丸便于常服；天王补心丹重在滋阴养血，对阴虚而火不太旺者最宜。如由于肝火偏盛的，可用琥珀多寐丸，方以羚羊角、琥珀为主，有清肝安神之功。

(三)心胆气虚

主证：心悸多梦，时易惊醒，舌色淡，脉象弦细。

证候分析：心虚则神摇不安，胆虚则善惊易恐，故心悸多梦而易醒。舌色淡，脉弦细，亦为气血不足之象。

治法：益气镇惊，安神定志。

方药：安神定志丸、酸枣仁汤随证选用。前方以人参益气，龙齿镇惊为主。后者重用枣仁，酸能养肝，肝与胆相为表里，养肝亦所以补胆之不足；知母能清胆而宁神。证情较重者，二方可以同用。

(四)胃中不和

主证:失眠,脘闷嗳气,腹中不舒,苔腻脉滑,或大便不爽,脘腹胀痛。

证候分析:脾胃运化失常,食滞于中,升降之道受阻,故脘闷嗳气,舌苔腻,腹中不舒,因而影响睡眠。宿滞内停,积湿生痰,因痰生热,故脉见滑象。便燥腹胀,亦是热结之证。

治法:消导和胃为主,佐以化痰清热。

方药:先用保和汤以消导积滞。如食滞已化,而胃气不和,不能成寐者,可用半夏秫米汤以和胃安神。如兼见痰多胸闷,目眩口苦,舌苔黄腻,脉滑数者,乃痰热内阻,可用温胆汤以化痰清热;如心烦,舌尖红绛,热象较著者,再加山栀、黄连以清火宁神。

此外,若病后虚烦不寐,形体消瘦,面色㿠白,容易疲劳,舌淡,脉细弱,或老年人除一般衰弱的生理现象外,夜寐早醒而无虚烦之证的,多属气血不足,治宜养血安神,一般可用归脾汤。亦有病后血虚肝热而不寐的,宜用琥珀多寐丸。心肾不交,心火偏旺者,可用交泰丸,方中以黄连清火为主,反佐肉桂之温以入心肾,是引火归原之意。

本证除上述药物治疗外,可配合气功、针灸等疗法,则效果更佳。此外,患者还必须消除顾虑及紧张情绪,心情应该舒畅,寡嗜欲,戒烦恼,临睡前宜少谈话、少思考、避免烟酒浓茶等品,每天应有适当的体力劳动或体育锻炼,这些都是防治不寐的有效方法。单独依靠药物,而不注意精神及生活方面的调摄,往往影响疗效。

第四节 头 痛

头痛是指由于外感或内伤而引起,导致脉络不畅或失养,清窍不利,以患者自觉头部疼痛为特征的一种常见病证。本病可单独出现,也可见于多种急、慢性疾病过程中,有时亦是某些相关疾病加重或恶化的先兆。若头痛属某一疾病过程中所出现的兼症，则不属本节讨论范围。

头痛之记载源于《黄帝内经》，在《素问·风论》中称之为“脑风”“首风”，提出外感内伤均可导致本病发生，如《素问·风论》曰：“新沐中风，则为首风。”《素问·五藏生成》云：“是以头痛巅疾，下虚上实。”并指出六经病变皆可导致头痛。

汉代张仲景在《伤寒论》中指出了太阳病、阳明病、少阳病、厥阴病头痛的见证，创立了不同头痛的治疗方药。李东垣在《东垣十书》中将头痛分为外感与内伤两类，根据病因和症状不同，指出头痛有湿热头痛、偏头痛、真头痛、气虚头痛、血虚头痛、厥逆头痛等，还在《黄帝内经》和《伤寒论》的基础上，补充了太阴头痛和少阴头痛，为头痛分经用药奠定了基础。

《丹溪心法·头痛》中又提出了痰厥头痛和气滞头痛，并指出头痛“如不愈各加引经药，太阳川芎，阳明白芷，少阳柴胡，太阴细辛，厥阴吴茱萸”，至今对临床仍有指导意义。

部分医著中还有“头风”的记载，实际上仍属于头痛。如《证治准绳·头痛》说：“医书多分头痛、头风为二门，然一病也，但有新久去留之分耳。浅而近者名头痛，其痛卒然而至，易于解散速安也；深而远者为头风，其痛作止不常，愈后遇触复发也。皆当验其邪所从来而治之。”

清代医家王清任在《医林改错·头痛》中论述血府逐瘀汤证时说：“头痛无表证，无里证，无气虚、痰饮等证，忽犯忽好，百方不效，用此方一剂而愈。”提出了瘀血导致头痛的学说。至此，对头痛的辨证施治理论已基本完备。

头痛见于西医学之内、外、精神、神经、五官等各科疾病中。本节主要讨论内科范畴的头痛，如血管性头痛、紧张性头痛、三叉神经痛、外伤后头痛、神经官能症等，其他各科头痛也可参考本节内容辨证论治。

一、病因、病机

头痛的发生是因外感或内伤导致邪扰清窍，或脉络失养而为病。外感者以风邪为主,内伤者与肝、脾、肾关系密切。

(一)感受外邪

多由起居不慎,感受风寒湿热之邪,邪壅经络,气血受阻而发为头痛。因风为百病之长,“伤于风者,上先受之”“巅高之上,惟风可到”,故六淫之中以风邪为主要病因。

若夹寒邪,寒凝血滞,脉络不畅,不通则痛;若夹热邪,风热上炎,侵扰清窍而为头痛;若夹湿邪,风伤于巅,湿困清阳,蒙蔽清空而为头痛。若感湿较重,湿邪困脾,尚可致痰湿内生,清窍蒙蔽,形成外感与内伤并存。

(二)情志内伤

情志不遂,忧郁恼怒,肝失疏泄,郁而化火,上扰清窍,可发为头痛;若火郁日久,火盛伤阴,肝失濡养,肾精被伐,肝肾精血不能上承,也可引发头痛。

(三)先天不足或房事不节

先天禀赋不足或纵欲过度,可使肾精亏虚。肾主骨生髓,脑为髓海,肾精亏损日久,可致髓海空虚而为头痛。少数肾虚头痛与阴损及阳、清阳不升有关。

(四)饮食劳倦或久病体虚

饮食不节或劳倦过度可使中焦脾胃受伤,脾为气血生化之源,脾虚气血生化乏源,气血不能上荣脑髓脉络,则发为头痛。

久病、产后、失血等也可形成营血亏损,脑髓失充,脉络失荣而头痛。若脾失健运,痰湿内生,痰浊闭阻清窍,清阳不升,又可形成痰浊头痛。

(五)头部外伤或久病入络

跌仆闪挫,头部外伤,或久痛不解,均可导致气滞血瘀,脑络痹阻,不通则痛;久病瘀血不去,新血不生,常在瘀血之中夹有血虚,形成虚实错杂之证。

总之,头痛的病位虽在头,但病变涉及脾、肝、肾等脏腑,风、火、痰、瘀、虚为致病之主要因素,脉络阻闭、清窍失养为其主要病机。

二、诊断

(一)诊断要点

1.病史

常有感受外邪、情志不遂、劳倦过度、头部外伤等诱因,或有反复发作病史。疼痛持续时间、发作频率、疼痛轻重等常与病程有关。病程长者多发作频繁、持续时间长、疼痛重;病程短者多偶尔发作、持续时间短、疼痛轻。

2.临床特征

突然发病或反复发作,以前额、额颞、巅顶、顶枕部或全头部疼痛为主症,多表现为跳痛、胀痛、昏痛、刺痛、隐痛等。有突然而作,痛无休止者;也有反复发作,时痛时止者;头痛发作可持续数分钟、数小时、数天或数周不等。

(二)辅助检查

外感头痛可伴有血常规异常,内伤头痛常有血压改变,必要时做脑脊液、脑电图检查,有条件者可做经颅多普勒、颅脑 CT 和 MRI 等检查,以排除器质性疾病。

(三)类证鉴别

本病应与下列头痛症状突出的疾病鉴别。

1.真头痛

表现为突然剧烈头痛,或持续痛而阵发加重,甚至呈喷射状呕吐不已,以致肢厥、抽搐,是临床急重症之一。

2.眩晕

眩晕与头痛可单独出现。也可同时出现。眩晕以头晕眼花,站立不稳,甚则天旋地转为主要特征,多为虚证,以内伤为主要病因;头痛以头部疼痛为主,多为实证,其病因有外感和内伤之分。

三、辨证要点

(一)辨疼痛轻重

一般来说,以外感者疼痛较重,内伤者疼痛较轻;寒厥头痛、偏头痛较重,气虚、血虚、肝肾阴虚头痛较轻;气虚头痛早晨加重;血虚头痛午后加重。

(二)辨疼痛性质

痰湿头痛多重坠或胀；肝火头痛多跳痛；寒厥头痛刺痛伴有寒冷感；阳亢者头痛而胀；气血、肝肾阴虚者隐痛绵绵或空痛。

(三)辨部位

前额为阳明头痛，后部为太阳头痛，两侧为少阳头痛，巅顶为厥阴头痛。一般气血亏虚、肝肾阴虚以全头作痛为多；阳亢者痛在枕部，多连颈肌；寒厥者痛在巅顶；肝火者痛在两颞。

(四)辨影响因素

气虚头痛与过劳有关；肝火头痛因情志波动而加重；寒湿头痛常随天气变化而变化；肝阳上亢头痛常因饮酒或暴食而加重；肝肾阴虚者每随失眠加重而加重；偏头痛者常遇风寒则痛发。

(五)辨外感内伤

外感头痛起病急，一般疼痛较重，多表现为跳痛、灼痛、重痛、掣痛、胀痛，痛无休止，多有感邪病史，属实证；内伤头痛起病缓，一般疼痛较轻，多表现为隐痛、昏痛、空痛，痛势悠悠，时作时止，遇劳或情志刺激加重，属虚证或虚实错杂证。

四、中药治疗

本病的发生是因脉络痹阻或清窍失养而成，因此治疗时须以缓急止痛为基本原则。外感者宜祛邪活络，内伤者宜调理脏腑气血阴阳；实证者攻邪为主，虚证者补虚为要。

(一)外感头痛

1.风寒头痛

证候：起病较急，头痛剧烈，连及项背，恶风畏寒，遇风尤剧，口淡不渴；舌淡苔薄白，脉多浮紧。

证候分析：本证以风寒侵袭，脉络痹阻为主要病机。寒性收引凝滞，风寒袭表，脉络痹阻较甚，故头痛剧烈；风寒首犯太阳，太阳主一身之表，故见恶风畏寒、脉浮紧等表证；太阳经脉布于项背，故痛连项背；口淡不渴、脉浮紧均为风寒外袭之证。本证以头痛剧烈，连及项背，遇风尤剧，脉浮紧为辨证要点。

治法：疏风散寒。

方药：川芎茶调散加减。若风寒表证明显，重用川芎，加苏叶、生姜，减薄荷；鼻塞者加苍耳子、辛夷；素体阳虚，恶寒较重者，加制川乌、麻黄、桂枝。

若巅顶头痛，干呕，吐涎沫，甚则四肢厥冷，苔白，脉弦，为寒犯厥阴，治当温散厥阴寒邪，宜用吴茱萸汤加半夏、藁本、川芎。

若头痛、背冷、脉沉细或弦紧，为寒邪客于少阴，治当温散少阴寒邪，宜用麻黄附子细辛汤加白芷、川芎。

2.风热头痛

证候：头胀痛，甚则头痛如裂，发热或恶风，口渴喜饮，面红目赤，便秘溲黄；舌红苔黄，脉浮数。

证候分析：本证以风热上扰清窍，脑络失和为主要病机。风热上扰，故见头胀痛，甚则头痛如裂；风热袭表，故见发热或恶风，口渴喜饮；热伤津液，故见便秘溲黄；面红目赤、舌红苔黄、脉浮数均为风热袭表之象。本证以头胀痛，甚则头痛如裂，发热或恶风，舌红苔黄，脉浮数为辨证要点。

治法：疏风清热。

方药：芎芷石膏汤加减。热盛者去藁本，改用黄芩、薄荷、蔓荆子、山栀子辛凉清热；若热盛伤津，症见舌红少津，加知母、麦冬、石斛、天花粉清热生津；若大便秘结，口舌生疮，腑气不通者，合用黄连上清丸，以苦寒通腑泄热。

3.风湿头痛

证候：头痛如裹，肢体困重，胸闷纳呆，腹胀，或大便稀溏；苔白腻，脉濡滑。

证候分析：本证以风湿上蒙清窍，阻遏清阳为主要病机。湿性黏滞，易阻遏阳气，而头又为诸阳之会，故风湿最易致清阳不升而出现头痛如裹，肢体困重；湿邪最易困阻脾胃，故见胸闷纳呆，腹胀，便溏；苔白腻，脉濡滑均为湿象。本证以头痛如裹，肢体困重，苔白腻，脉濡滑为辨证要点。

治法:祛风胜湿。

方药:羌活胜湿汤加减。若症见胸闷纳呆、便溏,证属湿浊中阻,加苍术、厚朴、陈皮等燥湿宽中;若恶心呕吐者,加生姜、半夏、藿香等化浊降逆止呕;若身热汗出不畅,胸闷口渴,为暑湿所致,宜用黄连香薷饮加藿香、佩兰等清暑化湿。

(二)内伤头痛

1.肝阳头痛

证候:头胀痛,眩晕,心烦易怒,或兼胁痛,夜寐不宁,口干口苦;舌红苔薄黄,脉沉弦有力。

证候分析:本证的病机主要是肝阳上亢,风阳上扰。虚阳亢于上,气血并走于头面,故见头胀痛;阳亢生风,故见眩晕;阳热有余,故见心烦易怒,夜寐不宁,口干口苦;舌红苔薄黄、脉沉弦有力均属肝阳上亢之证。本证以头胀痛,眩晕,舌红苔薄黄,脉沉弦有力为辨证要点。

治法:平肝潜阳。

方药:天麻钩藤饮加减。眩晕重者加生龙牡以加强重镇潜阳之力;若头痛朝轻暮重,或遇劳加剧,脉弦细,舌红苔薄少津,属肝肾阴虚,酌加生地黄、何首乌、女贞子、枸杞子、旱莲草滋养肝肾;失眠重者,加枣仁、柏子仁,配合琥珀粉冲服。

2.痰浊头痛

证候:头痛昏蒙,胸脘痞闷,呕恶痰涎;苔白腻,脉沉弦或沉滑。

证候分析:本证的病机主要是痰浊中阻,上蒙清窍。痰为阴邪,易阻滞气机,并可随气升降,若痰浊内盛,既可阻滞清阳上升,又可占据阳位而上蒙清窍,故可引起头痛昏蒙;痰湿中阻脾胃,脾失健运,升降失和,故见胸脘痞闷,呕恶痰涎;苔白腻、脉滑均为痰浊内盛之证。本证以头痛昏蒙,胸脘痞闷,呕恶,苔白腻为辨证要点。

治法:健脾化痰,降逆止痛。

方药:半夏白术天麻汤加减。若痰郁化热显著,症见舌苔黄腻、口干苦,加竹茹、枳实、黄芩清热燥湿化痰;胸脘痞闷重,加厚朴、枳壳、瓜蒌;呕恶痰涎,加生姜、砂仁、藿梗。

3.瘀血头痛

证候：头痛如刺，固定不移，经久不愈，或头部有外伤史；舌紫或有瘀斑、瘀点，苔薄白，脉沉细或细涩。

证候分析：本证的病机主要是瘀血阻窍，络脉不通，不通则痛。瘀血为有形之邪，阻滞经络较甚，故见头痛固定，痛如锥刺；瘀血化解较难，故多病势缠绵，经久不愈；舌紫脉涩均为瘀血之证。本证以头痛如刺，固定不移，舌紫或有瘀斑、瘀点，苔薄白，脉沉细或细涩为辨证要点。

治法：活血化瘀通窍。

方药：通窍活血汤加减。头痛日久酌加全蝎、蜈蚣等虫类药搜逐风邪、活络止痛；病久多伴气血两虚，可加四君子汤健脾益气，另加当归养血活血，以助活络化瘀之力；若因受风寒而头痛加重，可加细辛、桂枝，待痛缓再予调理。

4.血虚头痛

证候：头痛而晕，心悸不宁，失眠多梦，面色萎黄；舌淡苔薄白，脉沉细而弱。

证候分析：本证的病机主要是营血不足，脑络失养。“血主濡之”，血对各脏腑组织具有营养作用，血虚头目失养则头痛而晕；心失所养则心悸失眠多梦；肌肤失养则面色萎黄；舌淡苔薄白、脉沉细而弱也是血虚之证。本证以头痛眩晕，心悸失眠多梦，舌淡苔薄白，脉沉细而弱为辨证要点。

治法：养血疏风止痛。

方药：加味四物汤加减。方以四物汤加菊花、蔓荆子组成，具有养血疏风之功，临证可酌加阿胶、龟板胶、鸡子黄等血肉有情之品；若心悸失眠，加龙眼肉、枣仁、远志、茯神；兼气虚者，加党参、黄芪，或以八珍汤加减；本证常有食少纳呆等脾虚见症，可酌加山楂、麦芽、神曲等助运化，以促气血化生。

5.气虚头痛

证候：头痛绵绵，遇劳则重，神疲乏力，面色㿠白，自汗，气短，畏风，食欲缺乏；舌淡苔薄，脉细无力。

证候分析:本证病机主要是气虚清阳不升,清窍失养。头为诸阳之会,清阳不升,头目失养,故头痛绵绵,面色㿠白;劳则气耗,故遇劳则重;气虚运化无力,故食欲缺乏;气虚鼓动无力,故神疲乏力,气短;气虚卫外不固,故自汗,畏风;舌淡苔薄、脉细无力亦气虚之象。本证以头痛绵绵,遇劳加重,神疲乏力,舌淡苔薄,脉细无力为辨证要点。

治法:益气升清。

方药:顺气和中汤加减。以补中益气汤加细辛、蔓荆子、川芎组成,有益气升清止痛之功,为气虚头痛的有效方剂。自汗、气短、畏风者加五味子、煅牡蛎,或配合玉屏风散常服;若心悸失眠,属气血两虚,可加龙眼肉、枣仁、茯神,待痛减以归脾丸善后。

6.肾虚头痛

证候:头空痛,眩晕,耳鸣少寐,腰痛酸软,遗精,带下,神疲乏力;舌红少苔,脉沉细无力。

证候分析:本证的病机主要是肾精亏虚,髓海不足,脑失所养。脑为髓海,肾主骨生髓,肾虚髓海空虚,故头空痛,眩晕;肾虚腰府失养,故腰痛酸软,耳鸣少寐;肾气亏虚,精关、带脉不固,故遗精、带下;舌红少苔、脉沉细无力均为肾虚之象。本证以头空痛,眩晕,耳鸣少寐,舌红少苔,脉沉细无力为辨证要点。

治法:补肾养阴。

方药:大补元煎加减。眩晕重者加菊花、枸杞子、钩藤;遗精或带下者加芡实、煅牡蛎、益智仁;耳鸣重者加磁石、生龙骨、珍珠母;待病情好转,可常服杞菊地黄丸或六味地黄丸补肾阴、潜肝阳以巩固疗效。

若肾虚头痛属肾阳不足者,多伴畏寒肢冷,小便清长,舌淡胖,脉沉细,可用右归丸加减以温补肾阳、填精补髓。若兼见外感寒邪者,可予麻黄附子细辛汤。

上述各证的治疗应根据头痛部位而选用不同的引经药,如太阳头痛选羌活、防风;少阳头痛选用川芎、柴胡;阳明头痛选白芷、葛根;太阴头痛选用苍术;少阴头痛选用细辛;厥阴头痛选用吴茱萸、藁本等。

此外，临床可见头痛如雷鸣，头面起核或憎寒壮热，名曰“雷头风”，多为湿热夹痰所致，宜用清震汤加味以清宣升散、除湿化痰。

另外还有偏头风，其病暴发，痛势甚剧，或左或右，或连及眼、齿，痛止如常人，又称偏头痛，此多为肝经风火所致，治宜平肝息风为主，可予天麻钩藤饮或羚角钩藤汤。

五、其他疗法

(1)风热头痛用银翘解毒片(丸)、羚翘解毒片、桑菊感冒冲剂、维C银翘片等。

(2)风湿头痛用藿香正气丸(水、液、软胶囊)。

(3)气虚头痛用补中益气丸。

(4)肾虚头痛用六味地黄丸、肾气丸、左归丸、右归丸等。

(5)血虚头痛用归脾丸。

六、预防与调护

(1)头痛在急性发作期应适当休息，保证睡眠，不宜食用炸烤辛辣等厚味生热助火食物，同时限制烟酒。

(2)若患者精神紧张，情绪不稳，宜疏导劝慰以稳定情绪。

(3)在头痛缓解后应注意情志、饮食及寒温等的调护，以防复发。

(4)可根据中医辨证运用食疗、气功等辅助治疗。

第五节 眩 晕

眩晕是以目眩与头晕为主要表现的病证。目眩即眼花或眼前发黑，视物模糊；头晕即感觉自身或外界景物摇晃、旋转，站立不稳。两者常同时并见，故统称为“眩晕”。

一、历史沿革

眩晕最早见于《黄帝内经》，称为“眩冒”“眩”。《黄帝内经》对本病病因病机的论述主要包括外邪致病，如《灵枢·大惑论》说：“故邪中于项，因逢其身之虚……入于脑则脑转。脑转则引目系急，目系急则目眩以转矣。”因虚致病，如《灵枢·海论》说：“髓海不足，则脑转耳鸣，胫酸眩冒。”《灵枢·卫气》说“上虚则眩”。与肝有关，如《素问·至真要大论篇》云：“诸风掉眩，皆属于肝。”与运气有关，如《素问·六元正纪大论篇》云：“木郁之发……甚则耳鸣眩转。”

汉代张仲景对眩晕一病未有专论，仅有“眩”“目眩”“头眩”“身为振振摇”“振振欲擗地”等描述，散见于《伤寒论》和《金匮要略》中。其病因，或邪袭太阳，阳气郁而不得伸展；或邪郁少阳，上干空窍；或肠中有燥屎，浊气攻冲于上；或胃阳虚，清阳不升；或阳虚水泛，上犯清阳；或阴液已竭，阳亡于上；或痰饮停积胃中(心下)，清阳不升等多个方面，并拟订出相应的治法方药。例如，小柴胡汤治少阳眩晕；刺大椎、肺俞、肝俞治太少并病之眩晕；大承气汤治阳明腑实之眩晕；真武汤治少阴阳虚水泛之眩晕；苓桂术甘汤、小半夏加茯苓汤、泽泻汤等治痰饮眩晕等，为后世论治眩晕奠定了基础。

隋、唐、宋代医家对眩晕的认识，基本上继承了《黄帝内经》的观点。如隋代巢元方《诸病源候论·风头眩候》说：“风头眩者，由血气虚，风邪入脑，而引目系故也……逢身之虚则为风邪所伤，入脑则脑转而目系急，目系急故成眩也。”唐代王焘《外台秘要》及宋代《圣济总录》亦从风邪立论。唐代孙思邈的《备急千金要方》则提出风、热、痰致眩的论点。在治疗方面，诸家方书在仲景方药的基础上，又有发展，如《外台秘要》载有治风头眩方 9 首，治头风旋方 7 首；《圣济总录》载有治风头眩方 24 首。

金元时期，对眩晕从概念、病因病机到治法方药等各个方面都有所发展。金代成无己在《伤寒明理论》中提出了眩晕的概念，还指出了眩晕与昏迷的鉴别：“伤寒头眩，何以明之？眊非毛而见其毛，眩非元(玄)而见其元(玄，黑色)。眊为眼花，眩为眼黑。眩也、运也、冒也，三者形俱相近。有谓之眩者，有谓之眩冒者；运为运转之运，世谓之头旋者是也矣；冒为蒙冒之冒，世谓之昏迷者是矣。”金代刘完素在《素问玄机原病式・五运主病》中给眩晕下的定义：“掉，摇也；眩，昏乱旋运也。”并主张眩晕的病因病机应从“火”立论：“所谓风气甚而头目眩运者，由风木旺，必是金衰，不能制木，而木复生火，风火皆属阳，多为兼化；阳主乎动，两动相搏，则为之旋转。”张子和则从“痰”立论，提出吐法为主的治疗方法，他在《儒门事亲》中说：“夫头风眩运……在上为之停饮，可用独圣散吐之，吐讫后，服清下辛凉之药。凡眩运多年不已，胸膈痰涎壅塞，气血颇实，吐之甚效。”李杲《兰室秘藏・头痛》所论恶心呕吐，不食，痰唾稠黏，眼黑头旋，目不能开，如在风云中，即是脾胃气虚、浊痰上逆之眩晕，主以半夏白术天麻汤。认为：“足太阴痰厥头痛，非半夏不能疗；眼黑头眩，风虚内作，非天麻不能除。”元代朱丹溪更力倡“无痰不作眩”之说，如《丹溪心法・头眩》说：“头眩，痰挟气虚并火，治痰为主，挟补气药及降火药。无痰则不作眩，痰因火动，又有湿痰者。”

明、清两代对眩晕的论述日臻完善。对眩晕病因病机的分析颇为详尽。如明代徐春甫的《古今医统大全・眩运门》以虚实分论，提出虚有气虚、血虚、阳虚之分；实有风、寒、暑、湿之别。并着重指出“四气乘虚”“七情郁而生痰动火”“淫欲过度，肾家不能纳气归元”“吐血或崩漏，肝家不能收摄营气”是眩晕发病之常见原因。刘宗厚《玉机微义》、李梴《医学入门》等书，对《黄帝内经》“上盛下虚”而致眩晕之论，作了进一步的阐述，认为“下虚者乃气血也，上盛者乃痰涎风火也”。张景岳则特别强调因虚致眩，认为：“无虚不能作眩”“眩运一证，虚者居其八九，而兼火兼痰者，不过十中一二耳”(《景岳全书・眩运》)。陈修园则在风、痰、虚之外，再加上火，从而把眩晕的病因病机概括为“风”“火”“痰”“虚”四字。此外，明代虞抟提出“血瘀致眩”的论点，值得重视。虞氏在《医学正传・眩运》中说：“外有因呕血而眩冒者，胸中有死血迷闭心窍而然。”对跌仆伤致眩晕已有所认识。

关于眩晕的治疗，此期许多著作，集前人经验之大成，颇为详尽。如《医学六要·头眩》即分湿痰、痰火、风痰、阴虚、阳虚、气虚、血虚、亡血、风热、风寒、死血等证候立方。《证治汇补》亦分湿痰、肝火、肾虚、血虚、脾虚、气郁、停饮、阴虚、阳虚。程国彭除总结了肝火、湿痰、气虚、肾水不足、命门火衰等眩晕的治疗大法外,并着重介绍了以重剂参、附、芪治疗虚证眩晕的经验。叶天士《临证指南医案·眩晕》华岫云按,认为眩晕乃"肝胆之风阳上冒",其证有夹痰、夹火、中虚、下虚之别,治法亦有治胃、治肝之分。"火盛者先生用羚羊、山栀、连翘、天花粉、玄参、鲜生地黄、丹皮、桑叶以清泄上焦窍络之热,此先从胆治也;痰多者必理阳明,消痰如竹沥、姜汁、菖蒲、橘红、二陈汤之类;中虚则兼用人参,外台茯苓饮是也;下虚者必从肝治,补肾滋肝,育阴潜阳,镇摄之治是也"。

此外,元、明、清部分医家还认识到某些眩晕与头痛、头风、肝风、中风诸证之间有一定的内在联系,如朱丹溪云:"眩运乃中风之渐。"张景岳亦谓:"头眩有大小之异,总头眩也……至于中年之外,多见眩仆卒倒等证,亦人所常有之事。但忽运忽止者,人皆谓之头运眼花;卒倒而不醒者,人必谓之中风中痰。"华岫云在《临证指南医案·眩晕门》按语中更明确地指出:"此证之原,本之肝风;当与肝风、中风、头风门合而参之。"这些论述也是值得注意的。

总之,继《黄帝内经》之后,经过历代医家的不断总结,使眩晕的证治内容更加丰富、充实。近代学者对前人的经验与理论进行了全面的整理,并在实践的基础上加以提高,在本病的辨证论治、理法方药等方面都有进一步的发展。

二、范围

眩晕作为临床常见症状之一,可见于西医学的多种病症。如椎-基底动脉供血不足、颈椎病、梅尼埃病、高血压、低血压、阵发性心动过速、房室传导阻滞、贫血、前庭神经元炎、脑外伤后综合征等。临床以眩晕为主要表现的疾病,或某些疾病过程中出现眩晕症状者,均可参考本节有关内容辨证论治。

三、病因、病机

眩晕，以内伤为主，尤以肝阳上亢、气血虚损，以及痰浊中阻为常见。眩晕多系本虚标实，实为风、火、痰、瘀，虚则为气血阴阳之虚。其病变脏腑以肝、脾、肾为重点，三者之中，又以肝为主。

（一）肝阳上亢

肝为风木之脏，体阴而用阳，其性刚劲，主动主升，如《黄帝内经》所说："诸风掉眩，皆属于肝。"阳盛体质之人，阴阳平衡失其常度，阴亏于下，阳亢于上，则见眩晕；或忧郁、恼怒太过，肝失条达，肝气郁结，气郁化火，肝阴耗伤，风阳易动，上扰头目，发为眩晕；或肾阴素亏不能养肝，阴不维阳，肝阳上亢，肝风内动，发为眩晕。正如《临证指南医案·眩晕门》华岫云按："经云诸风掉眩，皆属于肝，头为六阳之首，耳目口鼻皆系清空之窍，所患眩晕者，非外来之邪，乃肝胆之风阳上冒耳。"

（二）肾精不足

脑为髓之海，髓海有余则轻劲多力，髓海不足则脑转耳鸣，胫酸眩晕。而肾为先天之本，主藏精生髓。若年老肾精亏虚；或因房事不节，阴精亏耗过甚；或先天不足；或劳役过度，伤骨损髓；或阴虚火旺，扰动精室，遗精频仍；或肾气亏虚，精关不固，滑泄无度，均使肾精不足而致眩晕。

（三）气血亏虚

脾胃为后天之本，气血生化之源，如忧思劳倦或饮食失节，损伤脾胃，或先天禀赋不足，或年老阳气虚衰，而致脾胃虚弱，不能运化水谷，生化气血；或久病不愈，耗伤气血；或失血之后，气随血耗。气虚则清阳不振，清气不升；血虚则肝失所养，虚风内动；皆能发生眩晕。如《景岳全书·眩晕》所说："原病之由有气虚者，乃清气不能上升，或汗多亡阳而致，当升阳补气；有血虚者，乃因亡血过多，阳无所附而然，当益阴补血，此皆不足之证也。"

（四）痰浊中阻

饮食不节、肥甘厚味太过损伤脾胃，或忧思、劳倦伤脾，以致脾阳不振，健运失职，水湿内停，积聚成痰；或肺气不足，宣降失司，水津不得通调输布，留聚而生痰；或肾虚不能化气行水，水泛而为痰；或肝气郁结，气郁湿滞而生痰。痰阻经络，清阳不升，清空之窍失其所养，则头目眩晕。若痰浊中阻更兼内生之风火作祟，则痰夹风火，眩晕更甚；若痰湿中阻，更兼内寒，则有眩晕昏仆之虑。

（五）瘀血内阻

跌仆坠损，头脑外伤，瘀血停留，阻滞经脉，而致气血不能荣于头目；或瘀停胸中，迷闭心窍，心神飘摇不定；或妇人产时感寒，恶露不下，血瘀气逆，并走于上，迫乱心神，干扰清空，皆可发为眩晕。如《医学正传·眩运》说："外有因坠损而眩运者，胸中有死血迷闭心窍而然。"

总之，眩晕反复发作，病程较长，多为本虚标实，并常见虚实之间相互转化。如发病初期，病程较短时多表现为实证，即痰浊中阻、瘀血内阻，或阴阳失调之肝阳上亢，若日久不愈，可转化为气血亏虚、肾精不足之虚证；也有气血亏虚、肾精不足所致眩晕者，反复发作，气血津液运行不畅，痰浊、瘀血内生，而转化为虚实夹杂证。痰浊中阻者，由于痰郁化火，煽动肝阳，则可转化为肝阳上亢或风挟痰浊上扰；由于痰浊内蕴，阻遏气血运行，日久可致痰瘀互结。

四、诊断与鉴别诊断

（一）诊断

1.发病特点

眩晕可见于任何年龄，但多见于 40 岁以上的中老年人。起病较急，常反复发作，或渐进加重。可以是某些病证的主要临床表现或起始症状。

2.临床表现

本证以目眩、头晕为主要临床表现，患者眼花或眼前发黑，视外界景物旋转动摇不定，或自觉头身动摇，如坐舟车，同时或兼见恶心、呕吐、汗出、耳鸣、耳聋、怠懈、肢体震颤等症状。

（二）鉴别诊断

1.厥证

厥证以突然昏倒，不省人事，或伴有四肢逆冷，一般常在短时内苏醒，醒后无偏瘫、失语、口舌歪斜等后遗症。眩晕发作严重者，有欲仆或晕旋仆倒的现象与厥证相似，但神志清醒。

2.中风

中风以猝然昏仆，不省人事，伴有口舌歪斜，半身不遂，言语謇涩为主症，或不经昏仆而仅以㖞僻不遂为特征。而眩晕仅以头晕、目眩为主要症状，不伴有神昏和半身不遂等症。但有部分中风患者以眩晕为起始症状或主要症状，需密切观察病情变化，结合病史及其他症状与单纯的眩晕进行鉴别。

3.痫病

痫病以突然仆倒，昏不知人，口吐涎沫，两目上视，四肢抽搐，或口中如作猪羊叫声，移时苏醒，醒后一如常人为特点。而眩晕无昏不知人，四肢抽搐等症状。痫病昏仆与眩晕之甚者似，且其发作前常有眩晕、乏力、胸闷等先兆，痫病发作日久之人，常有神疲乏力，眩晕时作等症状出现，故亦应与眩晕进行鉴别。

五、辨证

（一）辨证要点

1.辨虚实

眩晕辨虚实，首先要注意舌象和脉象，再结合病史和伴随症状。如气血虚者多见舌质淡嫩，脉细弱；肾精不足偏阴虚者，多见舌嫩红少苔，脉弦细数；偏阳虚者，多见舌质胖嫩淡暗，脉沉细、尺弱；痰湿重者，多见舌苔厚滑或浊腻，脉滑；内有瘀血者，可见舌质紫黯或舌有瘀斑瘀点，唇黯，脉涩。起病突然，病程短者多属实证；反复发作，缠绵不愈，或劳则诱发者多属虚证，或虚实夹杂证。

2.辨标本缓急

眩晕多属本虚标实之证，肝肾阴亏，气血不足，为病之本；痰、瘀、风、火为病之标。痰、瘀、风、火，其临床特征不同。如风性主动，火性上炎，痰性黏滞，瘀性留著等，都需加以辨识。其中尤以肝风、肝火为病最急，风升火动，两阳相搏，上干清空，症见眩晕，面赤，烦躁，口苦，脉弦数有力，舌红，苔黄等，亟应注意，以免缓不济急，酿成严重后果。

(二)证候

1.肝阳上亢

症状：眩晕，耳鸣，头胀痛，易怒，失眠多梦，脉弦。或兼面红，目赤，口苦，便秘尿赤，舌红苔黄，脉弦数或兼腰膝酸软，健忘，遗精，舌红少苔，脉弦细数；或眩晕欲仆，泛泛欲呕，头痛如掣，肢麻震颤，语言不利，步履不正。

证候分析：肝阳上亢，上冒巅顶，故眩晕、耳鸣、头痛且胀，脉见弦象；肝阳升发太过，故易怒；阳扰心神，故失眠多梦；若肝火偏盛、循经上炎，则兼见面红，目赤，口苦，脉弦且数；火热灼津，故便秘尿赤，舌红苔黄；若属肝肾阴亏，水不涵木，肝阳上亢者，则兼见腰膝酸软，健忘遗精，舌红少苔，脉弦细数。若肝阳亢极化风，则可出现眩晕欲仆，泛泛欲呕，头痛如掣，肢麻震颤，语言不利，步履不正等风动之象。此乃中风之先兆，宜加防范。

2.气血亏虚

症状：眩晕，动则加剧，劳累即发，神疲懒言，气短声低，面白少华，或萎黄，或面有垢色，心悸失眠，纳减体倦，舌色淡，质胖嫩，边有齿印，苔薄白，脉细或虚大；或兼食后腹胀，大便溏薄，或兼畏寒肢冷，唇甲淡白；或兼诸失血证。

证候分析：气血不足，脑失所养，故头晕目眩，活动劳累后眩晕加剧，或劳累即发；气血不足，故神疲懒言，面白少华或萎黄；脾肺气虚，故气短声低；营血不足，心神失养，故心悸失眠；气虚脾失健运，故纳减体倦。舌色淡，质胖嫩，边有齿印，苔薄白，脉细或虚大，均是气虚血少之象。若偏于脾虚气陷，则兼见食后腹胀，大便稀溏。若脾阳虚衰，气血生化不足，则兼见畏寒肢冷，唇甲淡白。

3.肾精不足

症状：眩晕，精神萎靡，腰膝酸软，或遗精，滑泄，耳鸣，发落，齿摇，舌瘦嫩或嫩红，少苔或无苔，脉弦细或弱或细数。或兼见头痛颧红，咽干，形瘦，五心烦热，舌嫩红，苔少或光剥，脉细数；或兼见面色㿠白或黧黑，形寒肢冷，舌淡嫩，苔白或根部有浊苔，脉弱尺甚。

证候分析：肾精不足，无以生髓，脑髓失充，故眩晕，精神萎靡；肾主骨，腰为肾之府，齿为骨之余，精虚骨骼失养，故腰膝酸软，牙齿动摇；肾虚封藏固摄失职，故遗精滑泄；肾开窍于耳，肾精虚少，故时时耳鸣；肾其华在发，肾精亏虚故发易脱落。肾精不足，阴不维阳，虚热内生，故颧红，咽干，形瘦，五心烦热，舌嫩红、苔少或光剥，脉细数。精虚无以化气，肾气不足，日久真阳亦衰，故面色㿠白或黧黑，形寒肢冷，舌淡嫩，苔白或根部有浊苔，脉弱尺甚。

4.痰浊内蕴

症状：眩晕，倦怠或头重如蒙，胸闷或时吐痰涎，少食多寐，舌胖，苔浊腻或白厚而润，脉滑或弦滑，或兼结代。或兼见心下逆满，心悸怔忡，或兼头目胀痛，心烦而悸，口苦尿赤，舌苔黄腻，脉弦滑而数，或兼头痛耳鸣，面赤易怒，胁痛，脉弦滑。

证候分析：痰浊中阻，上蒙清窍，故眩晕；痰为湿聚，湿性重浊，阻遏清阳，故倦怠，头重如蒙；痰浊中阻，气机不利，故胸闷；胃气上逆，故时吐痰涎；脾阳为痰浊阻遏而不振，故少食多寐；舌胖、苔浊腻或白厚而润，脉滑、或弦滑、或兼结代，均为痰浊内蕴之征。若为阳虚不化水，寒饮内停，上逆凌心，则兼见心下逆满，心悸怔忡。若痰浊久郁化火，痰火上扰则头目胀痛，口苦；痰火扰心，故心烦而悸；痰火劫津，故尿赤；苔黄腻，脉弦滑而数，均为痰火内蕴之象。若痰浊夹肝阳上扰，则兼头痛耳鸣，面赤易怒，胁痛，脉弦滑。

5.瘀血阻络

症状：眩晕，头痛，或兼见健忘，失眠，心悸，精神不振，面或唇色紫黯。舌有紫斑或瘀点，脉弦涩或细涩。

证候分析：瘀血阻络，气血不得正常流布，脑失所养，故眩晕时作；头痛，面唇紫黯，舌有紫斑瘀点，脉弦涩或细涩均为瘀血内阻之征。瘀血不去，新血不生，心神失养，故可兼见健忘、失眠、心悸、精神不振。

六、治疗

(一)治疗原则

1.标本兼顾

眩晕多属本虚标实之证,一般在眩晕发作时以治标为主,眩晕减轻或缓解后,常须标本兼顾,如日久不愈,则当针对本虚辨治。

2.治病求本

眩晕的治疗应注意治疗原发病,如因跌仆外伤,鼻衄,妇女血崩、漏下等失血而致的眩晕,应重点治疗失血;脾胃不健,中气虚弱者,应重在治疗脾胃。一般原发病得愈,眩晕亦随之而愈。辨证论治中应注意审证求因,治病求本。

(二)治法方药

1.肝阳上亢

治法:平肝潜阳,清火息风。

方药:天麻钩藤饮加减。本方以天麻、钩藤平肝风治风晕为主药,配以石决明潜阳,牛膝、益母草下行,使偏亢之阳气复为平衡;加黄芩、栀子以清肝火;再加杜仲、桑寄生养肝肾;夜交藤、茯神以养心神、固根本。

若肝火偏盛,可加龙胆草、丹皮以清肝泻热;或改用龙胆泻肝汤加石决明、钩藤等以清泻肝火。若兼腑热便秘者,可加大黄、芒硝以通腑泄热。

若肝阳亢极化风,宜加羚羊角(或羚羊角骨)、牡蛎、代赭石之属以镇肝息风,或用羚羊角汤加减(羚羊角、钩藤、石决明、龟甲、夏枯草、生地黄、黄芩、牛膝、白芍、丹皮)以防中风变证的出现。

若肝阳亢而偏阴虚者,加滋养肝肾之药,如牡蛎、龟甲、鳖甲、何首乌、生地黄、淡菜之属。若肝肾阴亏严重者,应参考肾精不足证结合上述化裁治之。

2.气血亏虚

治法:补益气血,健运脾胃。

方药:八珍汤、十全大补汤、人参养荣汤等加减。

若偏于脾虚气陷者，用补中益气汤；若为脾阳虚衰，可用理中汤加何首乌、当归、川芎、肉桂等以温运中阳。

若以心悸、失眠、健忘为主要表现者，则以归脾汤为首选。血虚甚者，用当归补血汤，本方以黄芪五倍于当归，在补气的基础上补血，亦可加入枸杞子、山药之属，兼顾脾肾。

若眩晕由失血引起者，应针对失血原因而治之。如属气不摄血者，可用四君子汤加黄芪、阿胶、白及、三七之属；若暴失血而突然晕倒者，可急用针灸法促其复苏，内服方可用六味回阳饮，重用人参，以取益气回阳固脱之意。

3.肾精不足

治法：补益肾精，充养脑髓。

方药：河车大造丸加减。本方以党参、茯苓、熟地、天冬、麦冬大补气血而益真元，紫河车、龟甲、杜仲、牛膝以补肾益精血；黄檗以清妄动之相火。可选加菟丝子、山茱萸、鹿角胶、女贞子、莲子等以增强填精补髓之力。

若眩晕较甚者，可选加龙骨、牡蛎、鳖甲、磁石、珍珠母之类以潜浮阳。若遗精频频者，可选加莲须、芡实、桑螵蛸、沙苑子、覆盆子等以固肾涩精。

偏于阴虚者，宜补肾滋阴清热，可用左归丸加知母、黄檗、丹参。方中熟地、山茱萸、菟丝子、牛膝、龟甲补益肾阴；鹿角胶填精补髓；加丹参、知母、黄檗以清内生之虚热。

偏于阳虚者，宜补肾助阳，可用右归丸。方中熟地、山茱萸、菟丝子、杜仲为补肾主药；山药、枸杞子、当归补肝脾以助肾；附子、肉桂、鹿角胶益火助阳。可酌加巴戟天、淫羊藿、仙茅、肉苁蓉等以增强温补肾阳之力。

在症状改善后，可辨证选用六味地黄丸或《金匮》肾气丸，较长时间服用，以固其根本。

4.痰浊内蕴

治法：燥湿祛痰，健脾和胃。

方药：半夏白术天麻汤加减。方中半夏燥湿化痰，白术健脾去湿，天麻息风止头眩为主药；茯苓、甘草、生姜、大枣俱是健脾和胃之药，再加橘红以理气化痰，使脾胃健运，痰湿不留，眩晕乃止。

若眩晕较甚，呕吐频作者，可加代赭石、旋覆花、胆南星之类以除痰降逆，或改用旋覆代赭汤；若舌苔厚腻水湿盛重者，可合五苓散；若脘闷不食，加白蔻仁、砂仁化湿醒胃；若兼耳鸣重听，加青葱、石菖蒲通阳开窍；若脾虚生痰者可用六君子汤加黄芪、竹茹、胆南星、白芥子之属；若为寒饮内停者，可用苓桂术甘汤加干姜、附子、白芥子之属以温阳化寒饮，或用黑锡丹。

若为痰郁化火，宜用温胆汤加黄连、黄芩、天竺黄等以化痰泻热或合滚痰丸以降火逐痰。

若动怒郁勃，痰、火、风交炽者，用二陈汤下当归龙荟丸，并可随症酌加天麻、钩藤、石决明等息风之药。

若兼肝阳上扰者，可参用上述肝阳上亢之法治之。

5.瘀血阻络

治法：祛瘀生新，活血通络。

方药：血府逐瘀汤加减。方中当归、生地黄、桃仁、红花、赤芍、川芎等为活血化瘀主药；枳壳、柴胡、桔梗、牛膝以行气通络，疏理气机。若兼气虚，身倦乏力，少气自汗，宜加黄芪，且应重用（30～60 g），以补气行血。

若兼寒凝，畏寒肢冷，可加附子、桂枝以温经活血。

若兼骨蒸劳热，肌肤甲错，可加丹皮、黄檗、知母，重用生地黄，去柴胡、枳壳、桔梗，以清热养阴，祛瘀生新。

若为产后血瘀血晕，可用清魂散，加当归、延胡索、血竭、没药、本方以人参、甘草益气活血；泽兰、川芎活血祛瘀；荆芥理血祛风，合当归、延胡索、血竭、没药等活血祛瘀药，全方具有益气活血，祛瘀止晕的作用。

（三）其他治法

1.单方验方

（1）五月艾生用 45 g，黑豆 30 g，煲鸡蛋服食；或川芎 10 g，鸡蛋 1 只，煲水服食；或桑葚子15 g，黑豆 12 g 水煎服。治血虚眩晕。

(2)羊头1个(包括羊脑),黄芪15 g,水煮服食,或胡桃肉3个,鲜荷蒂1枚捣烂,水煎服;或桑寄生120 g水煎服。治肾精不足眩晕。

(3)生地黄30 g,钩藤30 g,益母草60 g,小蓟30 g,白茅根30 g,夏枯草60 g,山楂30 g,红花9 g,地龙30 g,决明子30 g,浓煎成160 mL,每次服40 mL,每天服2次。治瘀血眩晕。

(4)生明矾、绿豆粉各等分研末,用饭和丸如梧桐子大,每天早晚各服5丸,常服;或明矾7粒(如米粒大),晨起空腹开水送下。治痰饮眩晕。

(5)假辣椒根(罗芙木根)30～90 g,或生芭蕉根60～120 g,或臭梧桐叶30 g,或棕树嫩叶15 g,或向日葵叶30 g(鲜60 g),或地骨皮30 g,或丹皮45 g,或芥菜花30～60 g,或杉树枝30 g,或鲜车前草90 g,或鲜小蓟根30 g,或鲜马兜铃30 g,任选一种,水煎服,每天1剂。治肝阳眩晕。

(6)芹菜根10株,红枣10枚,水煎服,每天1剂,连服两星期;或新鲜柳树叶每天250 g,浓煎成100 mL,分2次服,6天为1个疗程;紫金龙粉每次服1 g,开水冲服;或决明子30 g,海带50 g,水煎服;或野菊花15 g,钩藤6 g,益母草15 g,桑枝15 g,苍耳草15 g,水煎服;或猪笼草60 g,糯稻根15 g,土牛膝15 g,钩藤15 g,水煎服;或茺蔚子30 g,玉兰花12 g,榕树寄生15 g,山楂子、叶各15 g,水煎服;或夏枯草、万年青根各15 g,水煎服;或小蓟草30 g,车前草30 g,豨莶草15 g,水煎服;或香瓜藤、黄藤藤、西瓜藤各15 g,水煎服;或桑寄生、苦丁茶、钩藤、荷叶、菊花各6 g,开水泡代茶。上述均每天1剂,治肝阳眩晕。

2.针灸

艾灸百会穴,可治各种虚证眩晕急性发作;针刺太冲穴,泻法,可治肝阳眩晕急性发作。

气血亏虚眩晕,可选脾俞、肾俞、关元、足三里等穴,取补法或灸之;肝阳上亢者,可选风池、行间、侠溪等穴,取泻法;兼肝肾阴亏者,加刺肝俞、肾俞用补法,痰浊中阻者,可选内关、丰隆、解溪等穴,用泻法。

七、转归及预后

眩晕的转归，既包括病证虚实之间的变化，又涉及变证的出现。眩晕反复发作，日久不愈，常出现虚实转化。如气血亏虚者，日久可致气血津液运行不畅，痰瘀内生，而成虚实夹杂证；肝阳上亢者，木克脾土，脾失健运，痰湿内生，而转化为痰浊中阻证。

眩晕的预后，一般来说，与病情轻重和病程长短有关。若病情较轻，治疗护理得当，则预后多属良好。反之，若病久不愈，发作频繁，发作时间长，症状重笃，则难于获得根治。尤其是肝阳上亢者，阳愈亢而阴愈亏，阴亏则更不能涵木潜阳，阳化风动，血随气逆，夹痰夹火，横窜经隧，蒙蔽清窍，即成中风危证，预后不良。如突发眩晕，伴有呕吐或视一为二、站立不稳者，当及时治疗，防止中风的发生。少数内伤眩晕患者，还可因肝血、肾精耗竭，耳目失其荣养，而发为耳聋或失明之病证。

八、预防与护理

增强人体正气，避免和消除能导致眩晕发病的各种内、外致病因素。例如，坚持适当的体育锻炼，其中太极拳、八段锦及其他医疗气功等对预防和治疗眩晕均有良好的作用；保持心情舒畅、乐观，防止七情内伤；注意劳逸结合，避免体力和脑力的过度劳累；节制房事，切忌纵欲过度；饮食尽可能定时定量，忌暴饮暴食及过食肥甘厚味，或过咸伤肾之品；尽可能戒除烟酒。这些都是预防眩晕发病及发作的重要措施。注意产后的护理与卫生，对防止产后血晕的发生有重要意义。避免突然、剧烈的主动或被动的头部运动，可减少某些眩晕证的发生。

眩晕发病后要及时治疗，注意适当休息，症状严重者一定要卧床休息及有人陪伴或住院治疗，以免发生意外，并应特别注意生活及饮食上的调理。这些措施对患者早日康复是极为必要的。

第四章

脾胃系病证

第一节　呕　　吐

呕吐是指胃失和降，气逆于上，胃内容物经食管、口腔吐出的一类病证。古代医家认为呕吐有别，谓“有物有声为呕”“有物无声为吐”。但呕与吐常同时发生，很难截然分开，故并称为呕吐。呕吐可见于多种急慢性病证中，本篇讨论的是以呕吐为主症的病证。干呕、恶心病机相同，只是轻重有别，故合入本篇讨论。

《黄帝内经》对呕吐的病因论述颇详。如《素问·举痛论》曰：“寒气客于肠胃，厥逆上出，故痛而呕也。”《素问·六元正纪大论》曰：“火郁之发，民病呕逆。”《素问·至真要大论》曰：“诸呕吐酸，暴注下迫，皆属于热”；“厥阴司天，风淫所胜……食则呕”；“少阴之胜……炎暑至……呕逆”；“燥淫所胜……民病喜呕，呕有苦”；“太阴之复，湿变乃举，体重中满，食饮不化，阴气上厥……呕而密默，唾吐清液。”认为呕吐可由寒气、火热、湿浊等引起。另外，还指出呕吐与饮食停滞有关，对肝、胆、脾在呕吐发生中的作用等都有论述，奠定了本病的理论基础。

在治疗上古代医家创立了许多至今行之有效的方剂，并指出呕吐有时是机体排除胃中有害物质的反应，如《金匮要略·呕吐秽下利病脉证治》曰：“夫呕家有痈脓，不可治呕，脓尽自愈。”《金匮要略·黄疸病脉证并治》曰：“酒疸，心中热，欲吐者，吐之愈。”这类呕吐常由痰水、宿食、脓血所致，不可止呕，邪去呕吐自止。

西医学的急慢性胃炎、胃黏膜脱垂症、贲门痉挛、幽门梗阻、十二指肠壅积症、肠梗阻、肝炎、胰腺炎、胆囊炎、尿毒症、颅脑疾病以及一些急性传染病等，当以呕吐为主要表现时，可参考本节辨证论治。

一、病因、病机

胃主受纳和腐熟水谷，其气主降，以下行为顺，若邪气犯胃，或胃虚失和，气逆而上，则发生呕吐。《圣济总论·呕吐》曰："呕吐者，胃气上逆而不下也。"

（一）外邪犯胃

感受风寒湿燥火之邪，或秽浊之气，邪犯胃腑，气机不利，胃失和降，水谷随逆气上出，发生呕吐。正如《古今医统大全·呕吐哕》所言："无病之人卒然而呕吐，定是邪客胃府，在长夏暑邪所干，在秋冬风寒所犯。"由于感邪不同，正气之盛衰，体质之差异，胃气之强弱，外邪所致的呕吐，常因性质不同而表现各异，以寒邪致病居多。

（二）饮食不节

暴饮暴食，温凉失宜，或过食生冷油腻不洁之物，皆可伤胃滞脾，食滞内停，胃失和降，胃气上逆，发生呕吐。如《重订严氏济生方·呕吐论治》所曰："饮食失节，温凉失调，或喜餐腥烩乳酪，或贪食生冷肥腻，露卧湿处，当风取凉，动扰于胃，胃既病矣，则脾气停滞，清浊不分，中焦为之痞塞，遂成呕吐之患焉。"

（三）情志失调

恼怒伤肝，肝失条达，横逆犯胃，胃失和降，胃气上逆；或忧思伤脾，脾失健运，食停难化，胃失和降，亦可致呕。《景岳全书·呕吐》云："气逆作呕者，多因郁怒致动肝气，胃受肝邪，所以作呕。"

（四）脾胃虚弱

脾胃素虚，病后体虚，劳倦过度，耗伤中气，胃虚不能受纳水谷，脾虚不能化生精微，停积胃中，上逆成呕。《古今医统大全·呕吐哕》谓："久病吐者，胃气虚不纳谷也。"若脾阳不振，不能腐熟水谷，以致寒浊内生，气逆而呕；或热病伤阴，或久呕不愈，以致胃阴不足，胃失濡养，不得润降，而成呕吐。如《证治汇补·呕吐》所谓："阴虚成呕，不独胃家为病，所谓无阴则呕也。"

(五)其他因素

误食毒物或使用化学药物，伤及胃肠，加之情志因素及饮食调养失当，导致脾胃进一步损伤，脾胃虚弱、升降失常而出现恶心呕吐，脘腹胀满，纳呆，体倦乏力等症；后天之本受损，则气血化源不足，口久气阴亏虚。

呕吐的病因是多方面的，外感六淫，内伤饮食，情志不调，脏腑虚弱均可致呕。且常相互影响，兼杂致病。如外邪可以伤脾，气滞可以食停，脾虚或可成饮，故临床当辨证求因。

呕吐病位在胃，与肝、脾相关。胃气之和降，有赖于脾气的升清运化以及肝气的疏泄条达，若脾失健运，则胃气失和，升降失职；肝失疏泄，则气机逆乱，胃失和降，均可致呕吐。

呕吐实者由外邪、饮食、痰饮等邪气犯胃，致胃失和降，气逆而发；虚者由气虚、阳虚、阴虚等正气不足，使胃失温养、濡润，胃气不降所致。一般说来，初病多实，呕吐日久，损伤脾胃，中气不足，由实转虚。基本病机在于胃失和降，胃气上逆。《景岳全书·呕吐》云："呕吐一证，最当详辨虚实，实者有邪，去其邪则愈；虚者无邪，则全由胃气之虚也。所谓邪者，或暴伤寒凉，或暴伤饮食，或因胃火上冲，或因肝气内逆，或以痰饮水气聚于胸中，或以表邪传里，聚于少阳阳明之间，皆有呕证，此皆呕之实邪也。所谓虚证，或其本无内伤，又无外感，而常为呕吐者，此既无邪，必胃虚也。或遇微寒，或遇微劳，或遇饮食少有不调，或肝气微逆，即为呕吐者，总胃虚也。"

二、诊断

(1)以呕吐食物、痰涎、水液诸物为主症，一天数次不等，持续或反复发作，常兼有脘腹不适，恶心纳呆，泛酸嘈杂等症。

(2)起病或急或缓，常有先恶心欲吐之感，多由气味、饮食、情志、冷热等因素而诱发，或因服用化学药物，误食毒物而致。

三、相关检查

(1)胃镜、上消化道钡餐透视可了解胃、十二指肠情况。

(2)血常规、血尿淀粉酶、腹部B超对确定胰腺及胆囊病变的性质有意义。

(3)腹部透视、头部CT或MRI以了解有无肠梗阻、颅脑占位性病变。

(4)若患者面色萎黄,呕吐不止,伴有尿少、水肿,应及时检查肾功能,以确诊肾功能不全所致呕吐。

(5)育龄期妇女,应做尿液检查,查妊娠实验。

(6)呕吐不止,需检查电解质,了解有无电解质紊乱。

四、鉴别诊断

(一)反胃

反胃多为脾胃虚寒,胃中无火,难于腐熟,食入不化所致。表现为食饮入胃,滞停胃中,良久尽吐而出,吐后转舒,即古人称“朝食暮吐,暮食朝吐”。而呕吐是以有声有物为特征,病机为邪气干扰,胃虚失和所致。实者食入即吐,或不食亦吐,并无规律,虚者时吐时止,但多吐出当天之食。

(二)霍乱

急性呕吐当与霍乱鉴别。急性呕吐以呕吐为主,不伴腹泻;而霍乱则上吐下泻,或伴有腹痛如绞,吐泻剧烈者可出现肢冷、脉沉等危象。

(三)噎膈

呕吐与噎嗝,皆有呕吐的症状。然呕吐之病,进食顺畅,吐无定时。噎嗝的病位在食管,呕吐的病位在胃。噎嗝之病,进食哽噎不顺或食不得入,或食入即吐,甚者因噎废食。呕吐大多病情较轻,病程较短,预后尚好。而噎嗝多病情深重,病程较长,预后欠佳。

五、辨证要点

(一)辨可吐不可吐

降逆止呕为治疗呕吐的正治之法,但人体在应激反应状态下会出现保护性的呕吐，使胃内有害物质排出体外，不需要运用止吐的方法。如胃有痰饮、食滞、毒物、痈脓等有害之物发生呕吐时，不可见呕止呕，因这类呕吐可使邪有出路，邪去则呕吐自止。甚至当呕吐不畅时，尚可用探吐之法，切不可降逆止呕，以免留邪，与应该止吐之证区别清楚。

（二）辨实与虚

因外邪、饮食、七情因素，病邪犯胃所致，发病急骤，病程较短，呕吐量多，呕吐物多酸腐臭秽，或伴有表证，脉实有力，多为实证；因脾胃虚寒，胃阴不足而成，起病缓慢，病程较长，呕而无力，时作时止，吐物不多，酸臭不甚，常伴有精神萎靡，倦怠乏力，脉弱无力，多为虚证。

（三）辨呕吐物

吐物的性质常反映病变的寒热虚实、病变脏腑等。如酸腐难闻，多为食积内腐；黄水味苦，多为胆热犯胃；酸水绿水，多为肝气犯胃；痰浊涎沫，多为痰饮中阻；泛吐清水，多属胃中虚寒，或有虫积；黏沫量少，多属胃阴不足。

（四）辨可下与禁下

呕吐之病不宜用下法，病在胃不宜攻肠，以免引邪内陷。且呕吐尚能排除积食、败脓等，若属虚者更不宜下，兼表者下之亦误。所以，仲景有“患者欲吐者不可下之”之训。但若确属胃肠实热，大便秘结，腑气不通，而致浊气上逆，气逆作呕者，可用下法，通其便，折其逆，使浊气下行，呕吐自止。

六、治疗

呕吐的治疗原则以和胃降逆为主。实者重在祛邪，根据病因分别施以解表、消食，化痰、降气之法，辅以和胃降逆之品，以求邪去胃安呕止。虚者重在扶正，分别施以益气、温阳、养阴之法，辅以降逆止呕之药，以求正复胃和呕止之功。虚实夹杂者，应适当兼顾治之。

（一）实证

1.外邪犯胃

主证：发病急骤，突然呕吐。

兼次证:常伴发热恶寒,头身疼痛,或汗出,头身困重,胸脘满闷,不思饮食。

舌脉:苔白;脉濡缓。

分析:外感风寒之邪,或夏令暑秽浊之气,动扰胃腑,浊气上逆,故突然呕吐,胸脘满闷,不思饮食;邪束肌表,营卫失和,故恶寒发热,头身疼痛;伤于寒湿,则苔白,脉濡缓。

治法:解表疏邪,和胃降逆。

方药:藿香正气散加减。

加减:方中藿香辛散风寒,芳化湿浊,和胃悦脾;辅以半夏燥湿降气,和胃止呕;厚朴行气化湿,宽胸除满;苏叶、白芷助藿香外散风寒,兼可芳香化湿;陈皮理气燥湿,并能和中;茯苓、白术健脾运湿;大腹皮行气利湿;桔梗宣肺利膈;生姜、大枣和脾胃,共为佐药;使以甘草调和诸药。若风寒偏重,寒热无汗,可加荆芥、防风疏风散寒;若暑湿犯胃,身热汗出,可加香薷饮解暑化湿;如秽浊犯胃,呕吐甚剧,可吞服玉枢丹辟秽止呕;若风热犯胃,伴头痛身热,可用银翘散去桔梗之升提,加橘皮、竹茹清热和胃;若兼食滞,脘闷腹胀,嗳腐吞酸,可去白术、甘草,加神曲、鸡内金、莱菔子以消积导滞;若暑热犯胃,壮热口渴,可选用连朴饮。

2.饮食停滞

主症:呕吐酸腐,脘腹胀满,嗳气厌食,得食愈甚,吐后反快。

兼次症:大便或溏或结,气味臭秽。

舌脉:苔厚腻;脉滑实。

分析:食滞内阻,浊气上逆,故呕吐酸腐;食滞中焦,气机不利,故脘腹胀满,嗳气厌食;升降失常,传导失司,则大便不正常,化热与湿相搏,则便溏,热邪伤津,则便结;湿热内蕴,则苔厚腻,脉滑实。

治法:消食导滞,和胃降逆。

方药:保和丸加减。

加减:方中山楂为主药,以消一切饮食积滞;辅以神曲消食健脾,莱菔子消食下气;佐以半夏、陈皮行气化滞,和胃止呕;茯苓健脾利湿和中;食积易化热,故佐连翘清热而散结。若积滞化热,腹胀便秘，可合小承气汤通腑泄热，使浊气下行，呕吐自止；若食已即吐，口臭干渴，胃中积热上冲，可用大黄甘草汤清胃降逆；若误食不洁、酸腐败物，而见腹中疼痛，欲吐不得者，可因势利导，用瓜蒂散探吐祛邪。

3.痰饮内停

主症：呕吐多为清水痰涎，头眩心悸。

兼次症：胸脘痞闷，不思饮食，或呕而肠鸣有声。

舌脉：苔白腻；脉滑。

分析：脾不运化，痰饮内停，胃气不降，则胸脘痞闷，呕吐清水痰涎。水饮上犯，清阳之气不展，故头眩。水气凌心则心悸。苔白腻，脉滑，为痰饮内停之征。

治法：温化痰饮，和胃降逆。

方药：小半夏汤合苓桂术甘汤加减。

加减：前方重在和中止呕，为治痰饮呕吐的基础方；后方重在健脾燥湿，温化痰饮。方中半夏、生姜和胃降逆，茯苓、桂枝、白术、甘草温脾化饮。若气滞腹痛者，可加厚朴、枳壳行气除满；若脾气受困，脘闷不食，可加砂仁、白豆蔻、苍术开胃醒脾；若痰浊蒙蔽清阳，头晕目眩，可用半夏白术天麻汤；若痰郁化热，烦闷口苦，可用黄连温胆汤清热化痰。另还可辨证选用二陈汤、甘遂半夏汤等。

4.肝气犯胃

主症：呕吐吞酸，嗳气频作。

兼次症：胸胁胀满，烦闷不舒，每因情志不遂而呕吐吞酸更甚。

舌脉：舌边红，苔薄腻；脉弦。

分析：肝气不疏，横逆犯胃，胃失和降，因而呕吐吞酸，嗳气频作，气机阻滞，肝失疏泄，胸胁胀满，烦闷不舒；舌边红，苔薄腻，脉弦，为气滞肝旺之征。

治法：疏肝理气，和胃止呕。

方药：半夏厚朴汤合左金丸加减。

加减：前方以厚朴、紫苏理气宽中，半夏、生姜、茯苓降逆和胃止呕；后者黄连、吴茱萸辛开苦降以止呕。若气郁化火，心烦口苦咽干,可合小柴胡汤清热止呕;若兼腑气不通,大便秘结,可用大柴胡汤清热通腑;若气滞血瘀,胁肋刺痛,可用膈下逐瘀汤活血化瘀。还可辨证选用越鞠丸、柴胡疏肝散等。

(二)虚证

1.脾胃虚寒

主症:饮食稍有不慎,即易呕吐,大便溏薄,时作时止。

兼次症:胃纳不佳,食入难化,脘腹痞闷,口淡不渴,面色少华,倦怠乏力。

舌脉:舌质淡,苔薄白;脉濡弱。

分析:脾胃虚弱,中阳不振,水谷熟腐运化不及,故饮食稍有不慎即吐,时作时止,阳虚不能温布,则面白少华,倦怠乏力;中焦虚寒,气不化津,故口干而不欲饮。脾虚则运化失常,故大便溏薄。舌质淡,苔薄白,脉濡弱,乃脾阳不足象。

治法:益气健脾,和胃降逆。

方药:理中丸加味。

加减:方中人参甘温入脾,补中益气;干姜辛热温中;白术燥湿健脾;炙甘草和中扶正,以达益气健脾,和胃降逆。若胃虚气逆,心下痞硬,干噫食臭,可用旋覆代赭汤降逆止呕;若中气大亏,少气乏力,可用补中益气汤补中益气,升阳举陷;若病久及肾,肾阳不足,腰膝酸软,肢冷汗出,可用附子理中汤加肉桂、吴茱萸等温补脾肾。

2.胃阴不足

主症:呕吐反复发作,时作干呕。

兼次症:呕吐量不多,或仅涎沫,口燥咽干,胃中嘈杂,似饥而不欲食。

舌脉:舌质红,少津;脉细数。

分析:胃热不清,耗伤胃阴,以致胃失濡养,气失和降,所以呕吐反复发作,时作干呕,似饥而不欲食。津液不能上承,故口燥咽干;舌质红少津,脉细数,为津液耗伤,虚中有热之象。

治法:滋养胃阴,降逆止呕。

方药:麦门冬汤加减。

加减：方以人参、麦冬、粳米，甘草等滋养胃阴，半夏降逆止呕。若阴虚甚，五心烦热者，可加石斛、天花粉、知母养阴清热；若呕吐较甚，可加橘皮、竹茹、枇杷叶降气化痰止呕；若阴虚便秘，可加火麻仁、瓜蒌仁、白蜜润肠通便；阴虚呕吐者，去半夏加鲜芦根、刀豆子。

七、转归及预后

一般来说，实证呕吐病程短，病情轻，易治愈，虚证及虚实夹杂者，则病程长，病情重，反复发作，时作时止，较为难治。若失治误治，亦可由实转虚，虚实夹杂，由轻转重，久病久吐，脾胃衰败，化源不足，易生变证。所以，呕吐应及时诊治，防止后天之本受损。呕吐在其他各种病证过程中出现时也应重视。

第二节 反　胃

反胃是以脘腹痞胀，宿食不化，朝食暮吐，暮食朝吐为主要临床表现的一种病。

一、源流

反胃又称胃反。胃反之名，首见于汉代张仲景《金匮要略·呕吐哕下利病脉证治》篇。宋代《太平圣惠方·治反胃呕吐诸方》则称之为“反胃”。其后亦多以反胃名之。

《金匮要略·呕吐哕下利病脉证治》中说：“趺阳脉浮而涩，浮则为虚，涩则伤脾；伤脾则不磨，朝食暮吐，暮食朝吐，宿谷不化，名为胃反。”明确指出本病的病机主要是脾胃损伤，不能腐熟水谷。有关治疗方面，提出了使用大半夏汤和茯苓泽泻汤，至今仍为临床所常用。

隋代巢元方《诸病源候论·胃反候》对《金匮要略》之说有所发挥，将病因病机归纳为血气不足、胃寒停饮、气逆胃反，指出“荣卫俱虚，其血气不足，停水积饮，在胃脘则脏冷，脏冷则脾不磨，脾不磨则宿谷不化，其气逆而成胃反也”。

唐代王冰在《素问》注文中更将本病精辟总结为“食入反出，是无火也”。宋代《圣济总录·呕吐门》也说：“食久反出，是无火也。”

金元时期，朱丹溪《丹溪心法·翻胃》提出血虚、气虚、有热、有痰之说，治法方药则更趋丰富全面。

明代张景岳对于反胃的病因、病机、辨证、治法、方药等有了系统性的阐发，他在《景岳全书·反胃》一节中说：“或以酷饮无度，伤于酒湿，或以纵食生冷，败其真阳；或因七情忧郁，竭其中气；总之，无非内伤之甚，致损胃气而然。”又说：“反胃一证，本属火虚，盖食入于胃，使胃暖脾强，则食无不化，何至复出……然无火之由，则犹有上中下三焦之辨，又当察也。若寒在上焦，则多为恶心或泛泛欲吐者，此胃脘之阳虚也。若寒在中焦，则食入不化，每食至中脘，或少顷或半日复出者，此胃中之阳虚也。若寒在下焦，则朝食暮吐，暮食朝吐，乃以食入幽门，丙火不能传化，故久而复出，此命门之阳虚也。”“虚在上焦，微寒呕吐者，惟姜汤为最佳，或橘皮汤亦可，虚在中焦而食入反出者，宜五君子煎、理中汤……虚在下焦而朝食暮吐……其责在阴，非补命门以扶脾土之母，则火无以化，土无以生，亦犹釜底无薪，不能腐熟水谷，终无济也。宜六味回阳饮，或人参附子理阴煎，或右归饮之类主之。此屡用之妙法，不可忽也。”“反胃由于酒湿伤脾者，宜葛花解酲汤主之，若湿多成热，而见胃火上冲者，宜黄芩汤或半夏泻心汤之类主之。”其中补命门火之说是他对本病治疗上的一大创见。

明代李中梓根据临床实际，进一步丰富了反胃的辨证内容。他在《医宗必读·反胃噎嗝》中说：“反胃大都属寒，然不可拘也。脉大有力，当作热治，脉小无力，当作寒医。色之黄白而枯者为虚寒，色之红赤而泽者为实热，以脉合证，以色合脉，庶乎无误。”

清代李用粹《证治汇补·反胃》对七情致病认识较为深刻。他说：“病由悲愤气结，思虑伤脾……皆能酿成痰火，妨碍饷道而食反出。”对反胃的病因病机，作了新的补充。清代陈士铎《石室秘录·噎嗝反胃治法》说：“夫食入于胃而吐出，似乎病在胃也，谁知肾为胃之关门，肾病而胃始病。”这种看法，与张景岳补命门以扶脾土的观点基本相同。清代沈金鳌《杂病源流犀烛·噎塞反胃关格源流》言：“反胃原于真火衰微，胃寒脾弱，不能纳谷，故早食晚吐，日日如此，以饮食入胃，既抵胃之下脘，复返而出也。若脉数，为邪热不杀谷，乃火性上炎，多升少降也”。同时指出：“亦有瘀血阻滞者，亦有虫而反出者，亦有火衰不能生土，其脉沉迟者。”进一步丰富了对反胃病因病机的认识。

以上所引各家之说，从不同的方面对反胃作了阐述，使本病的辨证论治内容日趋完善。

二、范围

西医学的胃、十二指肠溃疡病，胃、十二指肠憩室，急慢性胃炎，胃黏膜脱垂症，十二指肠郁积症，胃部肿瘤，胃神经症等，凡并发胃幽门部痉挛、水肿、狭窄，或胃动力紊乱引起胃排空障碍，而在临床上出现脘腹痞胀，宿食不化，朝食暮吐，暮食朝吐等症状者，均可参照本篇内容辨证论治。

三、病因、病机

反胃多由饮食不节，酒色过度，或长期忧思郁怒，损伤脾胃之气，并产生气滞、血瘀、痰凝阻胃，使水谷不能腐熟，宿食不化，导致脘腹痞胀，胃气上逆，朝食暮吐，暮食朝吐。

（一）脾胃虚寒

饥饱失常，嗜食寒凉生冷，损及脾阳，以致脾胃虚寒，不能消化谷食，终至尽吐而出。思虑不解，或久病劳倦多可伤脾，房劳过度则伤肾，脾伤则运化无能不能腐熟水谷；肾伤则命火衰微，不能温煦脾土，则脾失健运，谷食难化而反。

（二）痰浊阻胃

酒食不节、七情所伤、房室、劳倦等病因，均可损伤脾胃，因之水谷不能化为精微而成湿浊，积湿生痰，痰阻于胃，逐使胃腑失其通降下行之功效，宿食不化而成反胃。

（三）瘀血积结

七情所伤，肝胃气滞，或遭受外伤，或手术创伤等原因可导致气滞血瘀。胃络受阻，气血不和，胃腑受纳、和降功能不及，饮食积结而成反胃。

(四)胃中积热

多由于长期大量饮酒，吸烟，嗜食甘肥浓、膏粱厚味，经常进食大量辣椒等辛烈之品，均可积热成毒，损伤胃气，而成反胃之证。抑或痰浊阻胃，瘀血积结，郁久化热。邪热在胃，火逆冲上，不能消化饮食，而见朝食暮吐，暮食朝吐。此即《素问·至真要大论篇》病机十九条中所说“诸逆冲上，皆属于火”“诸呕吐酸……皆属于热”之意。

由此可见，本病病位在胃，脾胃虚寒、不能腐熟水谷是导致本病的最主要因素，但同时与肝、脾、肾等脏腑密切相关。除气滞、气逆外，还有痰浊、水饮、积热、瘀血等病理因素共同参与发病过程，而且各种病因病机之间往往相互转化。痰浊、水饮多为脾胃虚寒所致；痰浊、瘀血等可使气虚、气滞、食停，同时也可郁久化热；诸因均可久病入络，而成瘀血积结。

四、诊断与鉴别诊断

(一)诊断

1.发病特点

反胃在临床上较为常见，患者以成年人居多，男女性别差异不大，对老年患者要特别提高警惕，注意是否有癌肿等病存在。

2.临床表现

本病一般多为缓起，先有胃脘疼痛、吐酸、嘈杂、食欲缺乏，食后脘腹痞胀等症状，若迁延失治或治疗不当，病情则进一步加剧，逐渐出现脘腹痞胀加剧，进食后尤甚，饮食不能消化下行，停积于胃腑，终致上逆而呕吐。其呕吐的特点是朝食暮吐，暮食朝吐，呕出物多为未经消化的宿食，或伴有痰涎血缕；严重患者亦可呕血。

患者每因呕吐而不愿进食，人体缺乏水谷精微之濡养，日见消瘦，面色萎黄，倦怠无力。由于饮食停滞于胃脘不能下行，按压脘部则感不适，有时并可触及包块；振摇腹部，可听到辘辘水声。

脉象，舌质，舌苔，则每随其或寒或热，或虚或实而表现不同，可据此作为进一步的辨证依据。

(二)鉴别诊断

1.呕吐

从广义言,呕吐可以包括反胃,而反胃也主要表现为呕吐。但一般呕吐多是食已即吐,或不食亦吐,呕吐物为食物、痰涎、酸水等,一般数量不多。反胃则主要是朝食暮吐,暮食朝吐,患者一般进食后不立即呕吐,但因进食后,食物停积于胃腑,不能下行,至一定时间,则尽吐而出,吐后始稍感舒畅。所吐出的多为未经消化的饮食,而且数量较多。

2.噎膈

噎膈是指吞咽时哽噎不顺,饮食在胸膈部阻塞不下,和反胃不同。反胃一般多无吞咽哽噎,饮食不下是饮食不能下通幽门,在食管则无障碍。噎膈则主要表现为吞咽困难,饮食不能进入贲门。噎膈虽然也会出现呕吐,但都是食入即吐,呕吐物量不多,经常渗唾痰涎,据此亦不难作出鉴别。

五、辨证

(一)辨证要点

1.注意呕吐的性质和呕吐物的情况

反胃的主要特征是朝食暮吐,暮食朝吐,因此在辨证中必须掌握这一特点。要详细询问病史,例如,呕吐的时间、呕吐的次数、呕吐物性状及多少等,这对于辨证很有价值。

2.要细辨反胃的证候

反胃的辨证可概括为寒、热、痰、瘀四个主要证型。除从呕吐物的性质内容判断外,其他症状、脉象、舌质、舌苔、患者过去和现在的病史、身体素质等,均有助于辨证。

(二)证候

1.脾胃虚寒

症状:食后脘腹胀满,朝食暮吐,暮食朝吐,吐出宿食不化及清稀水液,吐尽始觉舒适,大便溏少,神疲乏力,面色青白,舌淡苔白,脉细弱。甚者面色苍白,手足不温,眩晕耳鸣,腰酸膝软,精神萎靡。

舌淡白，苔白滑，脉沉细无力。

病机分析：此证之主要病机是脾胃虚寒，即胃中无火。因胃中无火，胃失腐熟通降之职，不能消化与排空，乃出现朝食暮吐，暮食朝吐，宿食不化之症状，一旦吐出，消除停积，故吐后即觉舒适。《素问·至真要大论篇》云："诸病水液，澄澈清冷，皆属于寒。"患者吐出清稀水液，故云属寒，大便溏少，神疲乏力，面色青白，亦属脾胃虚寒；舌淡白，脉弱，均为阳气虚弱之症。其严重者面色苍白，手足不温，舌质淡白，脉沉细无力，为阳虚之甚；腰酸膝软，眩晕耳鸣属肾虚；精神萎靡属肾精不足神气衰弱之征。这些表现，是由肾阳衰弱，命火不足，火不生土，脾失温煦而致，此属脾肾两虚之证，较前述之脾胃虚寒更为严重。

2.胃中积热

症状：食后脘腹胀满，朝食暮吐，暮食朝吐，吐出宿食不化及混浊酸臭之稠液，便秘，小便黄短，心烦口渴，面红。舌红干，舌苔黄厚腻，脉滑数。

病机分析：朝食暮吐，暮食朝吐，宿食不化，是属反胃之症。《素问·至真要大论篇》说："诸转反戾，水液浑浊，皆属于热。"今患者吐出混浊酸臭之液，故属于热证。内热消烁津液，故口渴便秘，小便短黄；内热熏蒸，故心烦，面红。舌红干，苔黄厚，脉滑数，皆为胃中积热之征。

3.痰浊阻胃

症状：经常脘腹胀满，食后尤甚，上腹或有积块，朝食暮吐，暮食朝吐，吐出宿食不化，并有或稠或稀之痰涎水饮，或吐白沫，眩晕，心下悸。舌苔白滑，脉弦滑，或舌红苔黄浊，脉滑数。

病机分析：有形痰浊，阻于中焦，故不论已食未食，经常都见脘腹胀满。呕吐白色痰涎水饮或白沫，乃痰浊之征；痰浊积于中焦，故可见上腹部积块；眩晕乃因痰浊中阻，清阳不升所致；心下悸为痰饮阻于心下；舌苔白滑，脉弦滑，是痰证之特征；舌红，苔黄浊，脉滑数者，是属痰郁化热的表现。

4.血瘀积结

症状：经常脘腹胀满，食后尤甚，上腹或有积块，朝食暮吐，暮食朝吐，吐出宿食不化，或吐黄沫，或吐褐色浊液，或吐血便血，上腹胀满刺痛拒按，上腹部积块坚硬，推之不移。舌质暗红或兼有瘀点，脉弦涩。

病机分析：有形之瘀血，阻于胃关，影响胃气通降下行，故不论已食未食，经常都见腹部胀满；吐黄沫或褐液，解黑便，皆由瘀血阻络，血液外溢所致；腹胀刺痛属血瘀；上腹积块坚硬，推之不移，舌暗有瘀点，脉涩等皆为血瘀之征。

六、治疗

（一）治疗原则

1.降逆和胃

以降逆和胃为基本原则，阳气虚者，合以温中健脾，阴液亏者，合以消养胃阴，气滞则兼以理气，有瘀血或痰浊者，兼以活血祛痰。病去之后，当以养胃气、胃阴为主。如此，方能巩固疗效，促进健康。

2.注意服药时机

掌握服药的时机，也是治疗反胃的一个关键。由于反胃患者，宿食停积胃腑，若在此时服药，往往不易吸收，影响药效。故反胃患者应在空腹时服药，或在宿食吐净后再服药，疗效较佳。

（二）治法方药

1.脾胃虚寒

治法：温中健脾，和胃降逆。

方药：丁蔻理中汤加减。方中以党参补气健脾，干姜温中散寒；寒多以干姜为君，虚多以党参为君；辅以白术健脾燥温；甘草补脾和中，加白豆蔻之芳香醒胃，丁香之理气降浊，共奏温阳降浊之功。

加减：吐甚者，加半夏、砂仁，以加强降逆和胃作用。病久脾肾阳虚者，可在上方基础上，加入温补命门之药，如附子、肉桂、补骨脂、吴茱萸之类；如寒热错杂者，可用乌梅丸。

除上述方药之外，尚可用丁香透膈散或二陈汤加味。如《证治汇补·反胃》说：“主以二陈汤，加藿香、蔻仁、砂仁、香附、苏梗；消食加神曲、麦芽；助脾加人参、白术；抑肝加沉香、白芍；温中加炮姜、益智仁；壮火加肉桂、丁香，甚者用附子理中汤，或八味丸。”又介绍用伏龙肝水煎药以补土，糯米汁以泽脾，代赭石以镇逆。《景岳全书·反胃》用六味回阳饮，或人参附子理阴煎，或右归饮之类，皆经验心得之谈，可供临床参考。

2.胃中积热

治法：清胃泻热，和胃降浊。

方药：竹茹汤加减。方中竹茹、栀子清胃泄热，兼降胃气；半夏、陈皮、枇杷叶和胃降浊。

热重可加黄芩、黄连；热积腑实，大便秘结，可加大黄、枳实、厚朴以降泄之。

加减：久吐伤津耗气，气阴两虚，表现反胃而唇干口燥，大便干结，舌红少苔，脉细数者，宜益气生津养阴，和胃降逆，可用大半夏汤加味。《景岳全书·反胃》谓：“反胃出于酒湿伤脾者，宜葛花解酒汤主之；若湿多成热，而见胃火上冲者，宜黄芩汤，或半夏泻心汤主之。”亦可随宜选用。

3.痰浊阻胃

治法：涤痰化浊，和胃降逆。

方药：导痰汤加减。方中以半夏、南星燥湿化痰浊；陈皮、枳实以和胃降逆；茯苓、甘草以渗湿健脾和中。

加减：痰郁化热者，宜加黄芩、黄连、竹茹；若体尚壮实者可用礞石滚痰丸攻逐顽痰。痰湿兼寒者，可加干姜、细辛；吐白沫者，其寒尤甚，可加吴茱萸汤；脘腹痞满、吐而不净者可选《证治汇补》木香调气散（白豆蔻、丁香、木香、檀香、藿香、砂仁、甘草）行气醒脾、化浊除满。

吐出痰涎如鸡蛋清者，可加人参、白术、益智仁，以健脾摄涎。如《杂病源流犀烛·噎嗝反胃关格源流》云：“凡饮食入胃，便吐涎沫如鸡子白，脾主涎，脾虚不能约束津液，故痰涎自出，非参、术、益智不能摄也。”

4.瘀血积结

治法：祛瘀活血，和胃降浊。

方药：膈下逐瘀汤加减。方中以香附、枳壳、乌药理气和胃，气为血帅，气行则血行；复以川芎、当归、赤芍以活血；桃仁、红花、延胡索、五灵脂以祛瘀；丹皮以清血分之伏热。可再加竹茹、半夏以加强降浊作用。

加减：吐黄沫，或吐血，便血者，可加降香、三七以活血止血；上腹剧痛者可加乳香、没药；上腹结块坚硬者，可加鳖甲、牡蛎、三棱、莪术。

（三）其他治法

（1）九伯饼：天南星、人参、半夏、枯矾、枳实、厚朴、木香、甘草、豆豉为末，老米打糊为饼，瓦上焙干，露过，每服一饼，细嚼，以姜煎平胃散下，此方加阿魏甚效。

（2）壁虎（即守宫）1～2 只（去腹内杂物捣烂），鸡蛋 1 个。用法：将鸡蛋一头打开，装入壁虎，仍封固蒸熟，每天服 1 个，连服数天。

（3）雪梨 1 个、丁香 50 粒，梨去核，放入丁香，外用纸包好，蒸熟食用。

七、转归及预后

反胃之证，可由胃痛、嘈杂、泛酸等证演变而来，一般起病缓慢，变化亦慢。临床所分四证，可以独见，亦可兼见。

病初多表现为单纯的脾胃虚寒或胃中积热，其病变在无形之气，温之清之，适当调治，较易治疗。

患病日久，反胃频繁，除影响进食外，还可损伤胃阴，常在脾胃虚寒的同时并见气血、阴液亏虚；同时多为本虚而标实，或见寒热错杂，或合并痰浊阻胃或瘀血积结，其病变在有形之积，耗伤气血更甚，较难治疗。此时治疗时应注重温清同进，补泻兼施，用药平稳，缓缓图之。

久治不效，应警惕癌变可能。年高体弱者，发病之时已是脾肾两亏，全身日见衰弱，4 种证候可交错兼见，进而发展为真阴枯竭或真火衰微之危症，则预后多不良。

八、预防与护理

要注意调节饮食，戒烟酒刺激之品，保持心情舒畅，避免房事劳倦。出现胃痛、嘈杂、泛酸之证者，应及时诊治，尽量避免贪食竹笋和甜腻等食品，以免变生反胃。得病之后，饮食宜清淡，进流质饮食，避免油腻食物；患者呕吐之时，应扶助患者以利吐出。药汁宜浓缩，空腹服。中老年患者一旦出现反胃，应注意排除癌肿可能。

第三节　呃　逆

呃逆是以喉间呃呃有声，声短而频，不能自控为主要临床表现的一种病证。古称“哕”，又称“哕逆”，俗称打嗝。

呃逆在《黄帝内经》中称“哕”，并阐发了其病机，《素问·宣明五气》篇曰：“胃气上逆，为哕。”同时记载了三种简便的治疗方法，如《灵枢·杂病》云：“哕，以草刺鼻，嚏而已；无息而立迎引之，立已；大惊之，亦可已。”至元·朱丹溪始称“呃”，《丹溪心法·呃逆》篇曰：“古谓之哕，近谓之呃，乃胃寒所生，寒气自逆而呃上。亦有热呃，亦有其他病发呃者。”至明代统称“呃逆”，《景岳全书·呃逆》篇曰：“而呃之大要，亦惟三者而已，则一曰寒呃，二曰热呃，三曰虚脱之呃。”对本病分类可谓提纲挈领。清·李用粹《证治汇补·呃逆》篇，将呃逆分为火、寒、痰、虚、瘀五种，并对每种呃逆的临床表现进行了较详细的论述，至今仍有一定的临床指导意义。

现代医学的单纯性膈肌痉挛、胃肠神经官能症、食管癌、胃炎、胃扩张、肝硬化晚期、脑血管病、尿毒症等疾病，以及胃、食管手术后或其他原因引起的膈肌痉挛，出现呃逆的临床表现时，可参考本节进行辨证论治。

一、病因、病机

呃逆的病因多为饮食不当、情志不舒和正气亏虚等，或突然吸入冷空气而引发呃逆。其病机主要是胃失和降，胃气上逆，动膈冲喉。

(一)外感寒邪

外感寒邪，胃中吸入冷气，寒遏胃阳，气机不利，气逆动膈，上冲于喉，发出呃呃之声，不能自制。

(二)饮食不当

由于过食生冷，或因病而服寒凉药物过多，寒气蕴结中焦，损伤胃阳，胃失温煦，或过食辛辣煎炒之物，或醇酒厚味，或因病过用温补之剂，燥热内生，胃火炽盛，胃失和降，反作上逆，发生呃逆。

(三)情志不舒

因恼怒太过，肝失条达，气机不利，以致肝气横逆犯胃，胃失和降，气逆动膈。或因肝气郁结，不能助脾运化，聚湿生痰；或因忧思伤脾，脾失健运，滋生痰湿；或因气郁化火，灼津成痰；或素有痰饮内停，复因恼怒，皆可致逆气挟痰，上犯动膈而发生呃逆。

(四)体虚病后

禀赋不足，年老体弱，久病肾虚，或劳累太过耗伤中气，脾阳失温，胃气虚衰，清气不升，浊气不降，气逆动膈冲喉而发生呃逆。或过汗、吐、下，虚损误攻，妇人产后，或热病伤阴，使胃阴不足，失于润养，和降失职，虚火上炎动膈冲喉而发生呃逆。

呃逆之病位在膈，病变关键脏腑在胃，与肺、肝、脾、肾诸脏有关。膈位于肺胃之间，膈上为肺，膈下为胃，二脏与膈位置邻近，经脉又相连属。若肺失肃降或胃气上逆，皆可致膈间气机不利，逆气动膈，上冲喉间，发出呃呃之声。手太阴肺之经脉，起于中焦，下络大肠，还循胃口，上膈属肺，将胃、膈、肺三者紧密相连。另外，胃之和降，还赖于肝之条达，若肝气郁滞，横逆犯脾胃，气逆动膈，亦成呃逆。肺胃之气的和降，又赖于肾气的摄纳，若久病伤肾，肾失摄纳，则肺胃之气不能顺降，上逆动膈而发呃逆。可见呃逆病机关键在于胃失和降，胃气上逆，动膈冲喉。胃气上逆，除胃本身病变外，同时与肺气肃降，肾气摄纳，肝气条达之功能紊乱等均有关系。

二、诊断要点

(一)症状

自觉气逆上冲,喉间呃呃连声,声短而频,不能自制为主证,其呃声或高或低,发作间隔或疏或密,间歇时间不定。伴有胸膈痞闷,胃脘不舒,嘈杂灼热,腹胀嗳气,心烦不寐等症状。多与受凉,过食寒凉、辛辣,或情志郁怒等诱发因素有关。偶发性的呃逆,或病危胃气将绝时之呃逆,为短暂症状,不列为呃逆病。

(二)检查

X 线胃肠钡透及内镜等检查有助于诊断。必要时检查肝、肾功能,进行 B 超、心电图、CT 等有助于鉴别诊断的检查。

三、鉴别诊断

(一)嗳气

嗳气与呃逆同属胃气上逆之证,嗳气声音低缓而长,可伴酸腐气味,气排出后自感舒适,病势较缓,多在饱食、情志不畅时发病。而不同于呃逆喉间呃呃连声,声短而频,不能自制。

(二)干呕

干呕与呃逆同属胃气上逆之证,干呕患者可见呕吐之状,但有声无物,或有少量痰涎而无食物吐出。干呕之声为呕声,也不同于呃逆的呃呃连声,声短而频。

四、辨证

辨证时首先要分清功能性呃逆、病理性呃逆。若因受寒或肝郁出现短暂的呃逆,又无明显兼症,可不治自愈。非器质性病变引起的呃逆为功能性疾病,经治可愈。若呃逆反复发作,并有明显的兼症,或出现在其他慢性病症的过程中,可视为病理性呃逆,当辨证治疗。首先辨清此病的寒热虚实。寒者呃声沉缓有力,得热则减,遇冷加重,伴胃脘不适,苔白脉缓;热者呃声洪亮,声高短促,伴口臭烦渴,便秘溲赤,苔黄脉大;虚者呃声低长,时断时续,体虚脉弱;实者呃声洪亮,连续发作,脉弦有力等。

(一)胃寒气逆

1.证候

呃逆声沉缓有力,得热则减,遇寒加重,喜食热饮,恶食冷饮,膈间及胃脘痞满不适,或有冷感,口淡不渴,舌质淡,苔白或白滑,脉象迟缓。多在过食生冷,受凉、受寒后发病。

2.分析

由过食生冷或受凉等,致寒积中焦,胃气为寒邪阻遏,胃失和降,上逆动膈冲喉而成呃逆;胃中实寒,故呃声沉缓有力;胃气不和,故脘膈痞闷不适。得热则减,遇寒更甚者,是因寒气得温则行,遇寒则凝之故;口淡不渴,舌苔白,脉迟缓者,均属胃中有寒之象。

(二)胃火上逆

1.证候

呃声洪亮,冲逆而出,口臭烦渴,多喜冷饮,尿黄便秘,舌红苔黄或黄燥,脉滑数。多在过食辛辣,或饮酒等后发病。

2.分析

由于嗜食辛辣烤制及醇酒厚味之品,或过用温补药物,或素体阳盛再加辛辣等品,久则胃肠积热化火,胃火上冲,故呃声洪亮,冲逆而出;阳明热盛,灼伤胃津,故口臭烦渴而喜冷饮;热邪内郁,肠间燥结,故大便秘结,小便短赤;舌苔黄,脉滑数,均为胃热内盛之象。

(三)气逆痰阻

1.证候

呃逆连声,呼吸不利,脘胁胀满,或肠鸣矢气,可伴恶心嗳气,头目昏眩,脘闷食少,或见形体肥胖,平时多痰,舌苔薄腻,脉象弦滑。常在抑郁恼怒后加重,情志舒畅时缓解。

2.分析

因七情所伤,肝气郁结,失于条达,横犯脾胃,胃气上冲动膈而成呃逆;肝郁气滞,故胸胁胀满不舒;气郁日久化火,灼津成痰,或因肝木克脾,脾失健运,聚湿成痰,痰气互结,阻于肺则呼吸不利,阻于胃则恶心嗳气,阻于肠则肠鸣矢气;清气不升,浊阴不降,故见头目昏眩;舌苔薄腻,脉象弦滑,皆为气逆痰阻之象。

(四)脾胃虚寒

1.证候

呃声低沉无力,气不得续,泛吐清水,面色苍白,手足欠温,伴有脘腹冷痛,食少乏力,或见腰膝无力,大便稀溏或久泻。舌淡苔白,脉沉细而弱。

2.分析

若饮食不节或劳倦伤中,使脾胃阳气受损;或素体阳虚,脾胃无力温养,脾胃升降失调,则胃气上逆,故呃声低弱无力,气不得续。脾胃俱虚,运化无力,则食少乏力;阳虚则水饮停胃,故泛吐清水;若久病及肾,肾阳衰微,则腰膝无力,便溏久泻;手足不温,舌淡苔白,脉沉而细,均为阳虚之象。

(五)胃阴不足

1.证候

呃声短促,气不连续,口干舌燥,烦渴少饮,伴不思饮食,或食后饱胀,大便干燥,舌质红少苔,或有裂纹,脉细而数。

2.分析

由于热病或郁火伤阴,或辛温燥热之品耗损津液,使胃中津液不足,胃失濡养,难以和降,气逆扰膈,故呃声短促,虚则气不连续;胃阴耗伤不能上润,则见口干舌燥,烦渴少饮;脾胃虚弱,运化无力,故见不思饮食,食后饱胀;津液耗伤,大肠失润,故大便干燥;舌质红,苔少而干,脉细数,均为阴虚之象。

五、治疗

呃逆治疗当以和胃、降逆、平呃为主。但要根据病情的寒热虚实之偏重不同,分别以寒则温之,热则清之,实则泻之,虚则补之。若重病中出现呃逆,治当大补元气,或滋阴养液以急救胃气。

(一)中药治疗

1.胃寒气逆

(1)治法:温中散寒,降逆止呃。

(2)处方:丁香散(《古今医统》)。方中丁香辛温,散寒暖胃为君，柿蒂味苦，下气降逆止呃为臣，二者相合，温中散寒，降逆止呃，两者相得益彰，疗效甚好，为临床治疗呃逆常用要药；佐以良姜温中散寒，宣通胃阳；使以炙甘草和胃益气。

若兼痰湿者，症见脘闷腹胀不舒，可加半夏、厚朴、陈皮等和降胃气，化痰导滞；兼表寒者，加苏叶、藿香以散寒解表，和胃降逆。

寒呃日久，中阳受伤可选用丁香柿蒂汤，以益气温中，降逆止呃；日久虚寒呃逆，可选用加味四逆汤，以补阳散寒，降逆止呃。

另可选用朴沉化郁丸，每次 9 g，每天 2 次，温开水送服；或用荜澄茄、良姜各等分，研末，加醋少许调服，每天 1 剂，连用 3 天。

2.胃火上逆

(1)治法：清热和胃，降逆止呃。

(2)处方：竹叶石膏汤(《伤寒论》)。方中竹叶、生石膏辛凉甘寒，清泻胃火为主药；佐以法半夏和胃降逆；人参、麦冬养胃生津；粳米、甘草益胃和中。

若胃气不虚者去人参，常加柿蒂、竹茹降逆止呃；便秘者则合小承气汤，用大黄、枳实、厚朴通利大便，釜底抽薪，此乃上病下治之法；若中焦积热日久伤阴，可选用清胃散以清泻胃火，凉血养阴，降逆止呃。

另可用左金丸，每次 9 g，每天 2 次，温开水送服；或用柿蒂、黄连各 10 g，水煎内服治疗热呃。

3.气逆痰阻

(1)治法：理气化痰，降逆止呃。

(2)处方：旋覆代赭石汤(《伤寒论》)方中旋覆花下气消痰，代赭石重镇降逆，二药相配，一轻一重，共成和降之功为主药；法半夏、生姜化痰和胃，佐以人参补中益气；甘草、大枣和中并引药归经。

如胃气不虚，可去人参、甘草、大枣，以防壅滞气机，加木香以行气止呃；若痰湿明显，可加陈皮、茯苓、浙贝以醒脾化痰；若兼热象，可加黄芩、竹茹以清热化痰。

本型还可选用木香顺气丸，每次 6 g，每天 2 次，温开水冲服；疏肝丸，每次 1 丸，每天 2 次，温开水送服。

4.脾胃虚寒

(1)治法:温补脾胃,和中降逆。

(2)处方:理中丸(《伤寒论》)加减。方中干姜温中祛寒为主药;辅以人参、白术、炙甘草健脾益胃;加入刀豆甘温,温中下气,善治呃逆;丁香、白豆蔻辛温芳香,行气暖胃,宽膈止呃。

若寒甚者,加附子温中祛寒;肾阳不足者加肉桂、山萸肉等以温肾补脾。本型也可选用附子理中丸,每次 1 丸,每天 2 次,温开水送服。

5.胃阴不足

(1)治法:益气养阴,和胃止呃。

(2)处方:益胃汤(《温病条辨》)加减。方中沙参、麦冬、玉竹、生地、冰糖甘润养阴益胃;可酌加柿蒂、刀豆、枇杷叶等顺气降逆。全方合用以达益气养阴、和胃止呃之效。

若神疲乏力,气阴两虚者,可加沙参、白术、山药;若纳差腹胀加炒麦芽、炒谷芽等;若阴虚火旺,咽喉不利加石斛、芦根以养阴清热。

本型也可选用枇杷膏,每次 10 g,每天 3 次,温开水冲服;或用大补阴丸,每次 1 丸,每天2 次,温开水送服。

(二)针灸治疗

1.基本处方

取穴:膈俞、内关、膻中、中脘、足三里。

膈俞利膈止呃;内关宽胸利膈,畅通三焦气机;膻中宽胸理气,降逆止呃;中脘、足三里和胃降逆。

2.加减运用

(1)胃寒气逆证:加梁门、气海以温胃散寒、疏通膈气、降逆止呃,针用补法,或加灸法。余穴针用平补平泻法,或加灸法。

(2)胃火上逆证:加内庭以清泻胃火、降逆止呃。诸穴针用泻法。

(3)气逆痰阻证:加太冲、阴陵泉以降逆化痰。诸穴针用平补平泻法。

(4)脾胃虚寒证:加关元、命门以温补中焦、和胃止呃。诸穴针用补法，或加灸法。

(5)胃阴不足证：加胃俞、三阴交以养阴止呃。诸穴针用补法。

3.其他

(1)耳针疗法：取耳中、胃、神门、肝、心，毫针强刺激，留针 30 分钟，每天 1 次；也可采用耳针埋藏或用王不留行籽贴压法。

(2)拔罐法：取中脘、梁门、气海，或用膈俞、肝俞、胃俞，每次留罐 15～20 分钟，每天 1～2 次。

(3)穴位贴敷法：用麝香粉 0.5 g，放入神阙穴内，用伤湿止痛膏固定，适用于实证呃逆，尤其以肝郁气滞者取效更捷；或用吴茱萸 10 g，研细末，用醋调成膏状，敷于双侧涌泉穴，胶布或伤湿止痛膏固定，可引气火下行，适用于各种呃逆，对肝、肾气逆引起的呃逆尤为适宜。

(4)指压疗法：翳风、攒竹、内关、天突，任取 1 穴，用拇指或中指重力按压，以患者能耐受为度，连续按揉 1～3 分钟，同时令患者深吸气后屏住呼吸，常能立即止呃；或取 T_2～L_1 双侧夹脊穴、肺俞-肾俞的膀胱经，先用拇指或掌根摩揉，再提捏膀胱经 3～5 遍，后用拇指点按双侧膈俞1～2 分钟。

第四节　胃　缓

一、概念

胃缓是由于长期饮食失调，或劳倦过度等，使中气亏虚，脾气下陷、肌肉瘦削不坚，固护升举无力，以致胃体下坠。以脘腹坠胀作痛，食后或站立时加重为主症的病证。本病主要指西医学中的胃下垂。各种慢性病中出现的胃肠功能障碍等类似病症者不在本病证范围。

二、源流

《黄帝内经》提出胃缓之名，《灵枢・本脏》有“脾应肉，肉坚大者胃厚，肉么者胃薄。肉小而么者胃不坚；肉不称身者胃下，胃下者下管约不利。肉不坚者，胃缓”的记载，明确指出肌肉瘦弱与身形不相称的胃的位置偏下，肌肉不够坚实的则胃缓。《灵枢·五癃津液别》云：“水谷入于口，输于肠胃，其液别为五……中热胃缓则为唾。”《灵枢·五味》云：“甘入于胃……而与谷留于胃中者，令人柔润者也，胃柔则缓，缓则虫动。”自《黄帝内经》以后，历代医家均未将其列入专论研讨。

《金匮要略》中有“其人素盛今瘦，水走肠间，沥沥有声，谓之痰饮”的论述，颇类似本病的症状。

朱良春认为：“久患胃疾，脾胃虚弱，中气久虚，水谷精微无力推动，日久则水湿中阻，故胃虚之证多见夹湿，湿浊不得宣化，清阳岂能上升。”自拟苍术饮配合补中益气汤、四逆散治胃缓。

徐景藩以胃下论治，认为其主要病机为脾胃中气虚弱，同时兼有气滞和痰饮的病理因素，久病之人，气虚、气滞而易兼血瘀。胃下病位在胃（脾），还涉及肝（胆）、肾等脏腑。治疗以“通补”为主，寓通于补，使气虚与气滞得以兼顾，应重视治肝和补益肾元。

三、病因、病机

胃缓主要由饮食不节，内伤七情，劳倦过度，或先天禀赋薄弱等因素导致脾胃虚弱，中气下陷，升降失和，使形体瘦削，肌肉不坚所引起。

（一）病因

1.饮食不节，损伤脾胃

饮食不节，暴饮暴食，饥饱无常，损伤脾胃；或五味过极，辛辣无度，肥甘厚腻，过嗜烟酒，蕴湿生热，伤脾碍胃；或嗜食寒凉生冷，损伤脾阳，水谷不能化生精微，停痰留饮。均可因脾胃失和而致胃缓。《素问·痹论》云：“饮食自倍，肠胃乃伤。”

2.情志失调，内伤脾胃

情志拂逆，木郁不达，横逆犯胃，以致肝胃不和；忧思伤脾，脾失健运，胃失和降，升降失和致胃缓。

3.禀赋不足,脾胃虚弱

素体禀赋不足,或劳倦内伤,或久病产后等原因损伤脾胃,脾胃虚弱,中阳不足,虚寒内生,胃失温养;或因热病伤阴,或因胃热火郁,灼伤胃阴,或久服香燥之品,耗伤胃阴,或汗吐下太过,胃阴受损,胃失濡养;纳食减少,味不能归于形,形体瘦削,肌肉不坚而形成胃缓。

(二)病机

1.病机关键为脾胃失和,升降失常

脾主升,胃主降;脾主运化,胃主受纳,脾胃失和即表现为脾胃这一对矛盾的功能紊乱,或为脾气下陷,或为胃气上逆,或脾不运化,或胃不受纳。饮食不节,损伤脾胃,湿热痰饮内生;或情志失调,内伤脾胃;或禀赋不足,劳倦内伤、久病产后损伤脾胃,胃失温养或濡养,导致脾胃虚弱,中气下陷,升降失和而形成胃缓。

2.病位在胃,与肝脾肾密切相关

本病病位在胃,与肝、脾、肾相关。脾胃同居中焦,互为表里,共为后天之本。生理上两者纳运互用,升降协调,燥湿相济,阴阳相合,病理上也相互影响。肝与胃是木土乘克的关系,若肝气郁滞,势必克脾犯胃,致气机郁滞,胃失通降;肝气久郁,或化火伤阴,或成瘀入络,或伤脾生痰,使胃缓缠绵难愈。肾为胃之关,脾胃运化腐熟,全赖肾阳之温煦,若肾阳不足,可致脾肾阳虚,中焦虚寒,胃失温养;若肾阴亏虚不能上济于胃,则胃失于濡养。

3.病理性质有虚实寒热之异,且可相互兼夹

胃缓,本为虚证,脾胃气虚,脾肾阳虚或脾胃阴虚,脾胃脏腑功能失调,常导致气滞、热郁、血瘀、食积、湿阻、饮停,临床多见虚实夹杂。本病主要的病理因素气滞、热郁、血瘀、食积、湿阻、饮停等,可单一致病,又可相兼为病,亦可相互转化,出现如气病及血等情况。

四、诊断与病证鉴别

(一)诊断依据

(1)不同程度的上腹部饱胀感,食后尤甚,腹胀可于餐后、站立

过久和劳累后加重,平卧时减轻,腹部疼痛呈隐痛或胀痛,无周期性及节律性。

(2)常伴有厌食、嗳气、便秘、腹痛及消瘦、头晕、乏力等胃肠功能失调的症状及全身虚弱表现。

(3)起病缓慢,多发生于瘦长体形,经产妇及消耗性疾病进行性消瘦等。饮食不节、情志不畅、劳累等均为诱发因素。

(4)上消化道X线钡餐造影检查可见胃小弯角切迹、胃幽门管低于髂嵴连线水平;胃呈长钩形或无张力型,上窄下宽,胃体与胃窦靠近,胃角变锐。胃的位置及张力均低,整个胃几乎位于腹腔左侧。

根据站立位胃角切迹与两侧髂嵴连线的位置,将胃下垂分为3度:轻度角切迹的位置低于髂嵴连线下1.0～5.0 cm;中度角切迹的位置位于髂嵴连线下5.1～10.0 cm;重度角切迹的位置低于髂嵴连线下10.1 cm以上。

(二)辅助检查

上消化道钡餐是目前诊断的主要方法,饮水B超检查也具有辅助诊断作用。电子胃镜、上消化道钡餐,可排除胃黏膜糜烂,胃、十二指肠溃疡,胃癌等病变并明确诊断;肝功能、淀粉酶化验和B超、CT、MRI等检查可与肝、胆、胰疾病作鉴别诊断;血常规、腹部X线检查可与肠梗阻、肠穿孔等作鉴别诊断;血糖、甲状腺功能检查可与糖尿病、甲状腺疾病作鉴别诊断。

(三)病证鉴别

1.胃缓与胃痞

胃缓与胃痞均以脘腹痞满为主症,但胃缓的脘腹痞满多见于饭后,同时可兼见胀急疼痛,或胃脘部常有形可见,与一般的痞满不同。

2.胃缓与胃痛

胃缓可见脘腹痞满及疼痛,但胃缓之胃脘疼痛多为坠痛,餐后、站立过久和劳累后加重,平卧时减轻,呈隐痛或胀痛,无周期性及节律性,与一般胃痛不难鉴别。

五、辨证论治

(一)辨证思路

1.辨虚实

脾胃气虚者,病势绵绵,多伴有食欲欠振,纳后脘胀,神疲乏力,舌淡胖有齿印,脉弱;脾虚气陷者,脘腹重坠作胀,食后益甚,或便意频数,肛门重坠,或脱肛,或小便混浊,或久泄不止;脾肾阳虚者,脘腹胀满,食后更甚,喜温喜按,食少便溏,畏冷肢凉,胃中振水,呕吐清水,腰酸,舌淡胖,苔白滑,脉沉弱。脾虚阴损者,胃脘痞满,食后更显,神疲乏力,气短懒言,咽干口燥,烦渴欲饮,午后颧红,小便短少,大便干结,舌体瘦薄,苔少而干,脉虚数。脾胃脏腑功能失调,常导致气滞、热郁、血瘀、食积、湿阻、饮停;气滞者,痛无定处,时发时止,胃痛且胀,多由情志诱发;热郁者,舌红苔黄,口臭泛酸,得热则甚,脉数;血瘀者,病久痛有定处,痛如针刺,入夜尤甚,舌紫黯或有瘀斑,脉涩。食积者,多有饮食不节史,可伴嗳腐泛酸,大便秘结;湿阻者,苔厚而腻,脉滑;饮停者,胃中振水,泛吐涎沫或呕吐清水,舌淡胖,苔白滑;临床多见虚实夹杂,相兼为病。

2.辨寒热

脾虚气陷,脾肾阳虚多见虚寒征象,表现为病程较久,脘腹痞满,隐隐而痛,喜温喜按,伴泛吐清水,遇寒痛甚,得温痛减,饮食喜温,舌苔白滑,脉象弦紧或舌淡苔薄,脉弱等特点;气滞郁而化热,湿阻或食积久而化热,阴液不足等均可见热之征象,如脘腹胀满,按之不适,口苦,厌食,舌苔黄腻或咽干口燥,午后颧红,小便短少,大便干结,舌体瘦薄,苔少而干,脉虚数。

3.辨脏腑

胃缓病位主要在胃,但与肝、脾、肾密切相关,辨证时要注意辨别病变脏腑的不同。脾胃虚弱,中气下陷所致胃缓,常见脘腹重坠作胀,食后益甚,或便意频数,肛门重坠,或脱肛;脾肾阳虚胃缓,常伴喜温喜按,食少便溏,畏冷肢凉,胃中振水,呕吐清水,腰膝酸软;肝郁气滞、肝胃郁热等致病多与情志因素有关,脘腹胀满,胸胁满闷,心烦易怒,嗳气频频。

(二)治疗原则

根据胃缓的病机,其治疗原则以益气升阳,行气降逆为主。凡脾气虚弱,治以健脾益气;脾气不升或中气下陷,宜益气升阳;胃失和降,气机不利,上逆为呕、为哕,则宜行气降逆;胃缓多为虚中夹实,因脾阳不足而痰饮内停,治以温化痰饮;因气机阻滞,久而入络有瘀血者,治以活血化瘀;因脾胃升降失调,寒热夹杂或湿热蕴结者,治宜辛开苦泄。

(三)分证论治

1.脾虚气陷

症状:脘腹重坠作胀,食后益甚,或便意频数,肛门重坠,或脱肛,或小便混浊,或久泄不止,神疲乏力,食少,消瘦,便溏,眩晕,舌淡,脉弱。

病机分析:脾胃气虚,升降失司,中气下陷,故脘腹重坠作胀,食后益甚,或便意频数,肛门重坠,或脱肛,或久泄不止;脾虚运化无力,故食少便溏;脾胃为气血生化之源,脾主四肢,脾失健运,清阳不升,生化不足,故神疲乏力,消瘦,眩晕;舌淡,脉弱亦为脾虚之征。

治法:补气升陷。

代表方药:补中益气汤合升陷汤加减。黄芪、党参、白术、当归、炙甘草益气健脾生血,柴胡、升麻、桔梗升举清阳,枳壳、陈皮理气和胃降逆。

加减:兼肝郁气滞,加柴胡、香附、厚朴、槟榔;泛酸,加左金丸、乌贼骨、煅瓦楞;瘀血阻滞,加丹参、蒲黄、五灵脂、三七;湿热中阻,加茵陈、佩兰、豆蔻、黄连;食积纳呆,加焦山楂、麦芽、谷芽、神曲;泄泻便溏,加仙鹤草、炒山药、芡实、莲子。

2.脾肾阳虚

症状:脘腹胀满,食后更甚,喜温喜按,食少便溏,畏冷肢凉,胃中振水,呕吐清水,腰酸,舌淡胖,苔白滑,脉沉弱。

病机分析:脾主运化,脾主四肢,脾肾阳虚,运化失司,故脘腹胀满，食后更甚，喜温喜按，食少便溏；四肢失于温煦，故畏冷肢凉；脾胃虚寒，痰饮内生，胃失和降故胃中振水，呕吐清水；腰为肾之府，肾阳虚衰故腰酸；舌淡胖，苔白滑，脉沉弱亦为脾肾阳虚，痰饮内停之征。

治法：温补脾肾。

代表方药：附子理中汤合苓桂术甘汤加减。干姜、附子、党参温补脾肾，桂枝、白术、炙甘草、茯苓以温化水饮。

加减：腰酸明显，加杜仲、牛膝、淫羊藿、续断；呕吐清水，加陈皮、半夏；久泄不止，加石榴皮(壳)、煨诃子、罂粟壳、芡实、莲子。

3.脾虚阴损

症状：胃脘痞满，食后更显，神疲乏力，气短懒言，咽干口燥，午后颧红，小便短少，大便干结，舌体瘦薄，苔少而干，脉虚数。

病机分析：脾胃气阴两虚，脾胃气虚，健运失常，故胃脘痞满，食后更显，神疲乏力，气短懒言；胃津不足，津液不能上承，故咽干口燥；阴虚内热，故午后颧红；阴液亏虚，化源不足，大肠失于濡润，故小便短少，大便干结；舌体瘦薄，苔少而干，脉虚数均为气阴亏虚，虚中有热之征。

治法：补脾益胃。

代表方药：参苓白术散合益胃汤加减。太子参、生黄芪、炙甘草、山药补脾益气，玉竹、麦冬、石斛益胃生津，佛手、桔梗理气和胃。

加减：失眠多梦，加夜交藤、酸枣仁、柏子仁、茯神；大便干结，加火麻仁、冬瓜仁、瓜蒌、杏仁。

(四)其他疗法

1.单方验方

(1)苍术 15 g，加水武火煮沸 3 分钟，改用文火缓煎 20 分钟，亦可直接用沸水浸泡，少量频饮，用于脾虚湿阻者。

(2)枳实 12 g，水煎服，用于脾虚气滞者。

(3)黄芪 30 g，砂仁(包煎)10 g，乌鸡半只，共煲至烂熟，去砂仁，加盐调味，饮汤吃肉，用于脾虚气陷者。

(4)黄芪 30 g，陈皮 9 g，猪肚 1 只，猪肚洗净，将黄芪、陈皮用纱布包好放入猪肚中，麻线扎紧，加水文火炖煮，熟后去掉药包，趁热食肚饮汤，用于中气不足、脾胃虚弱者。

(5)桂圆肉 30 g，加水煮沸后备用，将鸡蛋 1 个打入碗内，用煮好的桂圆肉水冲入蛋中搅匀，煮熟食用，每天早、晚各 1 次，用于脾胃阳虚者。

(6)乌龟肉 250 g、炒枳壳 15 g，共煲汤，加盐调味，吃肉饮汤，用于胃阴亏虚者。

2.常用中成药

(1)补中益气丸。

功用主治：补中益气，升阳举陷。用于脾胃虚弱、中气下陷所致的体倦乏力、食少腹胀、便溏久泻、肛门下坠。

用法用量：每次 6 g，每天 3 次。

(2)枳术宽中胶囊。

功用主治：健脾和胃，理气消痞。用于脾虚气滞引起的脘胀、呕吐、反胃、纳呆、反酸等。

用法用量：饭后服用。每次 3 粒，每天 3 次。

(3)香砂养胃丸。

功用主治：温中和胃。用于不思饮食，胃脘满闷或泛吐酸水。

用法用量：每次 3 g，每天 3 次。

(4)胃苏颗粒。

功用主治：理气消胀，和胃止痛。用于胃脘胀痛。

用法用量：每次 15 g，每天 3 次。

(5)香砂六君子丸。

功用主治：健脾理气，和胃化湿。用于脾虚气滞，嗳气食少，脘腹胀满，大便溏泄者。

用法用量：每次 6 g，每天 2 次。

(6)保和丸。

功用主治：消食，导滞，和胃。用于食积停滞，脘腹胀满，嗳腐吞酸，不欲饮食。

用法用量：每次 8 粒，每天 2 次。

(7)理中丸。

功用主治:温中祛寒,补气健脾。用于胃下垂属脾胃虚寒者。

用法用量:每次 9 g,每天 2～3 次。

(8)金匮肾气丸。

功用主治:温补肾阳,化气行水。用于肾阳虚损引起的脘腹胀满,腰膝酸软,小便不利,畏寒肢冷。

用法用量:每次 6 g,每天 2 次。

(9)胃乐宁。

功用主治:养阴和胃。用于胃阴亏虚引起的痞满,腹胀。

用法用量:每次 1 片,每天 3 次。

(10)达立通颗粒。

功用主治:清热解郁,和胃降逆,通利消滞,用于肝胃郁热所致痞满证,症见胃脘胀满、嗳气、纳差、胃中灼热、嘈杂泛酸、脘腹疼痛、口干口苦;运动障碍型功能性消化不良见上述症状者。

用法用量:温开水冲服,一次 1 袋,一天 3 次。于饭前服用。

3.针灸疗法

(1)针刺:针足三里、中脘、关元、中极、梁门、解溪、脾俞、胃俞等穴。

(2)灸法:灸足三里、天枢、气海、关元等穴。

(3)耳针:用毫针柄在耳郭的胃肠区按压,寻找敏感点,然后在此点上加压 2～3 分钟,每天 1 次。

4.外治疗法

(1)外敷法:①取升麻研粉与石榴皮适量捣烂,制成 1 枚直径 1 cm的药球,置于患者神阙穴,胶布固定。患者取水平卧位,将水温 60 ℃的热水袋熨敷肚脐,每次半小时以上,每天 3 次。②用蓖麻子仁 98%、五倍子末 2%,按此比例打成烂糊,制成每颗约 10 g,直径 1.5 cm的药饼备用。用时在百会穴剃去与药饼等大头发一块,将药饼紧贴百会穴上,纱布绷带固定,每天早、中、晚各 1 次,每次 10 分钟左右,以感觉温热而不烫痛皮肤为度。

(2)推拿疗法:患者先取俯卧位,医师双手由患者之第三胸椎至第五腰椎两侧揉捏 2～3 遍，用右肘尖分别在脊柱两旁按压肝俞、胆俞、脾俞、胃俞等穴 2～3 遍，双手掌根同时由腰部向背部弹性快速推按 4～5 遍。转仰卧位，医师双手掌自下而上反复波形揉压腹部 2～3 遍，然后用拇指点压中脘、天枢、气海、关元、气冲、足三里、内关各 1 分钟，每次约按摩 30 分钟，每天 1 次，2 个月为 1 个疗程。

六、临证参考

（一）以虚为主，虚中兼实

临床上胃缓多以虚为主，脾胃气虚是其发病的根本，临床常见脾虚气陷，脾肾阳虚，脾虚阴损等证型。但可因体质、药物、饮食、情志、气候等多种因素，在疾病发展过程中易出现痰饮、食积、气滞、血瘀等证候，治疗应善于抓主症，解决主要矛盾，因虚致实者当以补虚为主，佐以祛邪；以实为著者当以祛邪为主，佐以补虚。

（二）病在脾胃，涉及肝肾

生理上，脾胃同居中焦，脾以升为健；胃以降为和，两者升降相因，为气机升降之枢纽。病理情况下，脾胃气机升降失常，脾气不能升清，则胃气不能降浊；胃气失于和降，则脾的运化功能失常。治疗时注意调畅中焦气机，恢复脾胃受纳运化之职，以合“治中焦如衡，非平不安”的用药原则，常用方法有补中益气法、益胃养阴法、辛开苦降法等。肝属木，脾胃属土，土壅木郁，土虚木乘，临床上常见肝脾不和及肝胃不和，故从肝论治胃缓也十分重要。叶天士提出“醒胃必先制肝”“培土必先制木”的用药原则。在具体用药中，又当区分肝气郁滞、肝郁化火、肝阴不足等不同的病理机制，给予疏肝、清肝、泄肝、柔肝和平肝等治疗。肾为胃之关，脾胃运化腐熟，全赖肾阳之温煦，若肾阳不足，可致脾肾阳虚，中焦虚寒；若肾阴亏虚不能上济于胃，则胃失于濡养而脾虚阴损。胃缓久病勿忘补肾，适当参以补肾之品。

（三）内外兼治，综合治疗

胃缓多病程较长，以虚为主，患者餐后脘腹坠胀，纳差，消瘦，若单纯以汤药长期调养，患者的依从性较差。因此，治疗胃缓应内服与外治结合，内服以汤药浓煎，多次频服，或以膏散剂型；外治以敷贴、针灸、推拿，兼以自我锻炼。

(四)合理营养，增强信心

胃缓者多脘腹坠胀，纳差，消瘦，存在营养不良，久而影响康复的信心，出现焦虑或抑郁的情绪。膳食应荤素搭配，食材新鲜，营养合理，做工精细；忌肥甘厚腻、粗糙不易消化之物。也要注意调节患者的情绪，并得到患者家庭的支持，以增强康复的信心。

七、预防调护

(1)加强体育锻炼，如仰卧起坐、俯卧撑等可增加肌力，有助于防治本病。

(2)饮食营养丰富，烹调以蒸、煮、炖为主，宜少吃多餐，餐后宜平卧少许时间；进餐定时，细嚼慢咽，禁止暴饮暴食，避免进食不易消化的食物，如坚硬、粗糙、油腻及粗纤维的食品。

(3)经产多胎易致腹壁松弛，应少生优生。

(4)保持心情舒畅，生活作息规律，避免过度劳累。

第五节　胃　　痛

胃痛是指以胃脘部近心窝处疼痛为主要临床表现的一种病证，又称胃脘痛。

《黄帝内经》对本病的论述较多，如《灵枢·邪气脏腑病形》曰："胃病者，腹䐜胀，胃脘当心而痛。"最早记载了"胃脘痛"的病名；又《灵枢·厥病》云："厥心痛，腹胀胸满，心尤痛甚，胃心痛也。"所论"厥心痛"的内容，与本病有密切的关系。

《黄帝内经》还指出造成胃脘痛的原因有受寒、肝气不舒及内热等，《素问·举痛论》曰："寒气客于肠胃之间、膜原之下，血不得散，小络急引故痛。"《素问·六元正纪大论》曰："木郁之发，民病胃脘当心而痛。”《素问·气交变大论》曰:“岁金不及,炎火通行,复则民病口疮,甚则心痛。”迨至汉代,张仲景在《金匮要略》中则将胃脘部称为心下、心中,将胃病分为痞证、胀证、满证与痛证,对后世很有启发。如“心中痞,诸逆心悬痛,桂枝生姜枳实汤主之”“按之心下满痛者,此为实也,当下之,宜大柴胡汤”。书中所拟的方剂如大建中汤、大柴胡汤等,都是治疗胃脘痛的名方。《仁斋直指方》对胃痛的原因已经认识到“有寒,有热,有死血,有食积,有痰饮,有虫”等不同。《备急千金要方·心腹痛》在论述九痛丸功效时指出,其胃痛有虫心痛、疰心痛、风心痛、悸心痛、食心痛、饮心痛、寒心痛、热心痛、去来心痛九种。

对于胃脘痛的辨证论治,《景岳全书·心腹痛》分析极为详尽,对临床颇具指导意义,指出:“痛有虚实……辨之之法,但当察其可按者为虚,拒按者为实;久痛者多虚,暴病者多实;得食稍可者为虚,胀满畏食者为实;痛徐而缓,莫得其处者多虚,痛剧而坚,一定不移者为实;痛在肠脏,中有物有滞者多实,痛在腔胁经络,不干中脏,而牵连腰背,无胀无滞者多虚。脉与证参,虚实自辨。”除此之外,还须辨其寒热及有形无形。《丹溪心法·心脾痛》在论述胃痛治法时指出“诸痛不可补气”的观点,对后世影响很大,而印之临床,这种提法尚欠全面,后世医家逐渐对其进行纠正和补充。

《证治汇补·胃脘痛》对胃痛的治疗提出“大率气食居多,不可骤用补剂,盖补之则气不通而痛愈甚。若曾服攻击之品,愈后复发,屡发屡攻,渐至脉来浮大而空者,又当培补”,值得借鉴。

古代文献中所述胃脘痛,在唐宋以前医籍多以“心痛”代之,宋代之后,医家对胃痛与心痛相混谈提出质疑,至金元《兰室秘藏》首立“胃脘痛”一门,明确区分了胃痛与心痛,至明清时期胃痛与心痛得以进一步区别开来。如《证治准绳·心痛胃脘痛》就指出:“或问丹溪言心痛即胃脘痛然乎?曰:心与胃各一脏,其病形不同,因胃脘痛处在心下,故有当心而痛之名,岂胃脘痛即心痛者哉!”《医学正传·胃脘痛》亦云:“古方九种心痛……详其所由,皆在胃脘,而实不在于心也。”

现代医学的急、慢性胃炎，消化性溃疡，胃神经官能症，胃癌等疾病，以及部分肝、胆、胰疾病，出现胃痛的临床表现时，可参考本节进行辨证论治。

一、病因、病机

胃痛的发生，主要责之于外邪犯胃、饮食伤胃、情志不畅和先天脾胃虚弱等，致胃气郁滞，胃失和降，不通则痛。

(一)外邪犯胃

外邪之中以寒邪最易犯胃，夏暑之季，暑热、湿浊之邪也间有之。邪气客胃，胃气受伤，轻则气机壅滞，重则和降失司，而致胃脘作痛。寒主凝滞，多见绞痛；暑热急迫，常致灼痛；湿浊黏腻，常见闷痛。

(二)饮食伤胃

若纵恣口腹，过食肥甘，偏嗜烟酒，或饥饱失调，寒热不适，或用伤胃药物，均可伐伤胃气，气机升降失调而作胃痛。尤厚味及烟酒，皆湿热或燥热之性，易停于胃腑伤津耗液为先，久则损脾。

(三)情志不畅

情志不舒，伤肝损脾，亦致胃痛。如气郁恼怒则伤肝，肝失疏泄条达，横犯脾胃，而致肝胃不和或肝脾不和，气血阻滞则胃痛；忧思焦虑则伤脾，脾伤则运化失司，升降失常，气机不畅也致胃痛。

(四)脾胃虚弱

身体素虚，劳倦太过，久病不愈，可致脾胃不健，运化无权，升降转枢失利，气机阻滞，而致胃痛；或因胃病日久，阴津暗耗，胃失濡养，或伴中气下陷，气机失调；或因脾胃阳虚，阴寒内生，胃失温养，均可导致胃痛。

胃痛与胃、肝、脾关系最为密切。胃痛初发多属实证，病位主要在胃，间可及肝；病久常见虚证，其病位主要在脾；亦有虚实夹杂者，或脾胃同病，或肝脾同病。

胃痛病因虽有上述不同，病性尚有虚实寒热、在气在血之异，但其发病机制有其共性，即所谓“不通则痛”。胃为阳土，喜润恶燥，主受纳、腐熟水谷，以降为顺。胃气一伤，初则壅滞，继则上逆，此即气滞为病。其中首先是胃气的壅滞，无论外感、食积均可引发；其次是肝胃气滞，即肝气郁结，横逆犯胃所造成的气机阻滞。另外，气为血帅，气行则血行，气滞日久，必致血瘀，也即久患者络之意；"气有余便是火"，气机不畅，可蕴久化热，火能灼伤阴津，或出血之后，血脉瘀阻而新血不生，致阴津亦虚，均可致胃痛加重，每每缠绵难愈。脾属阴土，喜燥恶湿，主运化，输布精微，以升为健，与胃互为表里，胃病延久，可内传于脾。脾气受伤，轻则中气不足，运化无权；继则中气下陷，升降失司；再则脾胃阳虚，阴寒内生，胃络失于温养。若胃痛失治误治，血络损伤，还可见吐血、便血等证。

二、诊断要点

（一）症状

胃脘部疼痛，常伴有食欲缺乏，痞闷或胀满，恶心呕吐，吞酸嘈杂等。发病常与情志不遂、饮食不节、劳累、受寒等因素有关。起病或急或缓，常有反复发作的病史。

（二）检查

上消化道 X 线钡餐造影、纤维胃镜及病理组织学检查等，有助诊断。

三、鉴别诊断

（一）胃痞

二者部位同在心下，但胃痞是指心下痞塞，胸膈满闷，触之无形，按之不痛的病证。胃痛以痛为主，胃痞以满为患，且病及胸膈，不难区别。

（二）真心痛

心居胸中，其痛常及心下，出现胃痛的表现，应高度警惕，防止与胃痛相混。典型真心痛为当胸而痛，其痛多刺痛、剧痛，且痛引肩背，常有气短、汗出等症，病情较急，如《灵枢·厥病》曰："真心痛，手足青至节，心痛甚，旦发夕死，夕发旦死。"中老年人既往无胃痛病史，而突发胃脘部位疼痛者，当注意真心痛的发生。胃痛部位在胃脘，病势不急，多为隐痛、胀痛等，常有反复发作史。X线、胃镜、心电图及生化检查有助鉴别。

四、辨证

胃痛的主要部位在上腹胃脘部近心窝处，往往兼见胃脘部痞满、胀闷、嗳气、吐酸、纳呆、胁胀、腹胀，甚至出现呕血、便血等症。常反复发作，久治难愈。至于临床辨证，当分虚实两类。实证多痛急拒按，病程较短；虚证多痛缓喜按，缠绵难愈，这是辨证的关键。

（一）寒邪客胃

1.证候

胃痛暴作，得温痛减，遇寒加重；恶寒喜暖，口淡不渴，或喜热饮，舌淡，苔薄白，脉弦紧。

2.分析

寒凝胃脘，气机阻滞，则胃痛暴作，得温痛减，遇寒加重；阳气被遏，失去温煦，则恶寒喜暖，口淡不渴，或喜热饮；舌淡，苔薄白，脉弦紧，为内寒之象。

（二）饮食伤胃

1.证候

胃脘疼痛，胀满拒按，嗳腐吞酸，或呕吐不消化食物，其味腐臭，吐后痛减，不思饮食，大便不爽，得矢气及便后稍舒，舌苔厚腻，脉滑。

2.分析

饮食积滞，阻塞胃气，则胃脘疼痛，胀满拒按；食物不化，胃气上逆，则嗳腐吞酸，或呕吐不消化食物，其味腐臭，吐后痛减；胃失和降，腑气不通，则不思饮食，大便不爽，得矢气及便后稍舒；舌质淡，苔厚腻，脉滑，为饮食内停之征。

（三）肝气犯胃

1.证候

胃脘胀痛，连及两胁，攻撑走窜，每因情志不遂而加重，善太息，不思饮食，精神抑郁，夜寐不安，舌苔薄白，脉弦滑。

2.分析

肝气郁结,横逆犯胃,肝胃气滞,故胃脘胀痛;胁为肝之分野,故胃痛连胁,攻撑走窜;因情志不遂加重气机不畅,故以息为快;胃失和降,受纳失司,故不思饮食;肝郁不舒,则精神抑郁,夜寐不安;舌苔薄白,脉弦滑为肝胃不和之象。

(四)湿热中阻

1.证候

胃脘灼热而痛,得凉则减,遇热加重。伴口干喜冷饮,或口臭不爽,口舌生疮。甚至大便秘结,排便不畅,舌质红,苔黄少津,脉滑数。

2.分析

胃气阻滞,日久化热,故胃脘灼痛,得凉则减,遇热加重,口干喜冷饮或口臭不爽,口舌生疮;胃热久积,腑气不通,故大便秘结,排便不畅;舌质红,苔黄少津,脉象滑数,为胃热蕴积之象。

(五)瘀血停胃

1.证候

胃脘疼痛,状如针刺或刀割,痛有定处而拒按,入夜尤甚。病程日久,胃痛反复发作而不愈,面色晦暗无华,唇黯,舌质紫黯或有瘀斑,脉涩。

2.分析

气滞则血瘀,或吐血、便血之后,离经之血停积于胃,胃络不通,而成瘀血,瘀血停胃,故疼痛状如针刺或刀割,固定不移,拒按;瘀血不净,新血不生,故面色晦暗无华,唇黯;舌质紫黯,或有瘀点、瘀斑,脉涩,为血脉瘀阻之象。

(六)胃阴亏耗

1.证候

胃脘隐痛或隐隐灼痛,伴嘈杂似饥,饥不欲食,口干不思饮,咽干唇燥,大便干结,舌体瘦,质嫩红,少苔或无苔,脉细而数。

2.分析

气郁化热,热伤胃津,或瘀血积留,新血不生,阴津匮乏,阴津亏损则胃络失养,故见胃脘隐痛;若阴虚有火,则可见胃中灼痛隐隐;

胃津亏虚则胃纳失司，故嘈杂似饥，知饥而不欲纳食；阴液亏乏，津不上承，故咽干唇燥；阴液不足则肠道干涩，故大便干结；舌体瘦舌质嫩红，少苔或无苔，脉细而数，皆为胃阴不足而兼虚火之象。

（七）脾胃虚寒

1.证候

胃脘隐痛，遇寒或饥时痛剧，得温或进食则缓，喜暖喜按。伴面色不华，神疲肢怠，四末不温，食少便溏，或泛吐清水。舌质淡而胖，边有齿痕，苔薄白，脉沉细无力。

2.分析

胃病日久，累及脾阳。脾胃阳虚，故胃痛绵绵，遇寒或饥时痛剧，得温熨或进食则缓，喜暖喜按；气血虚弱，故面色不华，神疲肢怠；阳气虚不达四末，故四肢不温；脾虚不运，转输失常，故食少便溏；脾阳不振，寒湿内生，饮邪上逆，故泛吐清水；舌质淡而胖，边有齿痕，苔薄白，脉沉细无力，为脾胃虚寒之象。

五、治疗

治疗以理气和胃止痛为主，审证求因，辨证施治。邪盛以祛邪为急，正虚以扶正为先，虚实夹杂者，则当祛邪扶正并举。虽有“通则不痛”之说，但决不能局限于狭义的“通”法，要从广义的角度理解和运用“通”法。属于胃寒者，散寒即所谓通；属于血瘀者，化瘀即所谓通；属于食停者，消食即所谓通；属于气滞者，理气即所谓通；属于热郁者，泻热即所谓通；属于阴虚者，益胃养阴即所谓通；属于阳虚者，温运脾阳即所谓通。

（一）中药治疗

1.寒邪客胃

治法：温胃散寒，行气止痛。

处方：香苏散合良附丸加减。方中高良姜、吴茱萸温胃散寒；香附、乌药、陈皮、木香行气止痛。

加减：如兼见恶寒、头痛等风寒表证者，可加苏叶、藿香等以疏散风寒，或内服生姜汤、胡椒汤以散寒止痛；若兼见胸脘痞闷，胃纳呆滞，嗳气或呕吐者，是为寒夹食滞，可加枳实、神曲、鸡内金、制半夏、生姜等以消食导滞，降逆止呕。若寒邪郁久化热，寒热错杂，可用半夏泻心汤辛开苦降，寒热并调。

中成药：可选用良附丸、胃痛粉等。

2.饮食伤胃

治法：消食导滞，和胃止痛。

处方：保和丸加减。方中神曲、山楂、莱菔子消食导滞，茯苓、半夏、陈皮和胃化湿，连翘散结清热。

加减：若脘腹胀甚者，可加枳实、砂仁、槟榔等以行气消滞；若胃脘胀痛而便闭者，可合用小承气汤或改用枳实导滞丸以通腑行气；胃痛急剧而拒按，伴见苔黄燥，便秘者，为食积化热成燥，则合用大承气汤以泻热解燥，通腑荡积。

中成药：可选用加味保和丸、枳实消痞丸等。

3.肝气犯胃

治法：疏肝解郁，理气止痛。

处方：柴胡疏肝散加减。方中柴胡、芍药、川芎、郁金、香附疏肝解郁，陈皮、枳壳、佛手、甘草理气和中。

加减：若胃痛较甚者，可加川楝子、延胡索以加强理气止痛作用；嗳气较频者，可加沉香、旋覆花以顺气降逆；泛酸者加乌贼骨、煅瓦楞子中和胃酸。痛势急迫，嘈杂吐酸，口干口苦，舌红苔黄，脉弦或数，乃肝胃郁热之证，改用化肝煎或丹栀逍遥散加黄连、吴茱萸以疏肝泻热和胃。

中成药：可选用气滞胃痛冲剂、胃苏冲剂等。

4.湿热中阻

治法：清化湿热，理气和胃。

处方：清中汤加减。方中黄连、栀子清热燥湿，制半夏、茯苓、草豆蔻祛湿健脾，陈皮、甘草理气和中。

加减：湿偏重者加苍术、藿香燥湿醒脾；热偏重者加蒲公英、黄芩清胃泻热；伴恶心呕吐者，加竹茹、橘皮以清胃降逆；大便秘结不通者，可加大黄（后下）通下导滞；气滞腹胀者加厚朴、枳实以理气消胀；纳呆少食者，加神曲、谷芽、麦芽以消食导滞。

中成药：可选用清胃和中丸。

5.瘀血停胃

治法：理气活血，化瘀止痛。

方药：失笑散合丹参饮加减。前方以五灵脂、蒲黄活血祛瘀，通利血脉以止痛；后方重用丹参活血化瘀，檀香、砂仁行气止痛。

加减：若因气滞而致血瘀，气滞仍明显时，宜加理气之品，但忌香燥太过。若血瘀而兼血虚者，宜合四物汤等养血活血之味。若血瘀而兼脾胃虚衰者，宜加炙黄芪、党参等健脾益气以助血行。若瘀血日久，血不循常道而外溢出血者，应参考吐血、便血篇处理。

中成药：可选用九气拈痛丸。

6.胃阴亏耗

治法：滋阴益胃，和中止痛。

处方：益胃汤合芍药甘草汤加减。方中沙参、玉竹补益气阴；麦冬、生地滋养阴津；冰糖生津益胃；芍药、甘草酸甘化阴，缓急止痛。

加减：若气滞仍著时，加佛手、香橼皮、玫瑰花等轻清畅气而不伤阴之品；津伤液亏明显时，可加芦根、天花粉、乌梅等以生津养液；大便干结者，加火麻仁、郁李仁、瓜蒌仁等润肠之品。若兼肝阴亦虚，症见脘痛连胁者，可加白芍、枸杞子、生地等柔肝之品，也可用一贯煎化裁为治。

中成药：可选用养胃舒胶囊。

7.脾胃虚寒

治法：温中健脾。

方药：黄芪建中汤加减。方中以黄芪补中益气、饴糖益气养阴为君；以桂枝温阳气、芍药益阴血为臣；以生姜温胃、大枣补脾为佐；炙甘草调和诸药，共奏温中健脾，和胃止痛之功。

加减：若阳虚内寒较重者，也可用大建中汤化裁，或加附子、肉桂、荜茇等温中散寒；兼泛酸者，可加黄连汁炒吴茱萸、煅瓦楞、海螵蛸等制酸之品；泛吐清水时，可予小半夏加茯苓汤或苓桂术甘汤合方为治；兼见血虚者，也可用归芪建中汤治之。若胃脘坠痛，证属中气下陷者，可用补中益气汤化裁为治。

此外，临床上胃强脾弱，上热下寒者也不少见，症状除胃脘疼痛以外，还可见恶心呕吐，嗳气，肠鸣便溏或大便秘结，舌质淡，苔薄黄腻，脉细滑等，治疗时，可选用半夏泻心汤、黄连理中汤或乌梅丸等以调和脾胃，清上温下。

中成药：可选用人参健脾丸、参苓白术丸等。

（二）针灸治疗

1.基本处方

中脘、内关、足三里。中脘、足三里募合相配，内关属心包经，历络三焦，通调三焦气机而和胃，三穴远近结合，共同调理胃腑气机。

2.加减运用

(1)寒邪客胃证：加神阙、梁丘以散寒止痛，神阙用灸法。余穴针用平补平泻法。

(2)饮食伤胃证：加梁门、建里、璇玑以消食导滞。诸穴针用泻法。

(3)肝气犯胃证：加期门、太冲以疏肝理气，针用泻法。余穴针用平补平泻法。

(4)湿热中阻证：加阴陵泉、内庭以清利湿热，阴陵泉针用平补平泻法。余穴针用泻法。

(5)瘀血停胃证：加膈俞、阿是穴以化瘀止痛，针用泻法。余穴针用平补平泻法，或加灸法。

(6)胃阴亏耗证：加胃俞、太溪、三阴交以滋阴养胃。诸穴针用补法。

(7)脾胃虚寒证：加神阙、气海、脾俞、胃俞以温中散寒，神阙用灸法。余穴针用补法，或加灸法。

3.其他

(1)指针疗法：取中脘、至阳、足三里等穴，以双手拇指或中指点压、按揉，力度以患者能耐受并感觉舒适为度，同时令患者行缓慢腹式呼吸，连续按揉3～5分钟即可止痛。

(2)耳针疗法：取胃、十二指肠、脾、肝、神门、下脚端，每次选用

3～5 穴，毫针浅刺，留针30 分钟；或用王不留行籽贴压。

(3)穴位注射疗法：根据中医辨证，分别选用当归注射液、丹参注射液、参附注射液或生脉注射液等，也可选用维生素 B_1 或维生素 B_{12} 注射液，按常规取 2～3 穴，每穴注入药液 2～4 mL，每天或隔天 1 次。

(4)埋线疗法：取穴：肝俞、脾俞、胃俞、中脘、梁门、足三里。方法：将羊肠线用埋线针植入穴位内，无菌操作，每月 1 次，连续 3 次。适用于慢性胃炎之各型胃痛症者。

(5)兜肚法：取艾叶 30 g，荜茇、干姜各 15 g，甘松、细辛、肉桂、吴茱萸、延胡索、白芷各 10 g，大茴香 6 g，共研为细末，用柔软的棉布折成 15 cm 直径的兜肚形状，将上药末均匀放入，紧密缝好，日夜兜于中脘穴或疼痛处，适用于脾胃虚寒、胃痛。

第六节 噎 膈

噎膈是指以吞咽食物梗噎不顺，重则食物不能进入胃腑，食入即吐为主要临床表现的一种病证。噎，指吞咽时梗塞不顺；膈，指格拒，食物不能下，下咽即吐。噎较轻，是膈之前期表现，在临床中往往二者同时出现，故并称噎膈。

膈之病名，首见于《黄帝内经》。《素问・阴阳别论》篇指出“三阳结，谓之膈”。《灵枢・上膈》篇曰：“脾脉……微急为膈中，食饮之而出，后沃沫。”在《黄帝内经》的许多章节中还记述了本病证的病因、病位、传变及转归，认识到其发病与精神因素、阳结等有关，所病脏腑多在胃脘，对后世治疗启迪很大。隋朝对此病有进一步的认识，如巢元方《诸病源候论・痞膈病诸候・气膈候》中认为：“此由阴阳不和，脏气不理，寒气填于胸膈，故气噎塞不通，而谓之气噎。”并将噎膈分为气、忧、食、劳、思五噎，忧、恚、气、寒、热五膈。唐宋以后将噎膈并称，孙思邈《备急千金要方・噎塞论》引《古今录验》，对五噎的证候，作了详细描述："气噎者，心悸，上下不通，噎哕不彻，胸胁苦满。"至明清时期对其病因病机的认识较为全面，如李用粹在《证治汇补·噎膈》篇中曰："有气滞者，有血瘀者，有火炎者，有痰凝者，有食积者，虽有五种，总归七情之变，由气郁化火，火旺血枯，津液成痰，痰壅而食不化也。"这些理论至今仍有重要的指导意义。

现代医学的食管癌、贲门癌以及贲门痉挛、贲门弛缓、食管憩室、反流性食管炎、弥漫性食管痉挛、胃神经官能症等疾病，出现噎膈的临床表现时，可参考本节进行辨证论治。

一、病因、病机

噎膈之病，主要为七情内伤，饮食不节，年老体弱等原因，致使气、痰、瘀相互交阻，日久津气耗伤，食管失于润养，胃失通降而见噎膈。

（一）七情内伤

由于忧思恼怒，情志不遂，肝郁气滞，肝气横犯脾胃，脾伤则气结，运化失司，水湿内停，滋生痰浊，痰气相搏，阻于食道，食管不利或狭窄而见噎膈；肝伤则气郁，气郁则血凝，瘀血阻滞食道，饮食噎塞难下而成噎膈。

（二）饮食不节

因过食肥甘辛辣燥热之品，或嗜酒过度，造成胃肠积热，则津伤血燥，以致食道干涩而成噎膈。或常食发霉、粗糙之品，损伤食管脾胃而致噎膈。

（三）久病年老

由于大病久病，或年老气虚，或阴损及阳，久则脾肾衰败，阳气虚衰，运化无力，浊气上逆，壅阻食管咽喉，则吞咽困难而成噎膈。

噎膈之病位在食道，属胃所主，其病变脏腑又与肝、脾、肾有密切关系，因三脏与胃、食道皆有经络联系。脾为胃行其津液，若脾失健运，可聚湿生痰，阻于食道。胃气之和降，赖于肝气之条达，若肝失疏泄，则胃失和降，气机郁滞，久则气滞血瘀，食管狭窄。中焦脾胃赖于肾阴的濡养和肾阳的温煦，若肾阴不足，失于濡养，或脾肾衰败，阳气虚弱，运化受阻，浊气上逆均可发为噎膈。

噎膈之病因、病机复杂，但主要为七情内伤，饮食不节，日久则气郁生痰，气滞血阻，滞于食管而见噎膈；其次为年老体弱等原因，致阴津亏虚，气血枯燥，食管失于润养，干涩难下而见噎膈。但时常虚实交错，相互影响，互为因果，因而使病证极为复杂，病情缠绵难愈。

二、诊断要点

（一）症状

初起咽部或食道内有异物感，进食时有停滞感，继则咽下哽噎，重则食不得咽下或食入即吐。常伴有胃脘不适，胸膈疼痛，甚则形体消瘦，肌肤甲错，精神疲惫等。

（二）检查

口腔与咽喉检查，食管、胃的 X 线检查，食管与胃的内镜及病理组织学检查，食管脱落细胞检查，以及 CT 检查有助于早期诊断。

三、鉴别诊断

（一）梅核气

噎膈与梅核气两者均见吞咽过程中梗塞不舒的症状。梅核气自觉咽喉中有物梗塞，吐之不出，咽之不下，但饮食咽下顺利，无噎塞感，系气逆痰阻于咽喉所致。噎膈则饮食咽下暗梗阻难下，甚则不通。

（二）反胃

噎膈与反胃两者均有食入复出的症状，但反胃饮食能顺利咽下入胃，经久复出，朝食暮吐，暮食朝吐，宿谷不化，病证较噎膈轻，预后较好。

四、辨证

首先辨清噎膈的虚实。气滞血瘀，痰浊内阻者为实；津枯血燥，气虚阳弱者为虚。新病多实，或实多虚少；久病多虚，或虚中夹实。吞咽困难，梗塞不顺，胸膈胀痛者多实；食道干涩，饮食难下，或食入即吐者多虚。然而临证时，多为虚实相杂，应注意详辨。噎膈以正虚为本，夹有气滞、痰阻、血瘀等为标实。初起以标实为主，可见梗塞不舒，胸膈胀满、疼痛等气血郁滞之证。后期以正虚为主，出现形体消瘦，皮肤枯燥，舌红少津等津亏血燥之候；面色㿠白，形寒气短，面浮足肿等气虚阳微之证。临证时应仔细辨明标本的轻重缓急，利于辨证施治。

（一）气滞痰阻

1.证候

咽食梗阻，胸膈痞满，甚则疼痛，随情志变化可加重或减轻，伴有嗳气呃逆，呕吐痰涎，口干咽燥，大便干涩，舌质红，苔薄腻，脉弦滑。

2.分析

由于气滞痰阻于食管，食道不利，则咽食困难，胸膈痞满，遇情绪舒畅可减轻，精神抑郁则加重；气结津液不能上承，且郁热伤津，故口干咽燥；津不下润则大便干涩；痰气交阻，胃气上逆，则嗳气呃逆，呕吐痰涎；舌质红，苔薄腻，脉弦滑，为气郁痰阻，兼有郁热伤津之象。

（二）瘀血阻滞

1.证候

吞咽梗阻，胸膈疼痛，食不得下，甚则滴水难进，食入即吐，或吐出物如赤豆汁，兼面色黯黑，肌肤枯燥，形体消瘦，大便坚如羊屎，或便血，舌质紫黯，或舌红少津，脉细涩。

2.分析

血瘀阻滞食管或胃口，道路狭窄，故吞咽困难，胸膈疼痛，食不得下，食入即吐；久病阴伤肠燥，故大便干结，坚如羊屎；久瘀伤络，血渗脉外，则吐物如赤豆汁，或便血；长期饮食不入，化源告竭，肌肤失养，故形体消瘦，肌肤枯燥；面色黯黑，为瘀血阻滞之征；舌质紫黯，少津，脉细涩为血亏瘀结之象。

（三）津亏热结

1.证候

进食时咽喉梗涩而痛，水饮可下，食物难进，或入食即吐，兼胸背灼痛，五心烦热，口干咽燥，形体消瘦，肌肤枯燥，大便干结，舌质红而干，或有裂纹，脉弦细数。

2.分析

由于胃津亏耗，不能上润，故进食时咽喉梗涩而痛；热结痰凝，阻塞食道，故食物反出；热结灼阴，津亏失润，则口干咽燥，大便干结；胃不受纳，无以化生精微，故五心烦热，形体消瘦，肌肤枯燥；舌红而干，或有裂纹，脉弦细而数，均为津亏热结之象。

（四）脾肾阳衰

1.证候

长期吞咽受阻，饮食不下，胸膈疼痛，面色㿠白，形瘦神衰，气短畏寒，面浮足肿，泛吐清涎，腹胀便溏，舌淡苔白，脉细弱。

2.分析

噎膈日久，阴损及阳，脾肾阳衰，饮食无以受纳和运化，浊气上逆，故吞咽受阻，饮食不下，泛吐涎沫；脾肾衰败，化源衰微，肌体失养，故面色㿠白，形瘦神衰；阳气衰微，寒湿停滞，气短畏寒，面浮肢肿，腹胀便溏；舌淡苔白，脉细弱，均为脾肾阳衰之象。

五、治疗

噎膈的治疗在初期重在治标，宜以行气化痰、活血祛瘀为主；中、后期重在治本，以滋阴润燥、补气温阳为主。但本病表现极为复杂，常常虚实交错，治疗时应根据病情区分主次，全面兼顾。

（一）中药治疗

1.气滞痰阻

（1）治法：化痰解郁，润燥降气。

（2）处方：启膈散（《医学心悟》）。方中丹参、郁金、砂仁理气化痰，解郁宽胸；沙参、贝母、茯苓润燥化痰，健脾和中；荷叶蒂和胃降逆；杵头糠治卒噎。

痰湿较重可加瓜蒌、天南星、半夏以助化痰之力；若津液耗伤加麦冬、石斛、天花粉以润燥；若郁久化热，心烦口干者，加黄连、栀子、山豆根；若津伤便秘者加桃仁、蜂蜜以润肠通便。

2.瘀血阻滞

(1)治法:活血祛瘀,滋阴养血。

(2)处方:通幽汤(《脾胃论》)。方中生地、熟地、当归身滋阴润肠,解痉止痛;桃仁、红花活血祛瘀,通络止痛;甘草益脾和中;升麻升清降浊。

若胸膈刺痛,酌加三七、丹参、赤芍、五灵脂活血祛瘀,通络止痛;胸膈闷痛,加海藻、昆布、贝母、瓜蒌软坚化痰,宽胸理气;若呕吐痰涎,加莱菔子、生姜汁以温胃化痰。

3.津亏热结

(1)治法:滋阴养血,润燥生津。

(2)处方:沙参麦冬汤(《温病条辨》)加减。方中沙参、麦冬、玉竹滋补津液;桑叶、天花粉养阴泻热;扁豆、甘草安中和胃;可加玄参、生地、石斛以助养阴之力;加栀子、黄连、黄芩以清肺胃之热。

若肠燥失润,大便干结,可加当归、瓜蒌仁、生首乌润肠通便;若腹中胀满,大便不通,胃肠热盛,可用人参利膈丸或大黄甘草汤泻热存阴,但应中病即止,以免耗伤津液;若食道干涩,口燥咽干,可用滋阴清膈饮以生津养胃。

4.脾肾阳衰

(1)治法:温补脾肾,益气回阳。

(2)处方:补气运脾汤(《统旨方》)加减。方中人参、黄芪、白术、茯苓、甘草补脾益气;砂仁、陈皮、半夏和胃降逆;加旋覆花降逆止呕;加附子、干姜温补脾阳;加枸杞子、杜仲温养肝肾,填充精血。若气阴两虚加石斛、麦冬、沙参以滋阴生津。

若中气下陷、少气懒言可用补中益气汤;若气血两亏、心悸气短可用十全大补汤加减。

在此阶段,阴阳俱竭,如因阳竭于上而水谷不入,阴竭于下而二便不通,称为关格,系开合之机已废,为阴阳离决的一种表现,当积极救治。

(二)针灸治疗

1.基本处方

取穴:天突、膻中、内关、上脘、膈俞、足三里、胃俞、脾俞。天突散结利咽,宽贲门;膻中、内关宽胸理气,降逆止吐;上脘和胃降逆,调气止痛;膈俞利膈宽胸;足三里、胃俞、脾俞和胃扶正。

2.加减运用

(1)气滞痰阻证:加丰隆、太冲以理气化痰,针用泻法。余穴针用平补平泻法。

(2)瘀血阻滞证:加合谷、血海、三阴交以行气活血,针用泻法。余穴针用平补平泻法。

(3)津亏热结证:加天枢、照海以滋补津液、泻热散结,针用补法。余穴针用平补平泻法。

(4)脾肾阳衰证:加命门、气海、关元以温补脾肾、益气回阳。诸穴针用补法,或加灸法。

3.其他

(1)耳针疗法:取神门、胃、食道、膈,用中等刺激,每天 1 次,10 次为 1 个疗程,或贴压王不留行籽。

(2)穴位注射疗法:取足三里、内关,用维生素 B_1、维生素 B_6 注射液,每穴注射 1 mL,每 3 天注射1 次,10 次为 1 个疗程。

第五章

肝胆系病证

第一节　胁　　痛

一、临床诊断

(一)症状与体征

(1)以一侧或两侧胁肋部疼痛为主要临床表现,疼痛性质可表现为胀痛、窜痛、刺痛、隐痛,多为拒按,间有喜按者。

(2)可伴见胸闷、腹胀、嗳气、呃逆、急躁易怒、口苦纳呆、厌食恶心等症。

(3)常有情志不舒,跌仆损伤,饮食不节,久病耗伤,劳倦过度,或外感湿热等病因。

(4)血常规、肝功能、胆囊造影、B超等实验室检查,有助于诊断。

(二)辅助检查

胁痛以右侧为主者,多与肝胆疾病相关。肝功能、乙肝五项、甲肝抗体、丙肝抗体、戊肝抗体、自身免疫性肝病抗体、肝脏病理等检查可以作为诊断肝炎的指标;腹部B超、CT、MRI等检查可做肝硬化,肝胆结石,急、慢性胆囊炎,脂肪肝,胆道蛔虫,肝脓肿等疾病的诊断依据。检测血中的甲胎蛋白、碱性磷酸酶及超声造影、CT、MRI增强扫描可以与肝癌相鉴别;电子胃镜、上消化道钡餐可与胃病相鉴别;血常规、腹部X线检查可与肠梗阻、肠穿孔等做鉴别诊断;胸部X线、CT等检查可与胸膜炎相鉴别。

二、病证鉴别

(一)胁痛与悬饮

胁痛发病与情志不遂、饮食不节、跌仆损伤、久病体虚有关,其病机为肝络失和,主要表现为一侧或两侧胁肋部疼痛。悬饮多因素体虚弱,时邪外袭,肺失宣通,饮停胸胁,而致络气不和,其表现为饮停胸胁,胸胁咳唾引痛,呼吸或转侧加重,患侧肋间饱满,叩诊呈浊音,或兼见发热。

(二)胁痛与胃痛

两者疼痛主要部位不同。胁痛是以一侧或两侧胁肋部疼痛为主证,可伴发热恶寒,或目黄肤黄,或胸闷太息。肝气犯胃之胃痛可有攻痛连胁,但仍以上腹中部胃脘部疼痛为主症,且常伴嘈杂反酸,嗳气吐腐。

(三)胁痛与黄疸、鼓胀、肝癌等

黄疸、鼓胀、肝癌等在病程中或早或晚均伴有一侧或两侧胁肋部疼痛。其鉴别要点:黄疸以身目发黄为主症;鼓胀为气、血、水互结,腹大如鼓;肝癌有胁下积块。

三、病机转化

胁痛主要由情志不舒、跌仆损伤、饮食不节,久病耗伤,劳倦过度,或外感湿热等病因,导致肝气郁结、血瘀阻络,湿热蕴结、肝失疏泄,肝阴不足、络脉失养等,最终导致胁痛发生。

(一)基本病机

肝络失和,“不通则痛”或“不荣则痛”。肝为刚脏,主疏泄,喜条达而恶抑郁,肝体属阴,体阴而用阳。若肝的疏泄功能失常,气机郁结,血脉瘀滞,或阴血不足,肝失濡润,均可导致肝络失和,产生胁痛。因肝气郁滞、瘀血停滞、湿热蕴结所致的胁痛多属实证,是为“不通则痛”;因阴血不足,肝络失养所致的胁痛为虚证,属“不荣则痛”。

(二)病位在肝胆,与脾胃肾密切相关

肝居胁下,经脉布于两胁,胆附于肝,与肝成表里关系,其脉亦

循于胁,故胁痛之病,主要责之肝胆;胃居中焦,主受纳水谷,运化水湿,若因饮食所伤,脾失健运,湿热内生,郁遏肝胆,疏泄不畅,亦可发为胁痛;肝肾同源,精血互生,若因肝肾阴虚,精亏血少,肝脉失于濡养,则胁肋隐隐作痛。

(三)病理性质有虚有实,而以实证多见

胃痛病理性质有虚有实,实者多属不通而痛,以气滞、血瘀、湿热为主,三者尤以气滞为先。虚者多属不荣而痛,如阴血亏虚,肝失所养。虚实之间可以相互转化,故临床常见虚实夹杂之证。

(四)病程有新久之分,在气在血之别

一般说来,胁痛初病在气,由肝郁气滞、气机不畅所致;气为血帅,气行则血行,故气滞日久,血行不畅,病变由气滞转为血瘀,或气滞、血瘀并见;气滞日久,易于化火伤阴;因饮食所伤,肝胆湿热所致之胁痛,日久亦可耗伤阴津,皆可致肝阴耗伤,脉络失养,而转为虚证或虚实夹杂证。外邪、饮食、情志所致,以气机郁滞为主,病位较浅,多在气分;日久由经入络,气郁血瘀,病位较深,多为气血同病。

(五)病延日久,变证衍生

胁痛病延日久,可衍生变证,如气血壅结,肝体失和,腹内结块,形成积聚;如湿热壅滞,肝失疏泄,胆汁泛滥,则发生黄疸;肝脾肾失调,气血水互结,酿生鼓胀。胁痛日久,痰瘀互结,阻于肝络,或酿毒生变,转为肝癌。

四、辨证论治

(一)辨证思路

1.辨气血

一般来说,胁痛在气,以胀痛为主,且痛无定处,游走不定,时轻时重,症状的轻重每与情绪变化有关;胁痛在血,以刺痛为主,且痛处固定不移,疼痛持续不已,局部拒按,入夜尤甚,或胁下有积块。

2.辨虚实

实证多由肝郁气滞,瘀血阻络,外感湿热之邪所致,起病急,病程短,疼痛剧烈而拒按,脉实有力;虚证多属肝阴不足,络脉失养所引起，常因劳累而诱发，起病缓，病程长，疼痛隐隐，悠悠不休而喜按，脉虚无力。

3.辨表里

外感胁痛是由湿热外邪侵袭肝胆，肝胆失于疏泄条达而致，伴有寒、热表证，且起病急骤，同时可出现恶心呕吐，目睛发黄，苔黄腻等肝胆湿热症状；内伤胁痛则由肝郁气滞，瘀血内阻，或肝阴不足所引起，不伴恶寒、发热等表证，且起病缓慢，病程较长。

4.辨脏腑

胁痛病位主要在肝胆，但与脾、胃、肾密切相关，辨证时要注意辨别病变脏腑的不同。如肝郁气滞证多发病与情志因素有关，胁痛以胀痛为主，痛无定处，心烦易怒、胸闷腹胀、嗳气频作，属于肝脏病；肝胆湿热证口干口苦，胸闷纳呆，或兼有身热恶寒，身目发黄，为肝胆脏腑同病；若肝胃不和症见胸脘痞闷，恶心呕吐，胁痛隐隐，为肝胃同病。

(二)治疗原则

胁痛的治疗原则当基于肝络失和的基本病机，根据“不通则痛”“不荣则痛”的理论，以疏肝活络止痛为基本治则，结合肝胆的生理特点，灵活应用。实证宜理气、活血通络、清热祛湿，通则不痛；虚证宜补中寓通，滋阴、养血、柔肝，荣则不痛。

(三)分证论治

1.肝郁气滞

(1)症状：胁肋胀痛，走窜不定，甚则连及胸肩背臂，疼痛每因情志变化而增减，胸闷，善太息，得嗳气则舒，纳食减少，脘腹胀满，舌苔薄白，脉弦。

(2)病机分析：肝失条达，气机不畅，阻于胁络，肝气横逆，犯及脾胃。

(3)治法：疏肝解郁，理气止痛。

(4)代表方药：柴胡疏肝散加减。方中柴胡疏肝解郁，香附、枳壳、陈皮理气除胀，川芎活血行气通络，白芍、甘草缓急止痛，全方共奏疏肝理气止痛之功。

(5)加减:若气滞及血,胁痛重者,酌加郁金、川楝子、延胡索、青皮以增强理气活血止痛之功;若兼见心烦急躁,口干口苦,尿黄便干,舌红苔黄,脉弦数等气郁化火之象,酌加栀子、黄芩、胆草等清肝之品;若伴胁痛,肠鸣,腹泻者,为肝气横逆,脾失健运之证,酌加白术、茯苓、泽泻、薏苡仁以健脾止泻;若伴有恶心呕吐,是为肝胃不和,胃失和降,酌加半夏、陈皮、藿香、生姜等以和胃降逆止呕。

2.肝胆湿热

(1)症状:胁肋胀痛,触痛明显而拒按,或引及肩背,伴有脘闷纳呆,恶心呕吐,厌食油腻,口干口苦,腹胀尿少,或兼有身热恶寒,或有黄疸,舌苔黄腻,脉弦滑。

(2)病机分析:外湿或内热蕴积肝胆,肝络失和,胆失疏泄。

(3)治法:疏肝利胆,清热利湿。

(4)代表方药:龙胆泻肝汤加减。方中龙胆草、栀子、黄芩清肝泻火,柴胡疏肝理气,木通、泽泻、车前子清热利湿,生地黄、当归养血清热益肝。

(5)加减:可酌加郁金、半夏、青皮、川楝子以疏肝和胃,理气止痛。若便秘,腹胀满者为热重于湿,肠中津液耗伤,可加大黄、芒硝以泻热通便存阴。若白睛发黄,尿黄,发热口渴者,可加茵陈、黄柏、金钱草以清热除湿,利胆退黄。久延不愈者,可加三棱、莪术、丹参、当归尾等活血化瘀。对于湿热蕴结的胁痛,祛邪务必要早,除邪务尽,以防湿热胶固,酿成热毒,导致治疗的困难。

3.瘀血阻络

(1)症状:胁肋刺痛,痛处固定而拒按,疼痛持续不已,入夜尤甚,或胁下有积块,或面色晦暗,舌质紫黯,脉沉弦。

(2)病机分析:肝郁日久,气滞血瘀,或阴伤血滞,脉络瘀阻。

(3)治法:活血化瘀,通络止痛。

(4)代表方药:血府逐瘀汤加减。方用桃仁、红花、当归、生地黄、川芎、赤芍活血化瘀而养血,柴胡行气疏肝,桔梗开肺气,枳壳行气宽中,牛膝通利血脉,引血下行。

(5)加减:若瘀血严重,有明显外伤史者,应以逐瘀为主,方选复元活血汤。方以大黄、桃仁、红花活血祛瘀，散结止痛，当归养血祛瘀，柴胡疏肝理气，天花粉消肿化痰，甘草缓急止痛，调和诸药。还可加三七粉另服，以助祛瘀生新之效。

4.胆腑郁热

(1)症状：右胁灼热疼痛，口苦咽干，面红目赤，大便秘结，小便短赤，心烦、失眠易怒，舌红，苔黄厚而干，脉弦数。

(2)病机分析：因饮食偏嗜，忧思暴怒，外感湿热，虚损劳倦，胆石等原因导致胆腑气机郁滞，或郁而化火，胆液失于通降。此型胆胀多见。

(3)治法：清泻肝胆，解郁通腑。

(4)代表方药：清胆汤加减。方中栀子、黄连、柴胡、白芍、蒲公英、金钱草、瓜蒌清泻肝火，郁金、延胡索、川楝子理气解郁止痛，大黄利胆通腑泄热。

(5)加减：心烦失眠者，加丹参、炒枣仁；黄疸加茵陈、枳壳；口渴喜饮者，加天花粉、麦冬；恶心呕吐者，加半夏、竹茹。方中金钱草用量宜大，可用 30～60 g。

5.肝络失养

(1)症状：胁肋隐痛，绵绵不已，遇劳加重，口干咽燥，两目干涩，心中烦热，头晕目眩，舌红少苔，脉弦细数。

(2)病机分析：肝郁日久化热，或湿热久蕴伤阴，或病久体虚阴亏，导致精血亏损，肝络失养。

(3)治法：养阴柔肝，理气止痛。

(4)代表方药：一贯煎加减。方中生地黄、枸杞滋养肝肾，沙参、麦冬、当归滋阴养血柔肝，川楝子疏肝理气止痛。

(5)加减：若阴亏过甚，舌红而干，可酌加石斛、玄参、天冬；两目干涩，视物昏花，可加决明子、女贞子；头晕目眩甚者，可加钩藤、天麻、菊花；若心中烦热，口苦甚者，可加炒栀子、丹参。

(四)其他疗法

1.单方验方

(1)鸡内金、郁金、金钱草、海金沙各 30 g，水煎服，每天 1 副，用于肝胆湿热、砂石阻于胆道者。

(2)玫瑰花、代代花、茉莉花、川芎、荷叶各等份，开水冲服，用于肝气郁滞者。

(3)蒲公英 30 g，茵陈 30 g，红枣 6 枚，水煎服，每天 1 副，用于肝胆湿热者。

(4)威灵仙 30 g，水煎服，每天 1 副，用于肝气郁滞者。

(5)金钱草 15 g，鸡内金 15 g，茵陈 15 g，水煎服，每天 1 副，用于肝胆湿热者。

(6)川芎 15 g，香附 10 g，枳壳 15 g，水煎服，每天 1 副，用于气滞血瘀者。

(7)川楝子 10 g，郁金 12 g，山楂 30 g，水煎服，每天 1 副，用于肝气郁滞者。

(8)白茅根 30 g，黑木耳 10 g，竹叶 6 g，水煎服，每天 1 副，用于热盛伤阴之实证。

(9)百合 30 g，枸杞子 15 g，水煎服，每天 1 副，用于阴虚胁痛。

(10)三七粉 3 g，每天 1 副，开水送服，孕妇忌服。用于血瘀胁痛。

2.中成药疗法

(1)龙胆泻肝丸。

功用主治：清肝胆，利湿热。用于肝胆湿热，胁痛口苦，头晕目赤，耳鸣耳聋，耳肿疼痛，尿赤涩痛，湿热带下。

用法用量：口服，每次 3～6 g，每天 2 次。

(2)红花逍遥片。

功用主治：疏肝，理气，活血。用于肝气不舒，胸胁胀痛，月经不调，头晕目眩，食欲减退等症。

用法用量：口服，每次 2～4 片，每天 3 次。

(3)肝苏片。

功用主治：清利湿热。用于急性病毒性肝炎、慢性活动性肝炎属湿热证者。

用法用量：口服，每次 5 片，每天 3 次，小儿酌减。

(4)元胡止痛颗粒。

功用主治:理气,活血,止痛。用于行经腹痛,胃痛,胁痛,头痛。

用法用量:口服,每次 4～6 片,每天 3 次。

(5)当飞利肝宁胶囊。

功用主治:清利湿热,益肝退黄。用于湿热郁蒸而致的黄疸,急性黄疸型肝炎,传染性肝炎,慢性肝炎而见湿热证候者。

用法用量:口服,每次 4 粒,每天 3 次或遵医嘱。

(6)胆宁片。

功用主治:疏肝利胆,清热通下。用于肝郁气滞、湿热未清所致的右上腹隐隐作痛、食入作胀、胃纳不香、嗳气、便秘;慢性胆囊炎见上述证候者。

用法用量:口服,每次 5 片,每天 3 次,饭后服用。

(7)六味地黄丸。

功用主治:滋阴补肾。用于肾阴亏损,头晕耳鸣,腰膝酸软,骨蒸潮热,盗汗遗精。

用法用量:口服,每次 1 丸,每天 2 次。

(8)鸡骨草丸。

功用主治:清肝利胆,清热解毒,消炎止痛。用于急性黄疸型病毒性肝炎、慢性活动性肝炎、慢性迁延性肝炎。

用法用量:口服,每次 4 粒,每天 3 次。

(9)清肝利胆口服液。

功用主治:清利肝胆湿热。主治纳呆、胁痛、疲倦乏力、尿黄、苔腻、脉弦肝郁气滞、肝胆湿热未清等症。

用法用量:口服,每次 20～30 mL,每天 2 次,10 天为 1 个疗程。

(10)消炎利胆片。

功用主治:清热,祛湿,利胆。用于肝胆湿热引起的口苦,胁痛;急性胆囊炎,胆管炎。

用法用量:口服,每次 2 片,每天 3 次。

(11)胆舒胶囊

功用主治:疏肝解郁,利胆融石。主要用于慢性结石性胆囊炎、慢性胆囊炎及胆石症。

用法用量：口服，每次 1～2 粒，每天 3 次。

3.针灸疗法

(1)体针：以取足厥阴肝经、足少阳胆经、足阳明胃经为主。处方：主穴，期门、支沟、阳陵泉、足三里。配穴：肝郁气滞者，加行间、太冲；血瘀阻络者，加膈俞、血海；湿热蕴结者，加中脘、三阴交；肝阴不足者，加肝俞、肾俞。

操作：毫针刺，实证用泻法，虚证用补法。

(2)耳针：取穴肝、胆、胸、神门，毫针中等强度刺激，也可用王不留行贴压。

(3)皮肤针：用皮肤针叩打胸胁痛处，加拔火罐。

(4)穴位注射：取大椎、肝俞、脾俞、心俞、胃俞、肝炎穴、胆囊穴，每次选 2 穴，用丹参或当归注射液，每穴注射药液 1 mL，每天 1 次，15 次为 1 个疗程。

4.外治疗法

(1)穴位贴敷：①用中药穴位敷贴透皮制剂“肝舒贴”（主要由黄芪、莪术等药物组成）通过穴位给药，可治疗胁肋疼痛。②取大黄、黄连、黄芩、黄柏各等份，研为细末，用纱布包扎，外敷胆囊区，每次 4～6 小时。③取琥珀末或吴茱萸 1.5 g，盐少许，炒热后，热敷疼痛部位，药包冷则更换，每天 2 次，每次 30 分钟；或以疼痛缓解为度。

(2)推拿疗法。①背俞穴综合手法：首先在背俞穴上寻找压痛敏感点，找到后即以此为输行指揉法，得气为度。反复寻找，治疗 2～3 遍，如遇有结节或条索状阳性反应物，可在此施以弹拨法、捋顺法、散法，手法轻重以患者能耐受为度，如无压痛敏感点及阳性反应物，则在胆俞穴上施术。②胆囊区掌揉法：以右掌根置于患者右肋下，行掌揉法，顺逆时针均可，轻重以病位得气，患者感觉舒适为度，行 10～15 分钟。③摩腹：多采用大摩腹泻法，或视虚实言补泻，但第 1 次治疗宜只泻不补，10 分钟后或至肠蠕动加快。④胆囊穴点按法：点按双侧胆囊穴、足三里、内关，得气为度。⑤辨证加减。肝郁气滞：循胁合推两胁，点膻中；揉章门、期门。瘀血阻络：揉肝俞、胆俞;点血海、足三里、三阴交。肝阴不足:一指禅推中脘、天枢;揉脾俞、胃俞、足三里。肝胆湿热:点足三里、条口、丰隆。

第二节　黄　　疸

一、临床诊断

(1)目黄、身黄、尿黄。以目睛发黄为主。因为目睛发黄是最早出现、消退最晚,而且是最易发现的指征之一。

(2)患病初期,常有类似胃肠感冒的症状,三五天以后,才逐渐出现目黄,随之溲黄与身黄。急黄表现为黄疸起病急骤,身黄迅即加深,伴见高热,甚或出现内陷心包、神昏痉厥等危候。

(3)有饮食不节或饮食不洁、肝炎接触或使用化学制品、药物等病史。

(4)血常规、尿常规检查,血生化肝功能检查,如血清总胆红素、尿胆红素、尿胆原、直接或间接胆红素、转氨酶测定,B超、CT、胆囊造影等,以及肝炎病毒学指标、自身免疫性肝病检测指标等,有助于黄疸诊断,并有利于区别肝细胞性黄疸(病毒性肝炎等)、梗阻性黄疸(肝胆及胰腺肿瘤、胆石症等)、溶血性黄疸。

二、病证鉴别

(一)黄疸与萎黄相鉴别

黄疸与萎黄相鉴别(见表5-1)。

表5-1　黄疸与萎黄鉴别要点

	黄疸	萎黄
病因	感受时疫毒邪、饮食所伤、脾胃虚弱、瘀血、砂石阻滞	大失血或重病之后
病机要点	湿浊阻滞,胆液外溢	气血不足,血不华色

续表

	黄疸	萎黄
目黄	目黄、身黄、溲黄	颜面皮肤萎黄不华，无目黄
兼症	恶心呕吐，腹胀纳呆，大便不调	眩晕、气短、心悸

(二)阳黄、阴黄与急黄相鉴别

阳黄、阴黄与急黄相鉴别(见表5-2)。

表5-2　阳黄、阴黄与急黄鉴别要点

	阳黄	阴黄	急黄
病因	湿热	寒湿	热毒
病机要点	湿热壅滞	寒湿瘀滞	热毒炽盛，迫及营血
证候特征	黄色鲜明如橘色，伴口干发热，小便短赤，大便秘结，舌苔黄腻，脉弦数	黄色晦暗如烟熏，伴脘闷腹胀，畏寒神疲、口淡不渴，舌质淡，苔白腻，脉濡缓或沉迟	黄色如金，发病迅速，伴神昏，谵语，衄血、便血，肌肤瘀斑，舌质红绛，苔黄燥
预后	治疗及时，预后良好	病情缠绵，不易速愈	病情凶险，预后多差

三、病机转化

黄疸的病位在脾、胃、肝、胆，病性有虚有实，初病多实，久病多虚。发病与湿邪内郁相关。急黄为感受湿热疫毒为患，热毒炽盛，迫及营血，病情急重；阳黄为中阳偏盛，湿从热化，湿热瘀滞，“瘀热以行”，或肝胆郁热，胆汁外溢所致；阴黄为中阳不足，湿从寒化，寒湿瘀滞为患，或脾胃虚弱，血败不荣于色所致。总之，黄疸形成的病机，可概括为湿热瘀滞、肝胆郁热与脾虚血败，不荣于色3个方面(见图5-1)。

四、辨证论治

(一)治则治法

黄疸初期以实证为主，治疗重在攻逐体内邪气，据其邪气特性，采用相应的治疗方法。阳黄证以清热利湿为主，通利二便是驱逐体内湿邪的主要途径。阳黄证无论湿热之轻重，苦寒攻下法的应用均有利于黄疸的消退，但须中病即止，以防损伤脾阳。急黄证的治疗以清热解毒凉血为主，并随病证变化，灵活应用攻下、开窍之法。阴黄证治疗则依据寒湿或血瘀的病机特点，可采用温化寒湿、化瘀退黄治法。而虚黄的治疗则以健脾生血为原则。久病黄疸的治疗，更当重视健脾疏肝、活血化瘀，以避免黄疸进一步发展为积聚、鼓胀等顽症。

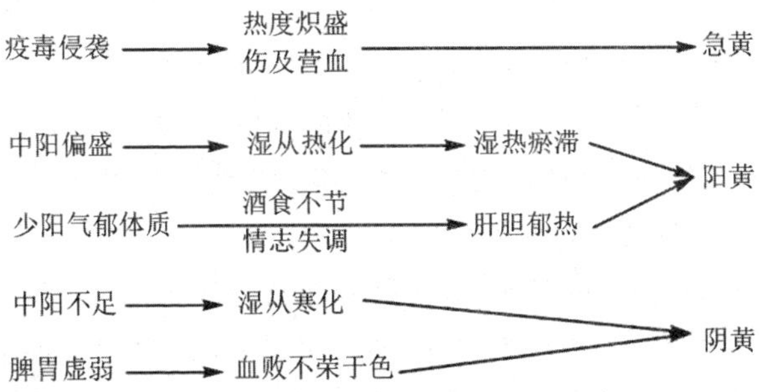

图 5-1 黄疸病机转化示意图

(二)分证论治

湿、毒、虚、瘀是黄疸的主要证候要素。阳黄可分为湿热兼表、热重于湿、湿重于热、肝胆郁热。湿热兼表，多见于黄疸初起，双目白睛微黄或不明显，小便黄，伴恶寒发热等表证；热重于湿以身目俱黄，黄色鲜明，发热口渴为特征；湿重于热也表现为身目俱黄，但黄色不如热重者鲜明，可见头身困重等；肝胆郁热以身目发黄鲜明，右胁剧痛放射至肩背，壮热或寒热往来为特征。阴黄可分为寒湿证和脾虚证，寒湿证以身目俱黄，黄色晦暗，或如烟熏为特征；脾虚证以身目发黄，黄色较淡而不鲜明，肢体倦怠乏力为特征。急黄以发病迅速，身目俱黄，其色如金，高热烦渴甚至发生神昏痉厥为特征。

(三)临证备要

茵陈蒿是治疗黄疸的专药，可用于多种原因所致的黄疸，用量一般为 30～50 g。此外，青叶胆、金钱草、虎杖、郁金、败酱草、车前草等均有退黄之效，临床可酌情选用。

大黄治疗黄疸，古方常用。清代温病学家吴又更认为“退黄以大黄为专攻”，主张较大剂量应用大黄。实践证明，在治疗阳黄时，大黄确有很好的疗效，大便干结时，可加玄明粉；大便溏时，可用制大黄。

黄疸多湿热邪毒所致，今人有“治黄需解毒，毒去黄易除”之说。除了茵陈、山栀子、大黄、虎杖以外，蒲公英、连翘、板蓝根、大青叶、白花蛇舌草等清热解毒药或金钱草、车前草等利湿解毒药，临床也很常用。

黄疸多湿热瘀滞，《金匮要略》认为“瘀热以行，脾色必黄”，所以黄疸治疗当重视活血化瘀或凉血散血。丹参、茜草、丹皮、赤白芍等，临床常用。所谓“治黄需活血，血行黄易灭”，就是在强调黄疸活血化瘀治法的重要。

黄疸病位在脾胃肝胆，久病黄疸表现为肝郁脾虚者也不少见。所以治疗黄疸应该重视疏肝柔肝，调理气血，健脾护胃。同时应该注意扶正益气、化瘀散结、祛邪解毒，方剂可用当归补血汤、当归芍药散、鳖甲煎丸、三甲散等，以防治病情进展到积聚以致引发鼓胀。

虚黄为黄疸的特殊类型，可见于进食蚕豆，或药毒所伤引发，常见面色无华，乏力体倦，小便赤褐色，多虚，当用小建中汤等调补。

（四）常见变证的治疗

1.鼓胀

气、血、水淤积于腹内，常表现为腹大如鼓、皮色苍黄、腹壁青筋暴露，常伴有胁下或腹部痞块，四肢枯瘦等症，舌黯有瘀斑，舌苔腻或舌淡胖，苔白，脉弦滑或细弱，初期以理气和血，利水行湿为法，可以木香顺气散为主方；中期以益气活血，行气利水为法，可用四君子汤合调营饮为主方；晚期当重视并发症，出血者，可用泻心汤或大黄、白及、三七粉凉开水调为糊状，慢慢吐服；神昏者，可用至宝丹或苏合香丸以醒神开窍。

2.积聚

胁下可有癥积，固定不移，胸胁刺痛，拒按，舌黯或淡黯，有瘀斑，脉涩，可用鳖甲煎丸以活血散瘀，软坚散结，如有气血亏虚可合用当归补血汤，或人参养荣汤。

（五）其他疗法

1.中成药疗法

（1）茵栀黄口服液：清热解毒，利湿退黄。适用于湿热毒邪内蕴所致急性、迁延性、慢性肝炎和重症肝炎（Ⅰ型）。也可用于其他型重症肝炎的综合治疗。

（2）清肝利胆胶囊：清利肝胆湿热。适用于肝郁气滞、肝胆湿热未清等症。

（3）茵陈五苓丸：清湿热，利小便。适用于肝胆湿热，脾肺郁结引起的湿热黄疸，胆腹胀满，小便不利。

（4）乙肝解毒胶囊：清热解毒，疏肝利胆。适用于乙型肝炎，辨证属于肝胆湿热内蕴者。

2.针灸疗法

针刺以足三里、阳陵泉、行间、胆囊穴、至阳等为主，发热者可加曲池；湿浊重者可加阴陵泉、地机；胁痛者可加日月、期门；恶心呕吐者可加内关、中脘。多用泻法，留针 30 分钟，每天 1 次，两周 1 个疗程。

第三节　积　　聚

一、临床诊断

（一）疾病诊断

（1）腹腔内有可扪及的包块。

（2）常有腹部胀闷或疼痛不适等症状。

（3）常有情志失调、饮食不节、感受寒邪或黄疸、虫毒等病史。

（4）腹部 X 线、B 超、CT、MBI、病理组织活检及有关血液检查有助于明确相关疾病的诊断。

(二)病类诊断

1.积证

积属有形,结块固定不移,痛无定处,病在血分,是为脏病。

2.聚证

聚属无形,包块聚散无常,痛有定处,病在气分,是为腑病。

(三)病期诊断

1.初期

正气未至大虚,邪气虽实而不甚。表现为积块较小,质地较软,虽有胀痛不适,而一般情况尚较好。

2.中期

正气渐衰而邪气渐甚,表现为积块增大,质地较硬,持续疼痛,舌质紫黯或有瘀点、瘀斑,并有饮食日少,倦怠乏力,面色渐黯,形体逐渐消瘦等。

3.末期

正气大虚,而邪气实甚,表现为积块较大,质地坚硬,疼痛剧烈,舌质青紫或淡紫,有瘀点、瘀斑,并有饮食大减,神疲乏力,面色萎黄或黧黑,明显消瘦等衰弱表现。

二、病证鉴别

(一)积聚与痞满相鉴别

痞满是指脘腹部痞塞胀满,是自觉症状,而无块状物可扪及。积聚则是腹内结块,或痛或胀,不仅有自觉症状,而且有结块可扪及。

(二)症积与瘕聚相鉴别

症就是积,症积指腹内结块有形可征,固定不移,痛有定处,病属血分,多为脏病,形成的时间较长,病情一般较重;瘕聚是指腹内结块聚散无常,痛无定处,病在气分,多为腑病,病史较短,病情一般较轻。

三、病机转化

积聚病的病位在于肝脾。因肝主疏泄,司藏血;脾主运化,司统血。其发生主要关系到肝、脾、胃、肠等脏腑。因情志、饮食、寒湿、病后等，引起肝气不畅，脾运失职，肝脾失调，气血涩滞，壅塞不通，形成腹内结块，导致积聚。积聚的形成，总与正气亏虚有关。聚证病性多属实证，病程较短，预后良好。少数聚证日久不愈，可以由气入血转化成积证。积证初起，病理性质多实，日久病势较深，正气耗伤，可转为虚实夹杂之证。病至后期，气血衰少，身体羸弱，则以正虚为主。病机主要是气机阻滞，瘀血内结。病理因素虽有寒邪、湿热、痰浊、食滞、虫积等，但主要是气滞血瘀。聚证以气滞为多，积证以血瘀为主（见图 5-2）。

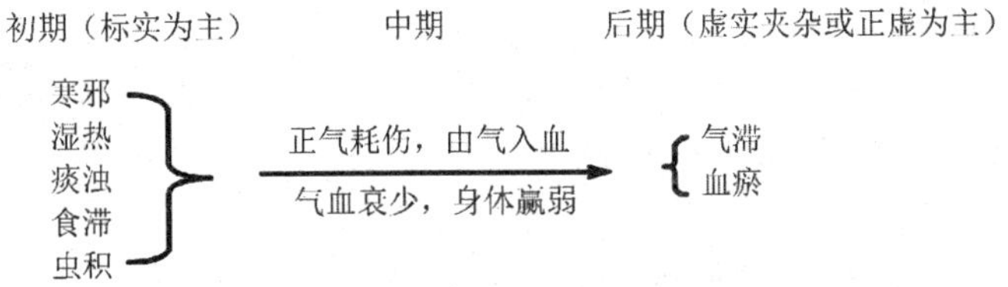

图 5-2 积聚病机转化示意图

四、辨证论治

(一)治则治法

1.区分不同阶段，掌握攻补分寸

积证可根据病程、临床表现，分作初期、中期、末期 3 个阶段。初期属邪实，积块不大，软而不坚，正气尚未大虚，应予消散，治宜行气活血、软坚消积为主；中期邪实正虚，积块渐大，质渐坚硬，正气渐伤，邪盛正虚，治宜消补兼施；后期以正虚为主，积块坚硬，形瘦神疲，正气伤残，应予养正除积，治宜扶正培本为主，酌加理气、化瘀、消积之品，切勿攻伐太过。

2.聚证重调气，积证重活血

聚证病在气分，以疏肝理气、行气消聚为基本治则，重在调气；积证病在血分，以活血化瘀、软坚散结为基本治则，重在活血。

(二)分证论治

积聚的辨证必须根据病史长短、邪正盛衰以及伴随症状，辨其虚实之主次。聚证多实证。积证初起，正气未虚，以邪实为主；中期，积块较硬，正气渐伤，邪实正虚；后期日久，瘀结不去，则以正虚为主。

1.肝气郁结证

(1)症状：腹中结块柔软，时聚时散，攻窜胀痛，脘胁胀闷不适，苔薄，脉弦等。

(2)治法：疏肝解郁，行气散结。

(3)方药：逍遥散、木香顺气散加减。

(4)常用药：柴胡、当归、白芍、甘草、生姜、薄荷、香附、青皮、枳壳、郁金、台乌药。

2.食滞痰阻证

(1)症状：腹胀或痛，腹部时有条索状物聚起，按之胀痛更甚，便秘，纳呆，舌苔腻，脉弦滑等。

(2)治法：理气化痰，导滞散结。

(3)方药：六磨汤加减。

(4)常用药：大黄、槟榔、枳实、沉香、木香、乌药。

3.气滞血阻证

(1)症状：腹部积块质软不坚，固定不移，胀痛不适，舌苔薄，脉弦等。

(2)治法：理气消积，活血散瘀。

(3)方药：柴胡疏肝散合失笑散加减。

(4)常用药：柴胡、青皮、川楝子、丹参、延胡索、蒲黄、五灵脂。

4.瘀血内结证

(1)症状：腹部积块明显，质地较硬，固定不移，隐痛或刺痛，形体消瘦，纳谷减少，面色晦暗黧黑，面颈胸臂或有血痣赤缕。女子可见月事不下，舌质紫或有瘀斑、瘀点，脉细涩等。

(2)治法：祛瘀软坚，佐以扶正健脾。

(3)方药：膈下逐瘀汤合六君子汤加减。

(4)常用药：当归、川芎、桃仁、三棱、莪术、香附、乌药、陈皮、人参、白术、黄精、甘草。

5.正虚瘀结证

(1)症状:久病体弱,积块坚硬,隐痛或剧痛,饮食大减,肌肉瘦削,神倦乏力,面色萎黄或黧黑,甚则面肢水肿,舌质淡紫,或光剥无苔,脉细数或弦细。

(2)治法:补益气血,活血化瘀。

(3)方药:八珍汤合化积丸加减。

(4)常用药:人参、白术、茯苓、甘草、当归、白芍、地黄、川芎、三棱、莪术、阿魏、瓦楞子、五灵脂、香附、槟榔。

(三)临证备要

临床上治疗癥积,应重视其邪正兼夹的特点,癥积按初中末三个阶段,可分为气滞血阻、瘀血内结、正虚瘀结三个证候,但在临床中,往往可兼有寒、湿、热、痰等病理表现。其中,兼郁热、湿热者较为多见。正气亏虚亦有偏于阴虚、血虚、气虚、阳虚的不同。临证应根据邪气兼夹与阴阳气血亏虚的差异,相应调整治法方药。

积聚治疗上始终要注意顾护正气,攻伐药物不可过用,《素问·六元正纪大论》说:“大积大聚,其可犯也,衰其大半而止。”聚证以实证居多,但如反复发作,脾气易损,应适当予以培脾运中。积证系日积月累而成,其消亦缓,切不可急功近利。如过用、久用攻伐之品,易于损正伤胃;过用香燥理气之品,则易耗气伤阴蕴热,加重病情。《医宗必读·积聚》提出“屡攻屡补,以平为期”的原则,颇有深意。

(四)其他疗法

1.中成药疗法

(1)鳖甲煎丸:消痞化积、活血化瘀、疏肝解郁。适用于积聚之血瘀肝郁证。

(2)大黄䗪虫丸:活血破瘀、通经消癥。适用于瘀血内停所致的癥瘕。

(3)养正消积胶囊:健脾益肾、化瘀解毒。适用于脾肾两虚瘀毒内阻型原发性肝癌。

2.单方验方

(1)肿节风15 g,水煎服。可用于脘腹部、右上腹及下腹部的多种肿瘤。

(2)藤梨根、生薏苡仁、连苗荸荠各30 g,每天1剂,水煎服;或龙葵、黄毛耳草各15 g,白花蛇舌草、蜀羊泉各30 g,每天1剂,水煎分3次服;或浙江三根汤:藤梨根、水杨梅根、虎杖根各30 g,水煎服。用于脘腹积块(胃癌)。

(3)三棱、莪术各15 g,水煎服;或三白草、大蓟、地骨皮各30 g,水煎服;或双半煎:半边莲、半枝莲、薏苡仁、天胡荽各20 g,水煎服。可用于右上腹积块(肝癌)。

(4)苦参、生熟薏苡仁、煅牡蛎、土茯苓、紫参、生地黄、地榆,各30 g,水煎服;或白花蛇舌草、菝葜、垂盆草、土茯苓各30 g,水煎服;或蒲公英、半枝莲各24 g,白花蛇舌草、金银花藤、野葡萄根各30 g,露蜂房9 g,蜈蚣2条,水煎服。另用牛黄醒消丸,每次服1.5 g,每天2次。可用于下腹之积块(肠癌)。

第四节 鼓　　胀

一、临床诊断

(一)临床表现

初起脘腹作胀,食后尤甚。继而腹部胀满如鼓,重者腹壁青筋显露,脐孔突起。

(二)伴随症状

常伴乏力、纳差、尿少及齿衄、鼻衄、皮肤紫斑等出血现象,可见面色萎黄、黄疸、手掌殷红、面颈胸部红丝赤缕、血痣及蟹爪纹。

(三)病史

本病常有酒食不节、情志内伤、虫毒感染或黄疸、胁痛、癥积等病史。

腹腔穿刺液检查、血清病毒学相关指标检查、肝功能、B超、CT、MRI、腹腔镜、肝脏穿刺等检查有助于腹水原因的鉴别。

二、病证鉴别

(一)鼓胀与水肿相鉴别

水肿是指体内水液潴留，泛滥肌肤，引起头面、眼睑、四肢、腹背甚至全身水肿的一种病证。严重的水肿患者也可出现胸腔积液、腹水，因此需与鼓胀鉴别。

(二)鼓胀与肠覃相鉴别

肠覃是一种小腹内生长肿物，而月经又能按时来潮的病证，类似卵巢囊肿。肠覃重症也可表现为腹部胀大膨隆，故需鉴别。

三、病机转化

鼓胀的基本病理变化总属肝脾肾受损，气滞、血瘀、水停腹中。病变脏器主要在肝脾，久则及肾。喻嘉言曾概括为“胀病亦不外水裹、气结、血瘀”。气、血、水三者既各有侧重，又常相互为因，错杂同病。病理性质总属本虚标实。初起，肝脾先伤，肝失疏泄，脾失健运，两者互为影响，乃至气滞湿阻，清浊相混，此时以实为主；进而湿浊内蕴中焦，阻滞气机，既可郁而化热，而致水热蕴结，亦可因湿从寒化，出现水湿困脾；久则气血凝滞，隧道壅塞，瘀结水留更甚。肝脾日虚，病延及肾，肾火虚衰，不但无力温助脾阳，蒸化水湿，且开阖失司，气化不利，而致阳虚水盛；若阳伤及阴，或湿热耗伤阴津，则见肝肾阴虚，阳无以化，水津失布，故后期以虚为主。至此因肝、脾、肾三脏俱虚，运行蒸化水湿的功能更差，气滞、水停、血瘀三者错杂为患，壅结更甚，其胀日重，由于邪愈盛而正愈虚，故本虚标实，更为错综复杂，病势日益深重(见图5-3)。

四、辨证论治

(一)治则治法

根据标本虚实的主次确定相应治法。标实为主者，按气、血、水的偏盛，分别采用行气、活血、祛湿利水，并可暂用攻逐之法，同时配以疏肝健脾;本虚为主者,根据阴阳的不同,分别采取温补脾肾或滋养肝肾法,同时配合行气活血利水。由于本病总属本虚标实错杂,故治当攻补兼施,补虚不忘泻实,泻实不忘补虚。

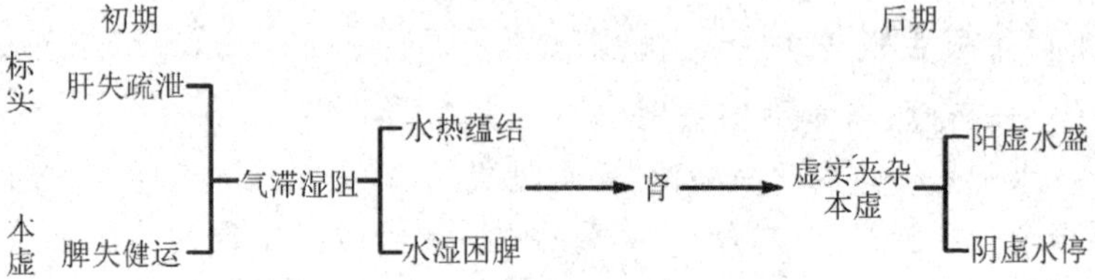

图 5-3　鼓胀病机转化示意图

(二)分证论治

1.气滞湿阻证

(1)证候:腹部胀大,按之不坚,胁下胀满或疼痛,饮食减少,食后腹胀,嗳气后稍减,尿量减少,舌白腻,脉弦细。

(2)治则:疏肝理气,健脾利水。

(3)主方:柴胡疏肝散合胃苓汤。

(4)方药:柴胡、枳壳、芍药、川芎、香附、白术、茯苓、猪苓、泽泻、桂枝、苍术、厚朴、陈皮。

若苔腻微黄,口干口苦,脉弦数,为气郁化火,可酌加丹皮、栀子;若胁下刺痛不移,面青舌紫,脉弦涩,为气滞血瘀者,可加延胡索、丹参、莪术;若见头晕失眠,舌质红,脉弦细数者,可加制首乌、枸杞子、女贞子等。

2.寒湿困脾证

(1)证候:腹大胀满,按之如囊裹水,胸脘胀闷,得热则舒,周身困重,畏寒肢肿,面浮或下肢微肿,大便溏薄,小便短少,舌苔白腻水滑,脉弦迟。

(2)治则:温中健脾,行气利水。

(3)主方:实脾饮。

(4)方药:附子、干姜、白术、木瓜、槟榔、茯苓、厚朴、木香、草果、甘草、生姜、大枣。

水肿重者,可加桂枝、猪苓、泽泻;脘胁胀痛者,可加青皮、香附、延胡索、丹参；脘腹胀满者，可加郁金、枳壳、砂仁；气虚少气者，加黄芪、党参。

3.湿热蕴结证

(1)证候：腹大坚满，脘腹绷急，外坚内胀，拒按，烦热口苦，渴不欲饮，小便赤涩，大便秘结或溏垢，或有面目肌肤发黄，舌边尖红，苔黄腻或灰黑而润，脉弦数。

(2)治则：清热利湿，攻下逐水。

(3)主方：中满分消丸合茵陈蒿汤、舟车丸。

(4)方药：黄芩、黄连、知母、茯苓、猪苓、泽泻、厚朴、枳壳、半夏、陈皮、砂仁、姜黄、干姜、人参、白术、甘草(中满分消丸)。茵陈、栀子、大黄(茵陈蒿汤)。甘遂、大戟、芫花、大黄、黑丑、青皮、陈皮、槟榔、木香、轻粉(舟车丸)。

湿热壅盛者，去人参、干姜、甘草，加栀子、虎杖。攻下逐水用舟车丸，视病情与服药反应调整服用剂量。

4.肝脾血瘀证

(1)证候：腹大坚满，按之不陷而硬，青筋怒张，胁腹刺痛拒按，面色晦暗，头颈胸臂等处可见红点赤缕，唇色紫褐，大便色黑，肌肤甲错，口干饮水不欲下咽，舌质紫黯或边有瘀斑，脉细涩。

(2)治则：活血化瘀，行气利水。

(3)主方：调营饮。

(4)方药：川芎、赤芍、大黄、莪术、延胡索、当归、瞿麦、槟榔、葶苈子、赤茯苓、桑白皮、大腹皮、陈皮、官桂、细辛、甘草。

大便色黑可加参三七、侧柏叶；积块甚者加水蛭；瘀痰互结者，加白芥子、半夏等；水停过多，胀满过甚者，可用十枣汤以攻逐水饮。

5.脾肾阳虚证

(1)证候：腹大胀满，形如蛙腹，撑胀不甚，朝宽暮急，面色苍黄，胸脘满闷，食少便溏，畏寒肢冷，尿少腿肿，舌淡胖边有齿痕，苔厚腻水滑，脉沉弱。

(2)治则：温补脾肾，化气行水。

(3)主方：附子理中丸合五苓散、济生肾气丸。

(4)方药:附子、干姜、党参、白术、甘草(附子理中丸)。猪苓、茯苓、泽泻、白术、桂枝(五苓散)。附子、肉桂、熟地、山茱萸、山药、牛膝、茯苓、泽泻、车前子、丹皮(济生肾气丸)。偏于脾阳虚者可用附子理中丸合五苓散;偏于肾阳虚者用济生肾气丸,或与附子理中丸交替使用。

食少腹胀,食后尤甚,可加黄芪、山药、薏苡仁、白扁豆;畏寒神疲,面色青灰,脉弱无力者,酌加淫羊藿、巴戟天、仙茅;腹筋暴露者,稍加赤芍、泽兰、三棱、莪术等。

6.肝肾阴虚证

(1)证候:腹大坚满,甚则腹部青筋暴露,形体反见消瘦,面色晦暗,口燥咽干,心烦失眠,时或衄血,小便短少,舌红绛少津,脉弦细数。

(2)治则:滋养肝肾,凉血化瘀。

(3)主方:六味地黄丸或一贯煎合膈下逐瘀汤。

(4)方药:熟地黄、山茱萸、山药、茯苓、泽泻、丹皮(六味地黄丸)。生地黄、沙参、麦冬、枸杞子、当归、川楝子(一贯煎)。五灵脂、赤芍、桃仁、红花、丹皮、川芎、乌药、延胡索、香附、枳壳、甘草(膈下逐瘀汤)。

偏肾阴虚以六味地黄丸为主,合用膈下逐瘀汤;偏肝阴虚以一贯煎为主,合用膈下逐瘀汤。

若津伤口干,加石斛、花粉、芦根、知母;午后发热,酌加银柴胡、鳖甲、地骨皮、白薇、青蒿;齿鼻出血加栀子、芦根、藕节炭;肌肤发黄加茵陈、黄柏;若兼面赤颧红者,可加龟甲、鳖甲、牡蛎等。

7.鼓胀出血证

(1)证候:轻者齿鼻出血,重者病势突变,大量吐血或便血,脘腹胀满,胃脘不适,吐血鲜红或大便油黑,舌红苔黄,脉弦数。

(2)治则:清胃泻火,化瘀止血。

(3)主方:泻心汤合十灰散。

(4)方药:大黄、黄连、黄芩。

十灰散凉血化瘀止血。酌加参三七化瘀止血;若出血过多,气随血脱，汗出肢冷，可急用独参汤以扶正救脱。还应中西医结合抢救治疗。

8.鼓胀神昏证

(1)证候：神志昏迷，高热烦躁，怒目狂叫，或手足抽搐，口臭便秘，尿短赤，舌红苔黄，脉弦数。

(2)治则：清心开窍。

(3)主方：安宫牛黄丸、紫雪丹、至宝丹或用醒脑静脉注射液。

上方皆为清心开窍之剂，皆适用于上述高热，神昏，抽风诸症，各有侧重，热势尤盛，内陷心包者，选用安宫牛黄丸；痰热内闭，昏迷较深者，选用至宝丹；抽搐痉厥较甚者，选用紫雪丹。可用醒脑静脉注射液静脉滴注。若症见神情淡漠呆滞，口中秽气，舌淡苔浊腻，脉弦细者，当治以化浊开窍，选用苏合香丸、玉枢丹等。若病情进一步恶化，症见昏睡不醒，汗出肢冷，双手撮空，不时抖动，脉微欲绝，此乃气阴耗竭，元气将绝的脱证，可依据病情急用生脉注射液静脉滴注及参附牡蛎汤急煎，敛阴固脱。并应中西医结合积极抢救。

(三)临证备要

1.关于逐水法的应用

鼓胀患者病程较短，正气尚未过度消耗，而腹胀殊甚。腹水不退，尿少便秘，脉实有力者，可酌情使用逐水之法，以缓其苦急，主要适用于水热蕴结和水湿困脾证。常用逐水方药如牵牛子粉、舟车丸、控涎丹、十枣汤等。攻逐药物，一般以 2～3 天为 1 个疗程，必要时停 3～5 天后再用。临床应注意。①中病即止：在使用过程中，药物剂量不可过大，攻逐时间不可过久，遵循“衰其大半而止”的原则，以免损伤脾胃，引起昏迷、出血之变。②严密观察：服药时必须严密观察病情，注意药后反应，加强调护。一旦发现有严重呕吐、腹痛、腹泻者，即应停药，并做相应处理。③明确禁忌证：鼓胀日久，正虚体弱；或发热，黄疸日渐加深；或有消化道溃疡，曾并发消化道出血，或见出血倾向者，均不宜使用。

2.要注意祛邪与扶正的配合

本病患者腹胀腹大，气、血、水壅塞，治疗每用祛邪消胀诸法。

若邪实而正虚，在使用行气、活血、利水、攻逐等法时，又常需配合扶正药物。临证还可根据病情采用先攻后补，或先补后攻，或攻补兼施等方法，扶助正气，调理脾胃，减少不良反应，增强疗效。

3.鼓胀“阳虚易治，阴虚难调”

水为阴邪，得阳则化，故阳虚患者使用温阳利水药物，腹水较易消退。若是阴虚型鼓胀，利水易伤阴，滋阴又助湿，治疗颇为棘手。临证可选用甘寒淡渗之品，以达到滋阴生津而不黏腻助湿的效果。亦可在滋阴药中少佐温化之品，既有助于通阳化气，又可防止滋腻太过。

4.腹水消退后仍须调治

经过治疗，腹水可能消退，但肝脾肾正气未复，气滞血络不畅，腹水仍然可能再起，此时必须抓紧时机，疏肝健脾，活血利水，培补正气，进行善后调理，以巩固疗效。

5.鼓胀危重症宜中西医结合

及时处理肝硬化后期腹水明显，伴有上消化道大出血，重度黄疸或感染，甚则肝昏迷者，病势重笃，应审察病情，配合有关西医抢救方法及时处理。

(四)常见变证的治疗

鼓胀病后期，肝、脾、肾受损，水湿瘀热互结，正虚邪盛。若药食不当，或复感外邪，病情可迅速恶化，导致大出血、昏迷、虚脱多种危重证候。

由于本病虚实错综，先后演变发展阶段不同，故临床表现的证型不一，一般说来，气滞湿阻证多为腹水形成早期；水热蕴结证为水湿与邪热互结，湿热壅塞，且往往有合并感染存在，常易发生变证；水湿困脾与阳虚水盛，多为由标实转为本虚的两个相关证型；瘀结水留和阴虚水停两证最重，前者经脉瘀阻较著，应防并发大出血，后者为鼓胀之特殊证候，较其他证型更易诱发肝性脑病。

1.大出血

如见骤然大量呕血，血色鲜红，大便下血，黯红或油黑，多属瘀热互结，热迫血溢，治宜清热凉血，活血止血，方用犀角地黄汤加参

三七、仙鹤草、地榆炭、血余炭、大黄炭;若大出血之后,气随血脱,阳气衰微,汗出如油,四肢厥冷,呼吸低弱,脉细微欲绝,治宜扶正固脱,益气摄血,方用大剂独参汤加山茱萸或参附汤加味。

2.昏迷

如痰热内扰,蒙蔽心窍,症见神识昏迷,烦躁不安,四肢抽搐颤动,口臭、便秘,舌红苔黄,脉弦滑数,治当清热豁痰,开窍息风,方用安宫牛黄丸合龙胆泻肝汤加减,亦可用醒脑静脉注射液静脉滴注。若为痰浊壅盛,蒙蔽心窍,症见静卧嗜睡,语无伦次,神情淡漠,舌苔厚腻,治当化痰泄浊开窍,方用苏合香丸合菖蒲郁金汤加减。如病情继续恶化,昏迷加深,汗出肤冷,气促撮空,两手抖动,脉细微弱者,为气阴耗竭,正气衰败,急予生脉散、参附龙牡汤以敛阴回阳固脱。

(五)其他疗法

1.中成药疗法

(1)中满分消丸:健脾行气,利湿清热。适用于脾虚气滞,湿热郁结引起宿食蓄水,脘腹胀痛。

(2)济生肾气丸:温补肾阳,化气行水。适用于肾虚水肿,腰膝酸软,小便不利,畏寒肢冷。

(3)六味地黄丸:滋阴补肾。适用于肾阴亏损,头晕耳鸣,腰膝酸软,骨蒸潮热,盗汗遗精。

2.敷脐疗法

脐对应中医的神阙穴位,中药敷脐可促进肠道蠕动与气体排出,缓解胃肠静脉血瘀,改善内毒素血症,提高利尿效果。

3.中药煎出液灌肠疗法

可采用温补肾阳、益气活血、健脾利水、清热通腑之法。可选用基本方:补骨脂、桂枝、茯苓、赤芍、大腹皮、生大黄、生山楂等,伴肝性脑病者加栀子、石菖蒲。每剂中药浓煎至 150～200 mL,每天 1 剂,分两次给药。

4.穴位注射疗法

委中穴常规消毒,用注射针快速刺入,上下提插,得气后注入呋塞米 10～40 mg，出针后按压针孔，勿令出血。每天 1 次，左右两次委中穴交替注射。

还可在中药、西药内服的基础上，并以黄芪注射液、丹参注射液等量混合进行穴位注射，每穴1 mL，以双肝俞、脾俞、足三里与双胃俞、胆俞、足三里相交替，每周 3 次。

中药在腧穴的贴敷、中药在腧穴进行离子导入、中药注射液在学位注射等疗法，对于肝硬化腹水这一疑难杂症的治疗无疑增加了治疗方法的选择。

第五节　疟　　疾

一、临床诊断

(1)临床症状为寒战、高热、出汗，周期性发作，每天或隔天或 3 天发作 1 次，间歇期症状消失，形同常人，伴有头痛身楚，恶心呕吐等症。

(2)多发于夏秋季节，居住或近期到过疟疾流行地区，或输入过疟疾病者的血液，反复发作后可出现脾脏肿大。

(3)典型疟疾发作时，血液涂片或骨髓片可找到疟原虫，血白细胞总数正常或偏低。外周血常规、脑脊液、X 线检查、尿常规及中段尿检查、尿培养等有助于本病的鉴别诊断。

二、病证鉴别

疟疾需与风温发热、淋证发热鉴别(见表 5-3)。

三、病机转化

疟疾的发生，主要是感受“疟邪”，病机为疟邪侵入人体，伏于半表半里，出入营卫之间，邪正交争而发病。疟疾的病位总属少阳半表半里，故历来有“疟不离少阳”之说。病理性质以邪实为主。由于感受时邪不一或体质差异，可表现不同的病理变化。一般以寒热休作有时的正疟，临床最多见。如素体阳虚寒盛，或感受寒湿诱发，则表现为寒多热少的寒疟。素体阳热偏盛，或感受暑热诱发，多表现为热多寒少之温疟。因感受山岚瘴毒之气而发者为瘴疟，可以出现神昏谵语、痉厥等危重症状，甚至发生内闭外脱。若疫毒热邪深重，内陷心肝，则为热瘴；因湿浊蒙蔽心神者，则为冷瘴。疟邪久留，屡发不已，气血耗伤，每遇劳累而发病，则形成劳疟。或久疟不愈，气血瘀滞，痰浊凝结，壅阻于左胁下而形成疟母，且常兼有气血亏虚之象，表现为邪实正虚（见图 5-4）。

表 5-3　疟疾与风温发热、淋证发热的鉴别要点

	疟疾	风温发热	淋证发热
主症	寒战、高热、出汗，周期性发作，每天或隔天或 3 天发作 1 次，间歇期症状消失，形同常人	风温初起，邪在卫分时，可见寒战发热	淋证初起，湿热蕴蒸，邪正相搏，亦常见寒战发热
兼症	伴有头痛身楚，恶心呕吐	多伴有咳嗽气急、胸痛等肺系症状	多兼小便频急，滴沥刺痛，腰部酸胀疼痛等症
病机	邪伏半表半里，邪正斗争	邪犯肺卫	湿热蕴蒸
鉴别要点	寒热往来，汗出热退，休作有时为特征	有肺系症状	小便频数，淋漓涩痛，小腹拘急引痛的泌尿系统症状

四、辨证论治

（一）治则治法

疟疾的治疗以祛邪截疟为基本治则，应该区别寒与热的偏盛进行处理。正疟治以祛邪截疟，和解表里，温疟治以清热解表，和解祛邪；寒疟治以和解表里，温阳达邪；热瘴治以解毒除瘴，清热保津；冷瘴治以解毒除瘴，芳化湿浊；劳疟治以益气养血，扶正祛邪。如属疟母，又当祛瘀化痰软坚。

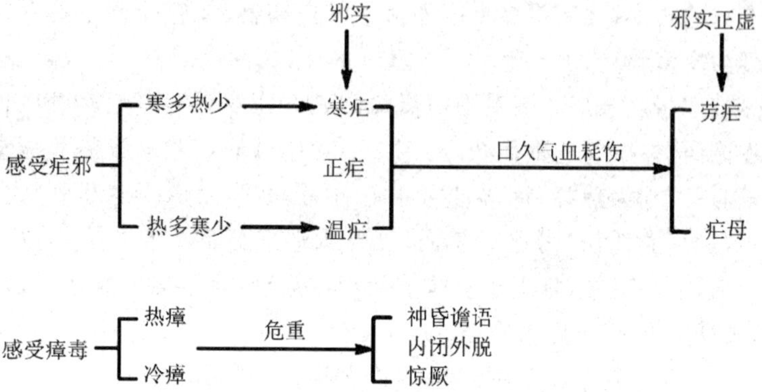

图 5-4　疟疾病机转化示意图

疟疾发作之后，遍身汗出，倦怠思睡，应及时更换内衣，注意休息。未发作之日，可在户外活动，但应避免过劳。对瘴疟则应密切观察，精心护理，及时发现病情变化，准备相应的急救措施。

（二）分证论治

正疟发作症状比较典型，常先有呵欠乏力，继则寒战鼓颔，寒罢则内外皆热，头痛面赤，口渴引饮，终则遍身汗出，热退身凉；温疟发作时热多寒少，汗出不畅，头痛，骨节酸痛，口渴引饮，便秘尿赤；寒疟发作时热少寒多，口不渴，胸闷脘痞，神疲体倦；热瘴发作热甚寒微，或壮热不寒，头痛，肢体烦疼，面红目赤，胸闷呕吐，烦渴喜饮，大便秘结，小便热赤，甚至神昏谵语；冷瘴发作寒甚热微，呕吐腹泻，甚则嗜睡不语，神志昏蒙；劳疟为迁延日久，每遇劳累易发作，发时寒热较轻，面色萎黄，倦怠乏力，短气懒言，纳少自汗为特征。

（三）临证备要

若久疟不愈，痰浊瘀血互结，左胁下形成痞块，为《金匮要略》所称之疟母。治宜软坚散结，祛瘀化痰，方用鳖甲煎丸。兼有气血亏虚者，配合八珍汤或十全大补汤。

青蒿据现代药理研究具有确切抗疟原虫作用，用量稍大，一般用量青蒿 50～80 g；配以具有和解少阳、抗疟疾的小柴胡汤以增加抗疟作用，辅以白虎汤退高热。民间常用单方验方，如马鞭草

1～2两浓煎服；独头大蒜捣烂敷内关；酒炒常山、槟榔、草果仁煎服等。均为发作前2～3小时应用。

临床正疟可用小柴胡汤加减；瘴疟需清热、保津、截疟，常以生石膏、知母、玄参、麦冬、柴胡、常山，随症加减。久疟者需滋阴清热，扶养正气以化痰破瘀、软坚散结，常用青蒿鳖甲煎、何人饮、鳖甲煎丸等。

(四)其他疗法

1.中成药

(1)疟疾五神丹：祛邪截疟，和解表里。适用于疟疾正疟。

(2)清心牛黄丸：解毒除瘴，清热截疟。适用于疟疾热瘴。

(3)鳖甲煎丸：软坚散结，祛瘀化痰。适用于久疟不愈，痰浊瘀血互结，左胁下形成痞块之疟母。

2.针灸

取大椎、陶道、间使等穴位，于发前1～2小时针刺，用强刺激法。

第六节　瘿　　病

瘿病是由于情志内伤，饮食及水土失宜，以致气滞、痰凝、血瘀壅结颈前所引起的，以颈前喉结两旁结块肿大为主要临床特征的一类病证。

瘿病一名，首见于《诸病源候论》，在古代文献中又称为瘿、瘿气、瘿瘤、瘿囊、影袋。

晋代葛洪《肘后方》首先用昆布、海藻治疗瘿病。隋代巢元方《诸病源候论·瘿候》指出瘿病的主要病因为情志内伤及水土因素。《圣济总录·瘿瘤门》指出瘿病以山区发病较多。李时珍《本草纲目》提出黄药子有“凉血降火、消瘿解毒”的功效。《外科正宗》认为瘿病的病理主要是气、痰、瘀壅结而成。

现代医学中单纯性甲状腺肿、甲状腺功能亢进、甲状腺腺瘤及慢性淋巴细胞性甲状腺炎等,有类似症状者,可参考本节辨证论治。

一、病因、病机

(一)病因

1.情志刺激

长期忿郁恼怒,肝失条达,气结成瘿;气滞津聚成痰,痰气交阻,壅结颈前,日久气滞血瘀,发为瘿病。

2.饮食及水土失宜

饮食失调,或居住高山地区,水上失宜,影响脾胃运化功能,生湿成痰,痰壅气结而成瘿病。

3.体质因素

妇女在经、孕、产、乳等时期的生理特点与肝经气血密切相关,在经、孕,产、乳期若遇情志不遂、饮食不节等致病因素,常引起气郁痰结、气滞血瘀及肝郁化火等病理变化,故女性易患本病。另外,素体阴虚者,痰气郁滞后,又极易化火伤阴,使病情缠绵难愈。

(二)病机

1.基本病机

气滞痰凝壅结颈前为瘿病的基本病机,日久引起血脉瘀阻,致气滞、痰凝、血瘀三者合而为患。

2.病位

本病病位主在肝、脾,兼及心、肾。情志所伤,肝郁不达,脾失健运,痰浊内生,痰气郁阻是瘿病的病理基础,因此,瘿病的病位主在肝、脾。若肝郁化火,又可引动心火,致心肝火旺,郁火伤阴,进而及肾,故其病位与心肾密切相关。

3.病理性质

本病初起多实,以气、痰、瘀、火为主,久病由实转虚,或虚中夹实,多兼阴虚、气虚、气阴两虚。

4.病机转化

瘿病的病理为气滞、痰凝、血瘀交阻于颈前。其中部分病例,由于痰气郁结化火，引起心肝火旺；火热耗伤阴津，而导致心肝阴虚火旺，后期亦可致气阴两虚，或阴阳两亏。

二、诊断与鉴别诊断

(一)诊断

1.临床表现

颈前喉结两旁结块肿大，或质软或硬痛，或光滑，或有大小不等之结节，可随吞咽上下移动。

2.辅助检查

实验室检查血清 T_3、T_4，游离 T_3、游离 T_4、促甲状腺素、抗甲状腺微粒体抗体、抗甲状腺球蛋白抗体，甲状腺扫描等有助于诊断。

(二)鉴别诊断

瘿病应与瘰疬相鉴别。

瘰疬虽亦发生在颈项部，但患病部位在颈项的两侧，肿块一般较小，每个约胡豆大，个数多少不等。瘿病的肿块在颈部正中喉结两旁，肿块一般较大，以此鉴别。

三、辨证要点

(一)辨瘿肿的性质

1.瘿囊

颈前肿块较大，两侧比较对称、肿块光滑、柔软。主要病机为气郁痰阻。若日久兼瘀血内停者，局部可出现结节。

2.瘿瘤

表现为颈前肿块偏于一侧，或一侧较大，或两侧均大。瘿肿大小如核桃，质较硬。病情严重者，肿块迅速增大，质地坚硬，结节高低不平。主要病机为气滞、痰结、血瘀。

3.瘿气

颈前轻度或中度肿大，肿块对称、光滑、柔软，除局部瘿肿外，一般均有比较明显的阴虚火旺症状，主要病机为痰气壅结、气郁化火，火热伤阴。

(二)辨预后

瘿病的预后大多较好，瘿肿小、质软、病程短，治疗及时者，多可治愈。但瘿肿较大者，不容易完全消散。若肿块坚硬、移动性差、而增大又迅速者，则预后不良。肝火旺盛及心肝阴虚轻、中症者，疗效较好；重症患者若出现烦躁不安、高热、脉疾等症状时，为病情严重的表现。

四、治疗

理气化痰，消瘿散结为瘿病的基本治则。瘿肿质硬有结节者，兼以活血化瘀；火郁伤阴，表现为阴虚火旺者，则当以滋阴降火为主。

(一)气郁痰阻

症状：颈前正中肿大，质软不痛，颈部觉胀，胸闷、善太息，或兼胸胁窜痛，病情的波动常与情志因素有关。

舌象：舌淡红，苔薄白。

脉象：脉弦。

证候分析：气机郁滞，痰浊壅阻颈部，故致颈前正中肿大，质软不痛，颈部觉胀。因情志不舒，肝气郁滞，故胸闷、善太息，胸胁窜痛，且病情常因情志而波动。脉弦乃气滞之象。

治法：理气舒郁，化痰消瘿。

方药：四海舒郁丸加减。

方中以青木香、陈皮疏肝理气；昆布、海带、海藻、海螵蛸、海蛤壳化痰软坚，消瘿散结。

加减：响闷、胁痛者，加柴胡、郁金、香附增强疏肝理气之功；咽颈不适加桔梗、牛蒡子、木蝴蝶、射干利咽消肿。

(二)痰结血瘀

症状：颈前出现肿块，按之较硬或有结节，肿块经久不消，胸闷纳差。

舌象：苔白腻。

脉象：脉弦或涩。

证候分析：气机郁滞，津凝成痰，痰气交阻，日久血脉瘀滞。气、痰、瘀壅结颈前，故瘿肿较硬或有结节，经久不消。气郁痰阻，脾失健运，故胸闷、纳差。苔白腻，脉弦或涩。为内有痰湿及气滞血瘀之象。

治法：理气活血，化痰消瘿。

方药：海藻玉壶汤加减。

方中海藻、昆布、海带化痰软坚，消瘿散结；青皮、陈皮、半夏、贝母、连翘理气化痰散结；当归、川芎养血活血；甘草与海藻相反相激以散结。

加减：结块较硬及有结节者，可酌加黄药子、三棱、莪术、露蜂房、山甲片、丹参等活血软坚，消瘿散结；痰血郁久化热，出现烦热、舌红，苔黄，脉数者，加夏枯草、牡丹皮、玄参以清热泻火。

（三）肝火旺盛

症状：颈前轻度或中度肿大，柔软、光滑。烦热，易汗、性情急躁易怒，眼球突出，手指颤抖，面部烘热，口苦。

舌象：舌质红，苔薄黄。

脉象：脉弦数。

证候分析：痰气壅结颈前，故颈前轻度或中度肿大。痰郁化火，故烦热、急躁动怒、面部烘热、口苦；火热逼津外出，故易出汗；肝火上炎，风阳内盛则眼球突出、手指颤抖；舌红，苔薄黄，脉弦数，为肝火亢盛之象。

治法：清泄肝火。

方药：栀子清肝汤合藻药散加减。

前方以柴胡、芍药疏肝解郁清热；茯苓、甘草、当归、川芎益气养血活血；牛蒡子利咽消肿；栀子、牡丹皮消泄肝火。后方以黄药子、海藻消瘿散结，凉血降火。黄药子有毒，易发生黄疸，用量不宜超过12 g。

加减：肝火亢盛，烦躁易怒，口苦等症明显者，可加夏枯草、龙胆草、黄芩；肝风内动，手指颤抖者，加钩藤、白蒺藜、生牡蛎平肝熄风。

（四）心肝阴虚

症状：瘿肿或大或小、质软，起病缓慢，心悸不宁，心烦少寐，易出汗，手指颤动，两目干涩，头晕目眩，倦怠乏力。

舌象：舌质红，舌体颤动。

脉象：脉弦细数。

证候分析：痰气郁结颈前，故瘿肿质软；火郁伤阴，心阴亏虚，心失所养，故心悸不宁，心烦少寐；肝阴不足，目失所养，故两目干涩；肝阴亏虚，虚风内动，则头晕目眩、手指及舌体颤抖，舌红、脉细数为阴虚有热之象。

治法：滋补阴精，宁心柔肝。

方药：天王补心丹。

方中生地黄、玄参、麦冬、天冬养阴清热；人参、茯苓益气健脾；当归、五味子、丹参、酸枣仁、柏子仁、远志养心安神。

加减：虚风内动，手指及舌体颤抖者，加钩藤、白蒺藜、白芍药平肝熄风；脾虚大便稀溏稀，加白术、山药、薏苡仁益气健脾。

若肝阴亏虚，肝失所养以胁痛症状突出者，可用一贯煎加减。

五、预防与调护

本病因水土因素所致者，应注意饮食调摄，可常食海带、紫菜等，碘盐在发病区可起到预防作用。保持心情舒畅，也是防治瘿病的关键所在。

在病程中要密切观察肿块的形态、大小、软硬及活动方面的变化。如瘿肿经治不消，增大变硬，有恶性病变可疑者，应进一步诊治。

第六章

肾系病证

第一节 水 肿

一、概说

体内水液潴留，泛滥肌肤，引起头面、目窠、四肢、腹部甚至全身水肿者，称为水肿。本病在《黄帝内经》称为“水”，《金匮要略》称为“水气”。究其致病之因，由于外感风邪水湿，或因内伤饮食劳倦，以致水液的正常运行发生障碍，遂泛滥而为肿。按人体内水液的运行，依靠肺气之通调，脾气之转输，肾气之开阖，而三焦司决渎之权，能使膀胱气化畅行，小便因而通利。故肺、脾、肾三脏功能的障碍，对于水肿的形成，实有重大的关系。

本病的分类，《黄帝内经》曾按证候分为风水、石水、涌水。《金匮要略》从病因脉证而分为风水、皮水、正水、石水；又按五脏的证候而分为心水、肝水、肺水、脾水、肾水。至元代朱丹溪总结前人的理论与经验，将水肿分为阴水与阳水两大类。后人根据朱氏之说，在阴水、阳水两大类的基础上加以分型，对辨证有进一步的认识。

本病的治疗，在汉唐以前，主要以攻逐、发汗、利小便等为大法。其后乃增入健脾、补肾、温阳以及攻补兼施等法，在治疗上有了很大的发展。

二、病因、病机

(1)风邪外袭，肺气不宣。肺主一身之表，外合皮毛，如肺为风邪所袭，则肺气不能通调水道，下输膀胱，以致风遏水阻，风水相搏，流溢于肌肤，发为水肿。

(2)居处卑湿，或涉水冒雨，水湿之气内侵，或平素饮食不节，湿蕴于中，脾失健运，不能升清降浊，致水湿不得下行，泛于肌肤，而成水肿。如湿郁化热，湿热交蒸，而小便不利，亦可形成水肿。

(3)劳倦伤脾，兼之饥饱不调，致脾气日渐亏损。脾主为胃行其津液，散精于肺，以输布全身。今脾虚则水液不能蒸化，停聚不行，一旦土不制水，泛滥横溢，遂成水肿。

(4)房事不节，或精神过用，肾气内伤；肾虚则开阖不利，膀胱气化失常，水液停积，以至泛滥横溢，形成水肿。

综上所述，凡因风邪外侵(肺)、雨湿浸淫、饮食不节等因素而成水肿者，多为阳水；其因劳倦内伤、房事过度，致脾、肾虚而成水肿者，多为阴水。但阳水久延不退，致正气日衰，水邪日盛，亦可转为阴水。若阴水复感外邪，水肿增剧，标证占居主要地位时，又当急则治标，从阳水论治(与初起阳水实证治法，当然有所区别)。不但如此，在发病机制上，肺、脾、肾三者又是相互联系、相互影响的。正如张景岳说："凡水肿等证，乃肺脾肾三脏相干之病。盖水为至阴，故其本在肾；水化于气，故其标在肺；水唯畏土，故其制在脾。今肺虚则气不化精而化水，脾虚则土不制水而反克，肾虚则水无所主而妄行。"从这段文字中，对本病说明在肺与肾的关系上是母子相传。如果肾水上泛，传入肺经，而使肺气不降，失去通调水道的功能，可促使肾气更虚，水邪更盛；相反，肺经受邪而传入肾经时，亦能引起同样的结果。又说明在脾与肾的关系上是相制相助。如脾虚不能制水，水湿壅盛，必损其阳，故脾虚的进一步发展，必然导致肾阳亦衰；倘肾阳衰微，不能温养脾土，可使本病更加严重。因此，肺脾肾三脏之间的关系，以肾为本，以肺为标，而以脾为中流的砥柱，实为治疗本病的关键所在。

三、辨证施治

水肿初起，大多从目睑部开始，继则延及头面四肢以至全身。

也有从下肢开始，然后及于全身的。如病势严重，可兼见腹满胸闷、气喘不得平卧等证。在治疗方法上，如《素问·汤液醪醴论》说："平治于权衡，去菀陈莝……开鬼门，洁净府。"《金匮要略》也说："诸有水者，腰以下肿，当利小便；腰以上肿，当发汗乃愈。"目前在临床上根据这些原则，主要有发汗、利尿、逐水，以及健脾益气、温肾降浊等法；而这几种方法，或一法独进，或数法合施，须视疾病的轻重和需要而选择应用。兹将阳水与阴水的分型证治，分别叙述如下。

（一）阳水

1.风水泛滥

（1）主证：目睑水肿，继则四肢及全身皆肿，来势迅速，肢节酸重。小便不利，多有恶寒、恶风、发热等证，或咳嗽而喘，舌苔薄白，脉浮紧。或喉关红肿，舌质红而脉浮数。

（2）证候分析：水气内停，风邪外袭，风为阳邪，其性上行，风水相搏，故其肿自上起而发展迅速。邪在肌表，壅遏经隧，故肢节酸重。膀胱气化失常，故小便不利，且有恶风、寒热等表证。风水上犯于肺，则咳嗽而喘。若风热交侵，亦有喉痛或喉蛾肿大者。苔薄白，脉浮紧，是风水偏寒；舌质红，脉浮数，则是风水兼热。

（3）治法：祛风行水。

（4）方药：越婢加术汤为主方。方中麻黄、石膏宣肺清热，白术健脾制水，使肺气得通，水湿得下，则风水自除。热不甚的去石膏，加鲜茅根以清热利小便，收效亦速。表邪甚而偏寒的，去石膏，加羌活、防风。咳喘可加杏仁、陈皮；甚者加桑白皮、葶苈子以泻肺气。如咽喉红肿疼痛，则加牛蒡、象贝、黄芩之类以清肺热。

若汗出恶风，身重而水肿不退，卫阳已虚者，则宜助卫气以行水湿之邪，用防己黄芪汤加味。

2.水湿浸渍

（1）主证：肢体水肿，按之没指，小便短少，身体重而困倦，舌苔白腻，脉沉缓。

（2）证候分析：水湿之邪，浸渍肌肤，壅阻不行，故肢体水肿。水湿内聚，三焦决渎失司，膀胱气化不行，所以小便不利。水湿日增而无出路，故肿势日甚，按之凹陷没指。身重而倦，脉沉缓，苔白腻，都是水湿内停、阳气不运的征象。

(3)治法：通阳利水。

(4)方药：五苓散合五皮饮为主方。五苓散温阳利水，五皮饮消肿行水，二方合用，利水消肿之力更大。如上半身肿甚而喘者，加麻黄、杏仁。舌苔白厚，口淡，神倦脘胀，下半身肿重难行者，去桑白皮，加厚朴、川椒目、防己以行气化湿；如怯寒肢冷，脉沉迟者，再加附子、干姜以助阳化气，而行水湿。

3.湿热壅盛

(1)主证：遍身水肿，皮色润泽光亮，胸腹痞闷，烦热，小便短赤，或大便干结，舌苔黄腻，脉沉数。

(2)证候分析：水湿之邪化热，壅于肌肤经隧之间，故身水肿而润泽光亮。湿热熏蒸，气机升降失常，故胸腹痞闷而烦热。湿热下注，膀胱输化无权，故小便短赤。湿热壅滞，肠失传导，故大便干结。苔黄腻，脉沉数，乃湿热壅盛，已属里实之征。

(3)治法：分利湿热。

(4)方药：疏凿饮子为主方。本方能攻逐水湿，具有上下表里分消之力，使蓄积之水从二便排去，水去热清，则肿势自退。此为治湿热水肿实证的一般泻剂。若腹满不减，大便秘结的，可合用己椒苈黄丸以助攻泻之力，使水从大便而下泄。若证势严重，兼见气粗喘满，倚息不得卧，脉弦数有力者，为水在胸中，上迫于肺，肺气不降，宜泻肺行水为主，可用五苓、五皮等方，合葶苈大枣泻肺汤，以泻胸中的水气。

(二)阴水

1.脾阳不运

(1)主证：身肿腰以下为甚，按之凹陷不易恢复，脘闷腹胀，纳减便溏，面色萎黄，神倦肢冷，小便短少，舌质淡，苔白滑，脉沉缓。

(2)证候分析：由于中阳不足，气不化水，致下焦水邪泛滥，故身肿腰以下为甚，按之凹陷而不起。脾阳不振，运化无力，故脘闷纳减，腹胀便溏。脾虚则气不华色，阳不卫外，故面色萎黄，神倦肢冷。

阳不化气，则水湿不行而小便短少。舌淡，苔白滑，脉沉缓，是脾虚水聚、阳气不运之征。

（3）治法：温运脾阳，以利水湿。

（4）方药：实脾饮为主方。方中有白术、茯苓、附子、干姜之温运脾阳，化气行水，为本方的主力。如水湿过重，可加入桂枝、猪苓、泽泻，以助膀胱之气化而利小便；便溏者，去大腹子；气虚息短者，可加人参以补元气。

又有水肿一证，由于较长期的饮食失调，或营养不足，损及脾胃而起。症见遍身水肿，晨起则头面较甚，劳动则下肢肿胀，能食而疲软乏力，大便如常，小便反多，与上述水肿不同。舌苔薄腻，脉象软弱。由于脾虚生湿，气失舒展，郁滞为肿，治宜健脾化湿，不宜分利，可用参苓白术散为主方。或加黄芪、桂枝以益气通阳，或加附子、补骨脂以温肾助阳。并可用豆类、米糠等煮服，作为辅助治疗。

2.肾阳衰弱

（1）主证：面浮，腰以下肿甚，按之凹陷不起，阴下冷湿，腰痛酸重，尿量减少，四肢厥冷，怯寒神倦，面色灰暗，舌质胖，色淡苔白，脉沉细，尺弱。

（2）证候分析：腰膝以下，肾气主之。肾阳衰微，阴盛于下，故见腰以下肿及阴下冷湿等证。腰为肾之府，肾虚而水气内盛，故腰痛酸重。肾与膀胱相表里，肾气虚弱，致膀胱气化不利，故小便量少。肾阳不足，命门火衰，不能温养肢体，故四肢厥冷，怯寒神倦。面色灰暗无华，舌质淡而胖，苔白，脉沉细尺弱，均是肾阳虚衰、水湿内盛之象。

（3）治法：温暖肾阳，化气行水。

（4）方药：真武汤为主方。本方温肾利水，使阳气得复，寒水得化，小便得利，则肿自消退。如虚寒过甚，可加葫芦巴、巴戟天、肉桂心等以温补肾阳。如喘息自汗，不得卧，可加人参、炙甘草、五味子、煅牡蛎等以防喘脱。

3.兼证

（1）如果复感寒邪，寒水相搏，肿势转甚，恶寒无汗者，本方去白芍,暂加麻黄、细辛、甘草、大枣,以温经散寒。

(2)久病阳虚未复,又见阴虚之证,水肿反复发作,精神疲倦,头晕耳鸣,腰痛遗精,牙龈出血,为阳损及阴,阴虚不能敛阳,虚阳扰动所致。治宜扶元阳,滋阴液,兼利小便以去水邪,可用大补元煎,合《济生》肾气丸同时并进。

凡水肿病,宜戒忿怒,远酒色,适寒温,禁食盐、醋、虾、蟹及生冷等品。一般在肿退 3 月后,可少盐进食,渐渐增加。

本病久而不愈,如见唇黑,脐突,足下平满,背平者,为五脏俱伤,乃属危候。又有屡次反复发作,致腹胀喘急,恶心呕吐,不思饮食,大便稀溏,或有下血者,是脾胃衰败,气不统血,亦为危重之候。

第二节 淋　证

淋证是指小便频数短涩、滴沥刺痛,欲出未尽,小便拘急,或痛引腰腹的病症。

淋之病证名称,最早见于《黄帝内经》,《金匮要略》称淋秘。“淋”是小便涩痛,淋沥不爽;“秘”指小便秘涩难通,又曰:“淋之为病,小便如粟状,小腹弦急,痛引脐中”。清·顾靖远《顾松园医镜》曰“淋者,欲尿而不能出,胀急痛甚;不欲尿而点滴淋沥。”对本病症状,作了形象的描述。

淋证的分类,在《中藏经》载有冷、热、气、血、劳、膏、虚、实八种。《备急千金要方》提出“五淋”之名。《外台秘要》指出五淋是石淋,气淋,膏淋,劳淋,热淋。后代医家沿用五淋之名,现代医家分为气淋、血淋、热淋、膏淋、石淋、劳淋 6 种。

一、病因、病机

淋证病位在于膀胱和肾,且与肝脾有关。中医认为,肾与膀胱通过静脉互为络属,膀胱的贮尿和排尿功能依赖于肾阳的气化,肾气充足，则固肾有权，膀胱开合有度，反之肾的气化失常，固摄无摄，则出现尿频尿急，尿痛或是小便不利等症。又肝主疏泄，有调畅气机，促进脾脏运化的功能。脾的运化水液功能减退，必致水液停滞在体内，产生湿浊等病理产物。

淋证的病因是以膀胱湿热为主，亦有因肾虚和气郁而发，其病机主要是湿热蕴结下焦，导致膀胱气化不利。

据临床所见，淋证以实证居多，若病延日久，又可从实转虚，或以虚实并见，多食辛辣肥甘之品，或嗜酒太过酿成湿热，影响膀胱的气化功能。若小便灼热刺痛者为热淋；若湿热蕴积，尿液受其煎熬，日积月累，尿中杂质凝结为砂仁，则为石淋；若湿热蕴结于下，以致气化不利，无以分清泌浊，脂液随小便而去，小便如脂如膏，则为膏淋，若热盛伤络迫血，妄行，小便涩痛有血，或肾阴亏虚，虚火灼络，尿中夹血，则为血淋；如久淋不愈，湿热之邪，耗伤正气或年老久病，房劳等可致脾肾亏虚，遇劳即发者，为劳淋；恼怒伤肝，气郁化火，或气火郁于下焦，或中气不足，气虚下陷者，则为气淋。肾气亏虚，下元不固，不能制约脂液，尿液混浊则为膏淋。

淋证多见于现代医学的泌尿系统感染、肾结核、尿路结石、肾盂肾炎、膀胱癌、前列腺炎、老年前列腺肥大、前列腺癌及各种原因引起的乳糜尿等疾病。

二、辨证论治

(一)热淋

症见：小便短数，灼热刺痛，溺色黄赤，小腹拘急胀痛，或有寒热等，舌苔黄腻，脉滑数。

治法：清热利湿通淋。

方药：用八正散加减。

处方：萹蓄，瞿麦，木通，车前子，滑石，大黄，山栀子，甘草梢，川楝子，土茯苓。加减：大便秘结者，可重用生大黄，并加枳实以通腑泄热，小便涩痛剧烈，可配用琥珀，川牛膝，天台乌，行气止痛。

(二)石淋

症状：尿中挟砂石，小便难涩，或突然中断，腰腹剧痛难忍，舌红，苔黄脉数。

治法：清热利湿，通淋排石。

方药：方选石韦散合三金汤。处方：石韦、冬葵子、金钱草、鸡内金、瞿麦、滑石、海金砂、川楝子、玄胡等。

加减：若体壮者，可重用金钱草 50～80 g，如见尿中带血，可加小蓟，生地黄，藕节。

（三）气淋

症见：属肝郁气滞者，小便涩滞，淋沥不尽，少腹满痛，舌苔薄白，脉沉弦。

治法：利气疏导。

方药：可选用沉香散。

处方：沉香、石韦、滑石、当归、橘皮、白芍、王不留行，青皮等。

如属中气不足者，可用补中益气汤，处方：黄芪、党参、白术、升麻、柴胡、大枣、川楝子、川牛膝等。

（四）血淋

症见：属湿热下注者，小便热涩刺痛，尿涩深红，或排出血丝，血块，舌红苔黄腻，脉滑数。

方药：方选小蓟饮子合导赤散。

处方：生地黄、小蓟、通草、滑石、蒲黄、竹叶、甘草梢、当归、瞿麦、白茅根、木通、侧柏炭、茜草炭、车前草、炒栀子炭。

属阴虚火旺者：方药用知柏地黄汤加味。

属心脾两虚者：方药归脾汤。处方：黄芪、党参、白术、茯苓、桂圆肉、枣仁、木香、当归、大枣、远志、仙鹤草、茜草炭、侧柏炭。

（五）膏淋

症状：属湿热下注者：小便混浊，如米泔水，尿道热涩疼痛，舌红，苔腻，脉滑数。

治法：清热利湿，分清泌浊。

方药：萆薢分清饮加减。

处方：川萆薢、石菖蒲、黄柏、茯苓、丹参、泽泻、薏仁、益智仁、车前子、白术、莲子芯等。

属肾虚不固者：淋久不已，淋出如脂，涩痛虽见减轻，见形体日渐消瘦者。

治法：补肾固涩。

方药：方选都气丸加味。

处方：五味子、熟地黄、枣皮、山药、茯苓、泽泻、丹皮、芡实、金樱子、煅龙骨、煅牡蛎。

（六）劳淋

症状：尿涩痛不甚明显，但淋沥不已，时作时止，遇劳即发，腰膝酸软，神疲乏力，舌质淡，脉虚弱。

治法：健脾益肾。

方药：方用无比山药丸加减。

处方：山药、茯苓、泽泻、熟地、枣皮、巴戟天、菟丝子、杜仲、怀牛膝、五味子、淡大云、赤石脂等。

属肾阴不足者，用六味地黄丸。属肾气虚者，用菟丝子汤（丸）。兼见畏寒肢冷者为肾阳虚，用金匮肾气丸。

结语：淋证是多种原因引起的疾病。临床但见有小便淋漓而痛者，不论起病缓急，均可诊为淋病（证）。而六淋之症各有特殊。如石淋，以排出砂石为主，膏淋，排出小便混浊如米泔水，或滑利如晦膏；血淋，溺血而痛；气淋，则少腹胀满明显，尿有余沥；热淋，必见小便刺痛；劳淋：常遇劳复发，小便淋漓不已。淋证虽有六淋之分，但各淋之间，可互相转化，病情的转归亦有虚实相兼，故辨治上要分清虚实审查证候的标本缓急，并应注意以下几点。

（1）热淋多初起伴有发热恶寒，此为湿热熏蒸，邪正相搏所致，虽非外邪袭表，发汗解表自非所宜，况且热淋乃膀胱有热，阴液易耗，若妄投辛散发表之品，不仅不能退热，反有劫伤营阴之弊。故仲景曾告诫："淋家不可发汗。"后世尚有"淋家忌补"之说。这是治疗淋证初起和虚实夹杂时，必须注意的。如若过早滥用温补，腻补，易造成湿热化燥，或寇邪留恋，使病情迁延难愈。若见本虚标实，也宜育阴清化，标本兼顾，方能奏效。

（2）淋证初起，多由下焦湿热引起，湿热交结，得热易发，故治疗剂量要足,要有连贯性,“祛邪务尽”。后期亦虚实夹杂居多,治疗应持续“祛邪扶正”发则,使之邪去正安。

(3)治疗气淋,石淋,可配用理气药,如沉香、木香、青皮、枳壳、乌药等。意在舒展宣通气机。另石淋兼有大便秘结者,可配用大黄、芒硝是取其通腑散结助排石之用。

(4)淋证在治疗期间,应嘱患者多饮开水,增加尿液使邪有出路。规劝患者饮食宜清淡,禁食肥腻,辛辣,香燥之品,防湿热内生,注意休息,节房事,防损肾气。保持外阴清洁,防外感以免病情反复影响治疗效果。

三、尿路感染的中医辨证论治

(一)概述

尿路感染统属于中医学“淋证”范畴。中医学对本病的定义为“小便频数短涩,滴沥刺痛,少腹拘急,痛引腰腹的病症”。“热”在本病发生发展中极为重要,或为湿热,或为郁热,或为虚热,总与“热”有关。因于此,《丹溪心法·淋》提出“淋有五,皆属于‘热’”的观点,为后人称道。

但是对于本病,我们不得不正视其容易反复发作的特性。因为此特性,致久病而伤正,导致虚实夹杂,治疗时需要祛邪扶正兼顾。这也是巢元方《诸病源候论·淋病诸侯》提出来“诸淋者,由肾虚而膀胱热故也”的原因。上述两种观点的有机结合也是现今治疗尿路感染的主要中医理论基石,临证不可不思。

(二)辨证论治

1.膀胱湿热型

(1)症见:小便频数,短涩刺痛,点滴而下,急迫灼热,溺色黄赤,少腹拘急胀痛,或发热恶寒,口苦呕恶,或腹痛拒按,大便秘结,舌红,苔黄腻,脉滑数。

(2)病机:多食辛辣肥甘之品,或嗜酒过度,酿成湿热,下注膀胱;或下阴不洁,湿热秽浊毒邪侵入膀胱,酿成湿热;或肝胆湿热下注皆可使湿热蕴结下焦,膀胱气化不利,发为淋证。甚至因湿热炽盛，可灼伤脉络，破血妄下，可导致血随尿出；另外湿热久蕴，煎熬尿液，日积月累，可结成砂石，同时湿热蕴结，膀胱气化不利，不能分清别浊，亦可导致脂液随小便而出。

(3)治法：清热解毒，利湿通淋。

(4)方药：八正散加减。

(5)基本方：丝通草 10 g，瞿麦 15 g，萹蓄 15 g，车前草 30 g，滑石(包煎)30 g，炒山栀 10 g，制大黄 12 g，灯心草 10 g，甘草 6 g。

(6)加减：如伴有砂石集聚，可加金钱草、海金沙、鸡内金各30 g以加强排石消坚，同时配合车前子、冬葵子、王不留行子加强排石通淋。如伴有尿血滴沥，可加小蓟草、生地黄、生蒲黄、白茅根等加强清热凉血，止血；如伴有尿中如脂如膏，可加用萆薢、菖蒲、黄柏、莲子心、茯苓等清利湿浊；如伴有少腹胀闷疼痛，可加用沉香、陈皮、小茴香利气，当归、白芍柔肝，甚至可配合青皮、乌药、川楝子、槟榔加强理气止痛之力。

同时，大肠埃希菌仍是尿路感染主要的致病菌，按照现代药理学研究成果诸如红藤、败酱草、蒲公英等对此类细菌效果较好，临床亦可参照使用。

2.肝郁气滞型

(1)症见：小便涩痛，淋漓不尽，小腹胀满疼痛，苔薄白，脉多沉弦。兼虚者可表现为尿时涩滞，小便坠胀，尿有余沥，面色不华，舌质淡，脉虚细无力。

(2)病机：因情志失和，恼怒伤肝，肝失疏泄；或气郁于下焦，久郁化火，循经下注膀胱。均可导致肝气郁结，膀胱气化不利，发为本病。

(3)治法：实证宜利气疏导，虚证宜补中益气，实证用沉香散，虚证用补中益气汤。

(4)基本方 1(无虚证)：沉香 5 g，橘皮 10 g，当归 10 g，白芍 15 g，甘草 6 g，石苇 15 g，冬葵子15 g，滑石 30 g(包)，王不留行 15 g，胸闷胁胀者，可加青皮，乌药，小茴香以疏肝理气；日久气滞血瘀者，可加红花，赤芍，川牛膝以活血化瘀。

(5)基本方2(有虚证):生黄芪15 g,党参10 g,炙甘草6 g,白术15 g,当归10 g,陈皮10 g,升麻6 g,柴胡6 g,滑石30 g,车前草30 g,黄柏10 g,土茯苓30 g。

3.脾肾亏虚型

(1)症见:小便不甚赤涩,但淋沥不已,时感小便涩滞,时作时止,遇劳即发,腰膝酸软,神疲乏力,舌质淡,脉细弱。

(2)病机:久淋不愈,湿热耗伤正气;或劳累过度,房事不节或年老,久病,体弱,皆可致脾肾亏虚。脾虚而中气不足,气虚下陷;或肾虚而下元不固,肾失固摄,不能制约脂液,脂液下注,随尿而去;或肾虚而阴虚火旺,火热灼伤脉络,血随尿出;或病久伤正,遇劳即发者,发则为淋。

(3)治法:健脾补肾,佐以清化湿热。

(4)方药:知母地黄汤加减。

(5)基本方:知母10 g,黄柏10 g,生地黄15 g,山药15 g,枣皮10 g,牡丹皮12 g,茯苓15 g,泽泻12 g,金樱子30 g,车前子(布包)15 g,滑石(包煎)30 g,玉米须15 g。

(6)加减:如伴有阴虚火旺,尿血明显者,加女贞子,旱莲草各20 g,如神疲乏力明显,气短自汗,加用生黄芪30 g,党参15 g,生薏苡仁30 g,竹叶10 g。

第三节 癃　闭

癃闭主要是由于肾和膀胱气化失司而导致尿量减少,排尿困难,甚则小便闭塞不通为主症的一种疾病。其中又以小便不利、点滴而短少、病势较缓者称为“癃”;以小便闭塞、点滴不通,病势较急者称为“闭”。癃和闭虽有区别,但都是指排尿困难,只有程度上的不同,因此多合称为癃闭。

一、病因、病机

本病的发生，除与肾、膀胱密切相关外，还和肺、脾、三焦有关。若肺失肃降，不能通调水道；脾失转输，不能升清降浊；肾失蒸化，关门开合不利；肝郁气滞、瘀血阻塞影响三焦的气化，均可导致癃闭的发生。

(一)湿热蕴结

过食辛辣厚味，酿湿生热，湿热不解，下注膀胱，或湿热素盛，肾热下移膀胱，膀胱湿热阻滞，气化不利，而为癃闭。

(二)肺热气壅

肺为水之上源，热壅于肺，肺气不能肃降，津液输布失常，水道通调不利，不能下输膀胱；又因热气过盛，下移膀胱，以致上下焦均为热气闭阻，而成癃闭。

(三)脾气不升

劳倦伤脾，饮食不节，或久病体弱，导致脾虚而清气不能上升，则浊气难以下降，小便因而不利。

(四)肾元亏虚

年老体弱或久病体虚，肾阳不足，命门火衰，气不化水，是以“无阳则阴无以化”，而致尿不得出；或因下焦积热，日久不愈，耗损津液，以致肾阴亏耗，水府枯竭而无尿。

(五)肝郁气滞

七情所伤，引起肝气郁结，疏泄不及，从而影响三焦水液的运化及气化功能，致使水道通调受阻，形成癃闭。且从经脉的分布来看，肝经绕阴器，抵少腹，这也是肝经有病，导致癃闭的原因。

(六)尿路阻塞

瘀血败精，或肿块结石，阻塞尿路，小便难以排出，因而形成癃闭。

二、辨证要点

(1)小便不利，点滴不畅，或小便闭塞不通，尿道无涩痛，小腹胀满。

（2）多见于老年男性，或产后妇女及手术后的患者。

三、类证鉴别

淋证：淋证以小便频数短涩，滴沥刺痛，欲出未尽为特征，其小便量少，排尿困难与癃闭相似，但淋证尿频而疼痛，每天排出小便的总量多正常。癃闭无排尿刺痛，每天小便总量少于正常，甚则无尿排出。

四、辨证论治

若尿热赤短涩、舌红、苔黄，脉数者属热；若口渴欲饮、咽干、气促者，为热壅于肺；若口渴不欲饮，小腹胀满者，为热积膀胱；若时欲小便而不得出、神疲乏力者，属虚；若年老排尿无力，腰膝酸冷，为肾虚命门火衰；若小便不利兼有少腹坠胀，肛门下坠者，为脾虚中气不足；若尿线变细或排尿中断、腰腹疼痛、舌质紫黯者，属浊瘀阻滞。

辨别虚实的主要依据：若起病较急，病程较短，体质较好，尿流窘迫，赤热或短涩，苔黄腻或薄黄，脉弦涩或数，属于实证；若起病较缓，病程较长，体质较差，尿流无力，精神疲乏，舌质淡，脉沉细弱，属于虚证。

治疗原则：癃闭的治疗应根据“腑以通为用”的原则，着眼于通。实证治宜清湿热、散瘀结、利气机而通水道；虚证治宜补脾肾、助气化、使气化得行，小便自通。此外，根据“上窍开则下窍自通”的理论，尚可应用开提肺气的治法，开上以通下，即所谓“提壶揭盖”之法治疗。若小腹胀急，小便点滴不下，内服药物缓不济急，应配合导尿或针灸以急通小便。

（一）实证

1.膀胱湿热

（1）证候：小便点滴不通，或量少而短赤灼热、小腹胀满。口苦口黏，或口渴不欲饮或大便不畅。舌苔根黄腻，舌质红，脉濡数。

（2）治法：清热利湿，通利小便。

（3）方药：八正散加减。若兼心烦，口舌生疮糜烂者，可合导赤散。若湿热久恋下焦，又可导致肾阴灼伤，可改用滋肾通关丸加生地黄、车前子、牛膝等，以滋肾阴，清湿热而助气化；若因湿热蕴结日久，三焦气化不利，小便量极少或无尿，面色晦滞，胸闷烦躁，恶心呕吐，口中尿臭，甚则神昏谵语，舌暗红、有瘀点、瘀斑等，治宜降浊和胃，清热化湿，方用黄连温胆汤加大黄、丹参、车前子、白茅根、泽兰叶等。

2.肺热壅盛

(1)证候：小便不畅或点滴不通、呼吸急促或咳嗽，咽干，烦渴欲饮。舌苔薄黄，脉滑数。

(2)治法：清肺热，利水道。

(3)方药：清肺饮。

3.肝郁气滞

(1)证候：小便不通或通而不爽、胁腹胀满，多烦善怒。舌苔薄黄，舌红，脉弦。

(2)治法：疏调气机，通利小便。

(3)方药：沉香散加减。可合六磨汤加减。

4.尿道阻塞

(1)证候：小便点滴而下，或尿如细线，甚则阻塞不通，小腹胀满疼痛，舌紫黯或有瘀点、瘀斑，脉细涩。

(2)治法：行瘀散结，通利水道。

(3)方药：代抵当丸。

(二)虚证

1.脾气不升

(1)证候：时欲小便而不得出，或尿量少而不爽利，小腹坠胀。气短，语声低微，精神疲乏，食欲缺乏，舌质淡，舌边有齿印，脉细弱。

(2)治法：升清降浊，化气利尿。

(3)方药：补中益气汤合春泽汤。若气虚及阴，脾阴不足，清气不升，气阴两虚，症见舌质红者，可改用补阴益气煎；若脾虚及肾，而见肾虚证候者，可加用《济生》肾气丸，以温补脾肾，化气利尿。

2.肾阳衰惫

(1)证候：小便不通或点滴不爽，排出无力，畏寒怕冷，腰膝冷而酸软无力。面色㿠白,神气怯弱,舌质淡,苔白,脉沉细尺弱。

(2)治法:温补肾阳,化气利尿。

(3)方药:《济生》肾气丸为主方。若兼有脾虚证候者,可合补中益气汤或春泽汤同用。若因肾阳衰惫,命火式微,致三焦气化无权,浊阴内蕴,症见小便量少,甚至无尿、呕吐、烦躁、神昏者,治宜《千金》温脾汤合吴茱萸汤,以温补脾肾,和胃降浊。

第四节 遗　　精

遗精是指不因性交而精液自行泄出,甚至频繁遗泄的病证。有梦而遗者,名为梦遗;无梦而遗,甚至清醒时精自滑出者,名为滑精,是遗精的两种轻重不同的证候。此外中医又有失精、精时自下、漏精、溢精、精漏、梦泄精、梦失精、梦泄、精滑等名称。

一、源流

遗精之病早在《黄帝内经》中就有记载。如《灵枢・本神》有"恐惧而不解则伤精,精伤则骨酸痿厥,精时自下"之语,可见当时已认识到,惊恐等情志因素可致精液滑泄。汉代张仲景《金匮要略・血痹虚劳病脉证治》曰:"夫失精家,少腹弦急,阴头寒,目眩发落,脉极虚芤迟,为清谷、亡血、失精。脉得诸芤动微紧,男子失精……桂枝龙骨牡蛎汤主之。"文中指出了遗精得之于阴阳失调的证候及治疗方药,较《黄帝内经》更为全面。

隋代巢元方《诸病源候论・虚劳病诸候》明确提出遗精是由于肾气亏虚所致。如"虚劳失精候"说:"肾气虚损,不能藏精,故精漏失。"《虚劳梦泄精候》又说:"肾虚,为邪所乘,邪客于阴则梦交接。肾藏精,今肾虚不能制精,因梦感动而泄也。"巢氏治疗多以补肾固精为主,为后世遗精多属肾虚的理论奠定了基础。

唐宋时期治疗遗精的方药已比较丰富。《备急千金要方・卷十九》载有治遗精方14首;《外台秘要·中卷十六》收录治虚劳失精方5首,虚劳梦泄精方10首;《普济本事方·卷三·膀胱疝气小肠精漏》载有治遗精方4首,该书正式提出遗精和梦遗的名称,其论述病因较为详细。如说:“梦遗有数种,下元虚惫,精不禁者,宜服茴香丸;年壮气盛,久节淫欲,经络壅滞者,宜服清心丸;有情欲动中,经所谓所愿不得,名曰白淫,宜良方茯苓散。正如瓶中煎汤,气盛盈溢者,如瓶中汤沸而溢;欲动心邪者,如瓶之倾侧而出;虚惫不禁者,如瓶中有罅而漏,不可一概用药也。”此实为遗精辨证论治的雏形。

金元时期对遗精病因、病机有了更进一步的认识。如朱丹溪对遗精的病因,除承袭前人主虚之说外,进一步认识到也有实证,为湿热遗精提供了理论根据,他在《丹溪心法·遗精》强调:“精滑专主湿热,黄柏、知母降火,牡蛎粉、蛤粉燥湿。”对湿热所致遗精提出了具体治疗方法。

明代对遗精的认识,渐臻完善。戴思恭在《证治要诀·遗精》一书中将遗精的病因归纳为:“有用心过度,心不摄肾,以致失精者;有因思欲不遂,精色失位,输泻而出者;有欲太过,滑泄不禁者;有年壮气盛,久无色欲,精气满泄者。”并且提出:“失精梦泄,亦有经络热而得者,若心虚冷用热剂,则精愈失。”楼英在《医学纲目·卷二十九·梦遗白浊》总结先贤治疗遗精的方法有五:“用辰砂、磁石、龙骨之类,镇坠神之浮游,是其一也;其二,思想结成痰饮,迷于心窍而遗者,许学士用猪苓丸之类,导利其痰是也;其三,思想伤阴者,洁古珍珠粉丸,用蛤粉、黄柏降火补阴是也;其四,思想伤阳者,谦甫鹿茸、苁蓉、菟丝子等补阳是也;其五,阴阳俱虚者,丹溪治一形瘦人,便浊梦遗,作心虚治,用珍珠粉丸、定志丸服之,定志丸者,远志、菖蒲、茯苓、人参是也。”张景岳对遗精的证治归纳,更为全面。《景岳全书·遗精》说:“遗精之证有九:凡有所注恋而遗者,此精为神动也,其因在心;有欲事不遂而梦者,此精失其位也,其因在肾;有值劳倦即遗者,此筋力不胜,肝脾之气弱也;有因心思索过度辄遗者,此中气有不足,心脾之虚陷也;有因湿热下流,或相火妄动而遗者,此脾肾之火不清也;有无故滑而不禁者,此下元亏虚,肺、肾之不固也;有禀赋不足，而精易滑者，此先天元气之单薄也；有久服冷利等剂，以致元阳失守而滑泄者，此误药之所致也；有壮年气盛，久节房欲而遗者，此满而溢者也。凡此之类，是皆遗精之病。然心主神，肺主气，脾主湿，肝主疏泄，肾主闭藏，则凡此诸病五藏皆有所主，故治此者，亦当各求所因也。”又说：“凡心火盛者，当治心降火；相火盛者，当壮水滋阴；气陷者当升举；滑泄者当固涩；湿热相乘者，当分利；虚寒冷利者，当温补下元；元阳不足，精气两虚者，当专培根本。”这些论述和治疗法则至今仍有积极的临床意义。另外，明代王纶在《明医杂著・梦遗滑精》中指出：“梦遗滑精，世人多作肾虚治，而为补肾涩精之剂不效，殊不知此证多由脾虚，饮食厚味、痰火湿热之人多有之。”提出了遗精由脾胃湿热所致的新观点。

清代医家在继承明代医家理论基础上有了进一步发挥。提出有梦为心病，无梦为肾病的观点。《医学心悟・遗精》说：“梦而遗者，谓之梦遗；不梦而遗者，谓之精滑。大抵有梦者，由于相火之强，不梦者由于心肾之虚。然令人体薄火旺者，十中之一；虚弱者，十中之九。予因此二丸分主之，一日清心丸，泻火止遗之法也，一日十补丸，大补气血，俾气旺则能摄精也。”《临证指南医案・遗精》：“以有梦为心病，无梦为肾病，湿热为小肠膀胱病。夫精之藏制虽在肾，而精之主宰则在心。”这种以有梦无梦定脏腑之法，虽有一定道理，但从临床来看，不能以此作为判定脏腑部位的唯一标准，否则将形成治疗上的僵化。《张氏医通》在本病的辨证论治上有较大发挥。尤为可贵的是提倡根据年龄、体质等详辨寒热虚实，颇为切合临床实际。如：“壮年火盛，多有流溢者，若以虚冷用热剂，则精愈失，滋肾丸加生地黄、茯神、枣仁、菖蒲；梦遗而为肝热胆寒，以肝火淫于外，魂不内守，故多淫梦失精，或时心悸，肥人多此，宜清肝不必补肾，温胆汤加人参、茯神、枣仁、莲肉；遗精腰痛，六味地黄丸加杜仲、五味、菟丝子、苁蓉；中年以后，还少丹；精气不足，呼吸短气，滑泄不禁，兼心脾气虚，饮食少进者，金锁玉关丸加参芪；脾肾俱虚，败精失道，精滑不固者，九龙丹去当归加萆薢、五味；然不若萃仙丸尤妙。”

综上所述，早在《黄帝内经》《伤寒杂病论》中对遗精就有了一定认识，历代医家对其病因、病机不断完善和补充，至明清时期，在辨证论治方面更加具体，其治则和方药至今仍有临床意义。

二、范围

病理性遗精可见于西医学的性神经症、前列腺炎、阴茎包皮炎、精囊炎、精阜炎及某些慢性疾病，可以认为遗精只是某些疾病的临床症状，其临床表现与本证的特点相符者，均可参照本节辨证论治。

三、病因、病机

本病病因较多，病机复杂，但其基本病机可概括为2点。一是火热或湿热之邪循经下扰精室，开合失度，以致精液因邪扰而外泄，病变与心肝脾关系最为密切；二是因脾肾本身亏虚，失于封藏固摄之职，以致精关失守，精不能闭藏，因虚而精液滑脱不固，病变主要涉及脾肾。

（一）肾虚不藏

恣情纵欲：青年早婚，房事过度，或少年频犯手淫，导致肾精亏耗。肾阴虚者，多因阴虚火旺，相火偏盛，扰动精室，使封藏失职；肾气虚者，多因肾气不能固摄，精关失约而出现自遗。《医贯·梦遗并滑精》说："肾之阴虚则精不藏，肝之阳强则火不秘，以不秘之火，加临不藏之精，除不梦，梦即泄矣。"《证治要诀·遗精》说："有色欲太过，而滑泄不禁者。"前者是属于阴虚阳亢，后者是属于阴阳两虚，下元虚惫。

禀赋不足：先天不足，禀赋素亏，下元虚惫，精关不固，易于滑泄。如《景岳全书·遗精》说："有素禀不足，而精易滑者。此先天元气单薄也。"

（二）君相火旺

劳心过度：劳神太过，心阴暗耗，心阳独亢，心火不能下交于肾，肾水不能上济于心，心肾不交，水亏火旺，扰动精室而遗。如《证治要诀·遗精》说："有用心过度，心不摄肾，以致失精者。"《折肱漫录·遗精》也说："梦遗之证，其因不同……非必尽因色欲过度，以致滑泄，大半起于心肾不交。凡人用心太过则火亢而上，火亢则水不升，而心肾不交，士子读书过劳，功名心急者每有此病。"

妄想不遂：心有妄想，所欲不遂，心神不宁，君火偏亢，相火妄动，亦能促使精液自遗。正如《金匮翼·梦遗滑精》所说："动于心者，神摇于上，则相遗于下也。"

(三)气不摄精

思虑过度，损伤心脾，或饮食不节，脾虚气陷，失于固摄，精关不固，精液遗泄。正如《景岳全书·遗精》说："有因用心思虑过度辄遗者，此中气不足，心脾之虚陷也。"

(四)湿热痰火下注

饮食不节，醇酒厚味，损伤脾胃，酿湿生热，或蕴痰化火，湿热痰火，流注于下，扰动精室，亦可发生精液自遗。正如《杂病源流犀烛·遗泄源流》："有因饮酒厚味太过，痰火为殃者……有因脾胃湿热，气不化清，而分注膀胱者，亦混浊稠厚，阴火一动，精随而出。"

综上所述，遗精的发病机制，主要责之于心、肝、脾、肾四脏。且多由于房事不节，先天不足，用心过度，思欲不遂，饮食不节等原因引起。

四、诊断与鉴别诊断

(一)诊断

每星期2次以上，或一天数次，在睡梦中发生遗泄，或在清醒时精白滑出，并有头昏、耳鸣、精神萎靡、腰酸腿软等症状，即可诊断为遗精。

(二)鉴别诊断

1.生理性溢精

一般未婚成年男子或婚后长期分居者，平均每月遗精1～2次或虽偶有次数稍增多，但不伴有其他症状者，均为生理性溢精。正如《景岳全书·遗精》说："有壮年气盛，久节房欲而遗者，此满而溢者也。"又说："若满而溢者，则去者自去，生者自生，势出自然，无足为意也。"此时无须进行治疗，应多了解性知识，消除不必要的紧张恐惧心理。病理性遗精则为每星期两次以上，甚则每晚遗精数次。

2.早泄

早泄是男子在性交时阴茎刚插入阴道或尚未进入阴道即泄精，以致不能完成正常性交过程。其诊断要点在于性交时过早射精。而遗精则是在非人为情况下频繁出现精液遗泄，当进行性交时，却可能是完全正常的。其诊断要点在于非人为情况下精液遗泄，但以睡眠梦中多见。有时临床上两者可同时并存。

3.小便尿精

小便尿精是精液随尿排出，或排尿结束后又流出精液，尿色正常而不混浊，古人将本症归于"便浊""白浊""白淫""淋浊"等疾病门中。其诊断要点是精液和尿同时排出或尿后流出精液。多因酒色无度、阴虚阳亢、湿热扰动精室、脾肾气虚等引起。

4.尿道球腺分泌物

当性兴奋时尿道外口排出少量黏稠无色的分泌物。其镜下虽偶见有精子，但并非精液，故要与遗精相鉴别。

5.前列腺溢液

某些中青年，因纵欲、酗酒、禁欲、手淫等，致使前列腺充血，腺泡分泌增加，腺管松弛扩张，在搬重物、惊吓、大便用力时，腹压增加，会阴肌肉松弛，会有数量不等的白色分泌物流出，称为前列腺溢液，亦称前列腺漏。

五、辨证

(一)辨证要点

1.审察病位

一般认为用心过度，或杂念妄想，君相火旺，引起遗精的多为心病；精关不固，无梦遗泄的多为肾病。故前人有"有梦为心病，无梦为肾病"之说。但还须结合发病的新久，以及脉证的表现等，才能正确地辨别病位。

2.分清虚实

初起以实证为多，日久则以虚证为多。实证以君相火旺及湿热痰火下注，扰动精室者为主；虚证则属肾虚不固，脾虚气不摄精，封藏失职。若虚而有热象者,多为阴虚火旺。

3.辨别阴阳

遗精属于肾虚不藏者,又当辨别偏于阴虚,还是偏于阳虚。偏于阴虚者,多见头昏目眩,腰酸耳鸣,舌质红,脉细数;偏于阳虚者,多见面白少华,畏寒肢冷,舌质淡,脉沉细。

4.洞察转归

遗精的发生发展与体质、病程、治疗恰当与否有密切关系。病变初期及青壮年患者多为火盛或湿热所致,此时若及时清泻则可邪退病愈;遗精日久必耗伤肾阴,甚则阴损及阳,阴阳俱虚,此时可导致阳痿、早泄、男子不育等。故对遗精日久不愈、有明显虚象或年老体衰者,治疗又当以补血为主。若治疗后遗精次数减少,体质渐强,全身症状减轻,则为病势好转,病将痊愈之象。

(二)证候

1.心肾不交

症状:每多梦中遗精,次日头昏且晕,心悸,精神不振,体倦无力,小便短黄而有热感。舌质红,脉细数。

病机分析:君火亢盛、心阴暗耗,心火不能下交于肾、肾水不能上济于心,水亏火旺,扰动精室,致精液走泄;心火偏亢,火热耗伤心营,营虚不能养心则心惊;外不能充养肌体,则体倦无力,精神不振;上不能奉养于脑,则头昏且晕;小便短黄而有热感,乃属心火下移小肠,热入膀胱之征;舌质红,脉细数,均为心营被耗,阴血不足之象。

2.肾阴亏虚

症状:遗精,头昏目眩,耳鸣腰酸,神疲乏力,形体瘦弱。舌红少津,脉弦细带数。

病机分析:恣情纵欲,耗伤肾阴,肾阴虚则相火妄动,干扰精室,致使封藏失职,精液泄出;肾虚于下,真阴暗耗,则精气营血俱不足,不能上承,故见头昏、目眩;不能充养肌肉,则形体瘦弱,神疲乏力;腰为肾之府,肾虚则腰酸;肾开窍于耳,肾亏则耳鸣;舌红少苔,脉弦细带数,均为阴虚内热之象。

3.肾气不固

症状:滑精频作,面白少华,精神萎靡,畏寒肢冷。舌质淡,苔白,脉沉细而弱。

病机分析:病久不愈,阴精内涸,阴伤及阳,以致下元虚惫,气失所摄,肾关因而不固,故滑精频作;其真阴亏耗,元阳虚衰,五脏之精华不能上荣于面,则面白少华,精神萎靡,畏寒肢冷;舌淡、苔白,脉沉细而弱,均为元阳已虚,气血不足之征。

4.脾虚不摄

症状:遗精频作,劳则加重,甚则滑精,精液清稀,伴食少便溏,少气懒言,面色少华,身倦乏力。舌淡,苔薄白,脉虚无力。

病机分析:脾气亏虑,精失固摄,而见遗精频作;劳则更伤中气,气虚不摄,精关不固,则见滑精;频繁遗滑,故精液清稀;脾气亏虚,不能化成气血,心脉失养故心悸,气短,面色无华;脾虚气陷,无力升举故食少便溏,少气懒言;舌淡苔薄白,脉虚无力,均为脾气亏虚之象。

5.肝火偏盛

症状:多为梦中遗泄,阳物易举,烦躁易怒,胸胁不舒,面红目赤,口苦咽干,小便短赤。舌红,苔黄,脉弦数。

病机分析:肝胆经绕阴器,肾脉上贯肝,两脏经络相连,如情志不遂,肝失条达,气郁化火,扰动精舍,则引起遗精;肝火亢盛,则阳物易举,烦躁易怒,胸胁不舒;肝火上逆则面红目赤,口苦咽干;小便短赤,舌红苔黄,脉来弦数,均为肝火偏盛之征。

6.湿热下注

症状:遗精频作,或尿时有精液外流,口苦或渴,小便热赤。苔黄腻,脉濡数。

病机分析:湿热下注,扰动精室,则遗精频作,甚则尿时流精;湿热上蒸,则口苦而渴;湿热下注膀胱,则小便热赤;苔黄腻,脉濡数,均为内有湿热之象。

7.痰火内蕴

症状:遗精频作,胸闷脘胀,口苦痰多,小便热赤不爽,少腹及阴部作胀。苔黄腻,脉滑数。

病机分析:痰火扰动精舍,故见遗精频作;痰火郁结中焦,故见胸闷脘胀,口苦痰多;痰火互结下焦,故见小便热赤不爽,少腹及阴部作胀;苔黄腻,脉滑数,均为痰火内蕴之征。

六、治疗

(一)治疗原则

遗精的基本病机包括两个方面,一是火邪或湿热之邪,扰及精室;二是正气亏虚,精关不固。治疗遗精切忌只用固肾涩精一法,而应该分清虚实,实证以清泄为主;虚证方可补肾固精。同时还应区分阴虚阳虚的不同情况,而分别采用滋养肾阴及温补肾阳的治法。至于虚而有热者,又当予以养阴清火,审证施治。

(二)治法方药

1.心肾不交

治法:清心滋肾,交通心肾。

方药:三才封髓丹加黄连、灯心草之类。方中天冬补肺,地黄滋肾,金水相生也;黄柏泻相火,黄连、灯心草清心泻火,俾水升火降,心肾交泰,则遗泄自止。若所欲不遂,心神不安,君火偏亢,相火妄动,干扰精室,而精液泄出者,宜养心安神,以安神定志丸治之。

2.肾阴亏虚

治法:壮水制火,佐以固涩。

方药:知柏地黄丸合水陆二仙丹化裁。方中知母、黄柏泻火,丹皮清热,地黄、怀山药、山茱萸、芡实、金樱子填精止遗。若遗精频作,日久不愈者,用金锁固精丸以固肾摄精。

3.肾气不固

治法:补肾固精。

方药:偏于阴虚者,用六味地黄丸,以滋养肾阴;偏于阳虚者,用《济生》秘精丸和斑龙丸主之。前方偏于温涩,后者温补之力尤胜。

4.脾虚不摄

治法：益气健脾，摄精止遗。

方药：妙香散合水陆二仙丹或补中益气汤加减。方中人参、黄芪益气健脾生精；怀山药、茯苓健脾补中，兼以安神，远志、辰砂清心调神；木香调气；桔梗升清；芡实、金樱子摄精止遗。若以中气下陷为主可用补中益气汤加减。

5.肝火偏盛

治法：清肝泻火。

方药：龙胆泻肝汤加减。方中龙胆草直折肝火，栀子、黄芩清肝，柴胡疏肝，当归、生地黄滋养肝血，泽泻、车前子、木通导湿热下行，肝火平则精宫自宁。久病肝肾阴虚者，可去木通、泽泻、车前子、柴胡等，酌加何首乌、女贞子、白芍等滋养肝肾之品。

6.湿热下注

治法：清热化湿。

方药：猪肚丸。猪肚益胃，白术健脾，苦参、牡蛎清热固涩，尚可酌加车前子、泽泻、猪苓、黄柏、萆薢等，以增强清热化湿之力。

7.痰火内蕴

治法：化痰清火。

方药：猪苓丸加味。方中半夏化痰，猪苓利湿。还可加黄柏、黄连、蛤粉等泻火豁痰之品。如患者尿时不爽，少腹及阴部作胀，为病久夹有瘀热之征，可加败酱草、赤芍以化瘀清热。

七、转归及预后

遗精初起，尤其是青壮年、体质强壮者，多为实证，此时一经清泻，往往邪退遗精自止。若不及时治疗或用补益固涩则邪热更盛，反致遗精频作。遗精日久不愈，肾精亏耗，可逐渐转变为虚证。在病机演变过程中还可见虚实夹杂，或阴虚兼火旺，或脾肾虚兼湿热痰火等。日久阴损及阳，造成阴阳俱损，可进一步导致阳痿、早泄等性功能障碍。遗精若能及时用药物及精神调治，多可治愈，预后一般良好。

八、预防和护理

(1)注意精神调养,排除杂念,清心寡欲,是治疗本病的关键。

(2)避免过度的脑力紧张,丰富文体活动,适当参加体力劳动。

(3)注意生活起居,节制性欲,戒除手淫,夜晚进食不宜过饱,睡前用温水洗脚,养成仰卧的习惯,被褥不宜过厚,脚部不宜盖得太暖,衬裤不宜过紧。

(4)少食辛辣刺激性食品如烟、酒、咖啡等。

(5)正确对待遗精。出现遗精后,应首先分清是生理现象还是病理性遗精。生理性遗精可不必治疗;病理性遗精,则应及时就诊,弄清疾病的原因,针对其病因进行调理,一般效果均较理想。

第七章

气血津液病证

第一节　郁　　病

郁病是一类常见病证，其临床表现多样，以心情抑郁、情绪不宁、胸部满闷、胁肋胀痛或易哭善怒或者咽中如有异物梗阻、失眠等为主要症状；又可有脏躁、梅核气等表现。

历代医家有关郁病的论述主要分为两类，一是指一切人体气血津液等滞而不通而生的疾病，即气血津液之郁，可产生诸多症状，变化多端，情志症状也是其中之一，但是这一类论述是对此类症状病因病机的总括，并非专指某病；二是专指以情志抑郁为主要表现的疾病，即情志之郁。本节主要讨论的是情志之郁。

郁病的病因，多认为是由于七情过极，如郁怒、思虑、悲哀、忧愁、恐惧过度，导致脏腑气血阴阳失调，脑神不利而引起。疾病早期多以脏腑功能失调、气机郁遏、津液输布不畅、脑神受扰为主；久则由气及血，变生多端，脏腑虚损，脑神失养，引起多种复杂的症状；但亦有素体肾精不足之人，发病早期就因肾精不足，脑髓不充，脑神失养，而脑神功能低下诸症纷现。

总体来说，本病是一种发病率高、复发率高的疾病，而且在病程演变中常化生出多种变证，故本病的病程较长，常缠绵难愈。因此，在郁病初起症状尚轻时，立即予以正确诊治，对于提高治愈率，防止复发等方面都具有十分重要的意义。治疗本病的基本原则以理气开郁、攻补兼施，并配合怡情易性为法。

郁病在临床涉及面很广，相当于西医学所指的焦虑性神经症、情感性精神障碍的抑郁状态、癔症，以及更年期抑郁、神经官能症等疾病。从病因和临床表现上看，他们都与郁病相似，均可以参考本节辨证治疗。

已往多认为本病女性较多发，但随着社会生活节奏的加快及各种紧张、应激因素的增加，男性郁病患者也逐渐增多。WHO 调查表明抑郁症的现患病率为11.4%，终生患病率为 20%～30%。WHO 指出，21 世纪人类面对的最大疾病是精神疾病，而抑郁症是其中的重点，并认为抑郁症大规模暴发的危险率为 15%～20%。

一、病证诊断

(一)诊断标准

(1)以忧郁不畅，情绪不宁，胸胁胀满疼痛，或者易哭善怒，情绪多变，或者咽中如有物阻为主要临床症状。

(2)多有忧愁、焦虑、悲哀、恐惧、愤怒等情志内伤史，且病情的反复常与各种因素导致的情志变化相关。

(3)各系统检查和实验室检查正常，可以除外器质性疾病。

(二)鉴别诊断

1.癫证

郁病者可见神志恍惚、悲忧善哭、喜怒无常等脏躁之表现，应与癫证相鉴别。癫者多发青壮年，男女发病率没有显著性差别，病程较长，病证难于自愈，较少自行缓解。郁病为女性多见，受精神刺激可间歇性地发作，停则如常人。

2.阴虚喉痹

郁病中有梅核气症状者多见于青中年女性，以情志抑郁而起病，自觉咽中有异物梗阻，但无咽喉疼痛及吞咽困难，咽中异物感随情志变化而增减，心情抑郁时梗阻异物感加重。而阴虚喉痹以青中年男性发病为多，与感冒、长期的嗜食辛辣及嗜好烟酒有关，自觉咽中有异物感，但与情绪变化无关，感受外邪或劳累为加重的原因，常伴有咽干、咽痒，或有咯吐黏稠白痰等症状。

3.噎膈

郁病中有咽中异物感等梅核气症状者，需与噎膈鉴别。梅核气有咽部异物感，但进食无阻塞，不影响吞咽；噎膈则以吞咽困难为主，其梗阻感与进食相关，多位于胸骨后而不在咽部，且吞咽困难程度日益加重，重者可水、米不进，高发于中老年男性，行食管的相关检查可以做出诊断。

4.呆病

年高患郁病者，应注意与呆病鉴别。呆病的主要症状包括认知功能的减退、情感淡漠、失语失用、行为被动等，与郁病的症状颇多相似之处。对于二者的鉴别，主要从以下几个方面入手：首先是病史，痴呆患者具有渐进的认知功能减退病史，而郁病患者的病前认知功能可能相对正常，即使有认知功能减退，也是与郁病发作相关，且具有突发性。其次是认知功能检查时，应予足够耐心。因郁病患者虽有思维迟缓、联想困难，但非思维贫乏，如予以足够反应时间，患者会给出正确答案。而痴呆为智能的全面减退，患者或反应较快，但是其答案错误；或者反应迟钝，给予足够时间也无法正确作答。第三，观察患者人格和自知力变化。一般郁病患者人格不会发生变化，且具有一定的自知力，而痴呆患者早期人格与自知力相对完整，病情进展时可见人格改变，如自私、固执、不修边幅、收集破烂，甚至不知羞耻当众手淫、随地大小便等。并且，痴呆的患者有较明显的视空间障碍等症状，而郁病患者少见。通过以上几点，可以鉴别。

（三）证候诊断

1.肝气郁结证

情绪不宁，郁闷烦躁，胸部满闷，胸胁胀痛，脘闷嗳气，不思饮食，大便不调，苔薄腻，脉弦。

2.气郁化火证

性情急躁易怒，胸胁胀满，口苦而干，或头痛、目赤、耳鸣，或嘈杂吞酸，大便秘结，舌质红，苔黄，脉弦数。

3.血行郁滞证

精神抑郁，性情急躁，头痛，失眠，健忘，或胸胁疼痛，或身体某部位有发冷或热感，舌质紫黯，或有瘀点、瘀斑，脉弦或涩。

4.肝郁脾虚证

精神抑郁，胸部闷塞，胁肋胀满，思虑过度，多疑善忧，善太息，食欲下降，消瘦，易疲劳，稍事活动便觉倦怠，脘痞嗳气，月经不调，大便时溏时干。或有咽中不适如有异物梗阻，吞之不下，吐之不出，舌苔薄白，脉弦细，或弦滑。

5.肝胆湿热证

情绪抑郁或急躁易怒，易激惹，郁闷不舒，失眠多梦，胁肋满闷，口苦纳呆，呕恶腹胀，大便不调，小便短赤，舌红苔黄腻，脉弦滑数。

6.忧郁伤神(脏躁)证

精神恍惚，心神不宁，多疑善虑，悲忧善哭，喜怒无常，时时欠伸，或手舞足蹈，骂詈喊叫，或伴有面部及肢体的痉挛、抽搐等多种症状，舌质淡，苔薄白，脉弦细。

7.心脾两虚证

多思善虑，头晕神疲，心悸胆怯，失眠，健忘，纳差，面色不华，舌质淡，苔薄白，脉细缓。

8.肾虚肝郁证

情绪低落，郁闷烦躁，悲观失望，兴趣索然，疏懒退缩，意志减退，神思恍惚，反应迟钝，行为迟滞，胸胁胀痛，脘闷嗳气，不思饮食，腰膝酸软。偏于阳虚者，面色㿠白，手足不温，少气乏力，甚则阳痿遗精，带下清稀，舌淡，苔白，脉沉细；偏于阴虚者，失眠，心烦易惊，自罪自责，颧红盗汗，手足心热，口燥咽干，舌红少苔，脉弦细数。

二、病因

郁病的发生是由于情志所伤、五脏气血阴阳不和、脑神不利所致。即体质素虚或肝气郁结者，遇有情绪刺激变化，如忧思恼怒，或悲哀忧愁，或所欲不遂，导致脏腑气血阴阳失调，脑神不利而成郁病。因此，情志因素是郁病的致病原因。但情志因素是否造成郁病，与精神刺激的强度以及持续时间的长短有关，也与机体本身的状况有密切关系，即机体的“脏气弱”是郁病发病的重要内在因素。

（一）忧愁思虑，脾失健运

由于忧愁思虑，精神紧张，或长期伏案思虑，脾气受损；或者情志不调，肝气郁结，横逆犯脾，均可导致脾失健运。脾虚不消化水谷，食积不消，则形成食郁。脾虚不能运化水湿，水湿内停，则形成湿郁。水湿内聚，凝结为痰，形成痰郁。痰、湿、食瘀滞日久，均可化火，形成火郁，灼伤脾阴，致使脾脏亏虚进一步加重。脾虚日久，饮食减少，气血生化乏源，心脾两虚，脑神失养，功能低下。

（二）情志过极，心失所养

所欲不遂，精神紧张，家庭不睦，遭遇不幸，忧愁悲哀等精神因素，损伤心气、心阴、心血，使心失所养而发生一系列病变。

（三）忧思郁怒，肝气郁结

忧思郁怒，愤懑恼怒等精神因素，均可以使肝失条达，气机不畅，气失疏泄，致肝气郁结，而成气郁。气郁日久，影响及血，使血液运行不畅而形成血郁。若素体阳盛，嗜烟酒及辛辣食物，或误治，过用热药，形成肝经郁热；或因气郁日久化火，皆可形成火郁。津随气行，气机不畅，失于疏泄，津液运行不畅，停聚于脏腑、经络，化为水湿，或肝郁犯脾，脾失健运，不能运化水湿，亦可导致水湿内停，形成湿郁。水湿凝聚成痰，则形成痰郁。

（四）忧虑恐惧，肾精亏虚

肾在志为恐，惊则气乱，恐则气下。本素体肾精不足者，长期紧张担忧，忧虑不解，或经历惊吓恐惧，致使肾精受损；或他脏病变日久，久病及肾，亦可导致肾精亏虚。肾精亏虚则脑神失养，出现脑神功能低下之症状。而肝肾本同源，肾精亏虚，则水不涵木，肝失所养，疏泄功能低下，气机不畅，而致肝气郁结。从而形成因虚而致实之肾虚肝郁病候。

三、病机

（一）发病

郁病发病可急可缓。如因情志过极而致气结，则起病较急；若为忧愁思虑，担忧恐惧，日久伤及脏腑，则缓慢起病。

(二)病位

在脑,涉及五脏,而以心、肝、脾、肾为主。

(三)病性

初起多为实证,但亦可见虚证,日久则多见虚实夹杂之证。

(四)病势

以实证起病者,初多为气滞,久则兼见血瘀、化火、痰结、食滞等,最终导致脏腑气血失调,形成虚实夹杂。而以虚证起病者,初多以脾气亏虚、心气心血不足、肾精亏虚为主,久则因虚致实,兼见水湿、痰结、食积、气滞等证。而本病一旦形成虚实夹杂之证,则变证丛生,病程迁延,绝非调一方治一脏能愈者也。

(五)病机转化

1.六郁互因

七情所伤,肝失条达,气失疏泄而为气郁。气郁日久,血液运行不畅则形成血郁。若素体阳盛,或过用热药,形成肝经郁热,或气郁日久化火,则形成火郁。气机不畅,失于疏泄,津液停聚体内,化为水湿,或肝郁犯脾,脾失健运,水湿内停,则形成湿郁。水湿凝聚成痰,则形成痰郁。脾失健运,食积不化则成食郁。总之,气郁、血郁、湿郁、痰郁、火郁、食郁等六郁在郁病的发生发展过程中常相互影响,互为因果,并常见两证甚至多证并现的现象。

2.虚实转化

本病分以实证起病和虚证起病者。以实证起病者,多为气滞、血瘀、湿停、痰滞、食积。初起多为肝失条达,如久病不愈,或失治误治,迁延难愈,肝病及脾,或肝火灼伤心气、心阴、心血,耗损肾阴、肾精,可损伤心、脾、肾而由实转虚。而以虚证起病者,初起以脾气亏虚,心气、心血不足,肾精亏虚为主,继则因脾失健运、水湿停留而成痰湿,食积难消则成食积;而心气不足,动血无力,则生瘀血;肾精亏虚,水不涵木,导致肝失所养,疏泄功能低下,气机不畅,则致肝气郁结。因此,郁病的病机转化可因实致虚,也可因虚致实,最终形成虚实夹杂、迁延难愈之重证。

（六）证类病机

1.肝气郁结证

若情绪不宁，郁闷烦躁，则肝气郁结，疏泄功能失常，经脉气机不畅，故见胸部满闷，胁肋胀痛等症；肝气郁结，横逆犯于中焦，则见脘闷嗳气，不思饮食，大便失调；苔薄腻，脉弦均为肝气郁结之征。此证得不到及时治疗，日久则易化热、留瘀，或克伐脾土，损及他脏。

2.气郁化火证

情志失常日久则肝气郁结，肝郁日久化火，故性情急躁易怒，口苦而干；肝火上炎而头痛、目赤、耳鸣；肝火犯胃，则嘈杂吞酸，甚则大便秘结；舌红苔黄，脉数均为火热之象。

3.血行郁滞证

情志不舒，气机郁滞不畅，故见精神抑郁，性情急躁；气病及血，血行郁滞，瘀阻不通而致头痛或者胸胁疼痛；血行郁滞，心神失于濡养而见失眠、健忘；瘀血阻滞于身体某部位，使局部组织失于温煦濡养而发冷，而瘀久化热则自觉局部发热感。舌质紫暗，或有瘀点、瘀斑，脉弦或涩，均为血行郁滞的征象。

4.肝郁脾虚证

肝气郁结，疏泄功能失常，经脉气机不畅，而见情绪不宁，郁闷烦躁，胸部满闷，胁肋胀痛，月经不调等症。肝气郁结，横逆犯脾，脾气亏虚则见消瘦，易疲劳，脘闷嗳气，不思饮食，大便失调。由于肝郁脾虚，聚湿生痰，或者气滞津停，凝聚成痰，气滞痰郁交阻于胸膈之上，故产生胸部闷塞，胁肋胀满及咽中不适如有异物梗阻，吞之不下，吐之不出等症。

5.肝胆湿热证

肝郁日久化火，肝火与水湿搏结，化为湿热，蕴结肝胆，则形成肝胆湿热之证。胆为中正之官，决断出焉。湿热相蒸，蕴于肝胆，肝胆疏泄失常，则心神不宁，故急躁易怒，失眠多梦；湿热蕴于肝胆，故胁肋满闷，舌红苔黄腻，脉弦滑数；胆气上溢则口苦；湿热郁阻，脾胃升降失司，故纳呆呕恶腹胀，大便不调。

6.忧郁伤神证

忧思郁虑，情志过及，使肝气郁结，心气耗伤，营血不足，以致心神失养，故见精神恍惚，心神不宁，多疑易惊；心神惑乱，故见悲忧善哭，喜怒无常，手舞足蹈，骂詈喊叫，舌质淡，苔薄白，脉弦细均为心阴暗耗之征。

7.心脾两虚证

忧愁思虑，损伤心脾，并使气血生化不足，心失所养，则致心悸、胆怯、失眠、健忘；脾失运化，气血不充，见纳差、头晕、神疲、面色不华。舌质淡，脉细等症均为心脾两虚，气血不足之象。

8.肾虚肝郁证

忧思日久肾精受损，出现情绪低落，悲观失望，意志减退等症；肝失疏泄气机不畅，故见郁闷烦躁，胸胁胀痛，脘闷嗳气等肝气郁结诸症。阳痿遗精，带下清稀，舌淡，苔白，脉沉细属阳虚之征；颧红盗汗，口燥咽干，舌红少苔，脉弦细数属阴虚之征。

四、辨证思路

(一)辨脑神、心神与五脏神

心与脑皆主神明，脑神、心神与五脏神共同形成人体的情志系统。人有五脏，化五气，以生喜怒悲忧恐，五脏神是情志活动的最基本单位。心为五脏六腑之大主，神明出焉，故心神统率五脏神，从而调控人体的情绪反应。而脑为精明之府，神机之地，脑神主人的气质、性格和情感反应，是人体情志活动的基础和高级中枢，脑神为神明之体，心神为神明之用，故脑神又统帅心神，从而脑神、心神、五脏神形成人体的三级情志系统。如五脏功能正常，化生五气充足，则心神得养，脑神得充，气血阴阳调和，自然情志调达。而郁病以实证起病者，因七情不调、饮食劳倦等，导致脏腑功能失调，产生气滞、痰湿、血瘀等实邪，实邪可扰动心神，如心神充养、中守得力，或心神虽然被扰，动悸不宁，但脑神功能如常，可调控制转心神，则可无情志病症出现。但如实邪同时扰动脑神、心神，一则脑神受扰对心神调控制转不利，二则实邪扰动心神致使心神不宁，而又无脑神之统率调制，从而心神调控五脏神，主情绪反应功能失常，则表现出情绪不稳、烦躁易怒或易激惹等情志症状。而郁病日久，脏腑虚损，或以虚证起病者，多表现情绪低落、失望、兴趣索然、疏懒退缩、意志减退、情感淡漠等症状，此时病变主要在脑神，为脏腑虚损、脑神失养、功能低下所致。除脑神不利可以影响心神外，若心神被扰过重，或心失所养，心神失守，亦可上扰脑神，产生精神惑乱，则见悲伤哭泣、哭笑无常等症状。

（二）辨脏腑病位

郁病病位主要在脑，涉及肝、肾、心、脾诸脏，不同证型各有侧重。治疗时应辨明脏腑，调理脏腑阴阳气血以安神、养神，方收全效。如见情绪不稳，动则遇事闷闷不乐，默默不语，或烦躁易怒，易激惹，或常喜叹息，或常喜欠伸，则主要涉及肝；多思善虑，常愁眉苦脸，郁郁不乐，甚至不思饮食，神疲乏力，则主要涉及脾；心悸胆怯，惶惶不可终日，或者心中烦乱，坐卧不宁，夜不成寐，食不甘味，稍有紧张，则坐立不安，则主要涉及心；郁病日久，久病及肾，或素体肾精不足，产生肾精亏虚证候者，出现情绪低落，悲观失望，兴趣索然，疏懒退缩，意志减退，神思恍惚，反应迟钝，行为迟滞等，脑神功能低下之症状，则主要涉及肾。

（三）辨六郁

郁病有气郁、血郁、湿郁、痰郁、食郁、火郁之分，所以须分辨六郁之不同，以分而治之。气郁者忧郁愤懑，情绪不宁，喜太息，胸胁胀满疼痛，痛处不定，或者女子月事不调。火郁者，性情急躁易怒，胸胁胀满，口苦而干，或目赤、耳鸣，或嘈杂吞酸，大便秘结，失眠多梦。血郁者，则见情志抑郁，性情急躁，头痛或胸胁疼痛，疼痛固定不移，或身体某部位有发冷或热感。湿郁者，症见情绪郁闷，胸中满闷而胃纳不佳，脘腹胀满，腰背酸楚，四肢乏力。而痰郁者，则见精神抑郁，胸部闷塞，食欲下降，脘痞嗳气，或有咽中不适如有异物梗阻，吞之不下，吐之不出。食郁者见情志抑郁，不思饮食，脘腹胀满，嗳腐吞酸，肠鸣矢气，食谷不化，大便臭秽。以上种种，常兼夹而现，致使症状纷纭，错综复杂。故需把握主症，辨证准确，方能用药精准，获桴鼓之效。

郁病病程较长，用药不宜峻猛。实证治疗过程中，应该注意理气而不要耗气，活血不能伤血，清热而不伤脾胃，祛痰而不伤正；治疗虚证时，应注意补益心脾而不过于躁烈，滋养肝肾而不过于滋腻。对于实证初起，实邪扰动脑神、心神者，当调理脏腑功能，祛除实邪，颐脑解郁，宁心安神。而对于出现脑神失养，脑神功能低下者，则必须注重补气养血、益精填髓，方能使脑神得养，神机得运，而诸症自消。此外，除了要辨证进行药物治疗，精神治疗对郁病十分重要，即如《临证指南医案》所言："郁病全在病者能移情易性。"因此，心理疏导亦很重要。

理气开郁、攻补兼施、怡情易性是治疗郁病的基本原则。对于郁病的实证，首先要理气开郁，并根据是否有血瘀、化火、痰结、湿滞、食积等而分别采用活血、降火、化痰、祛湿、消食等法。虚证需要根据所损及的脏腑及气血阴阳亏虚的不同而补之，可采用养心安神、补肾益脑、调理脾胃、滋养肝肾等方法。虚实兼杂者，则需视虚实的偏重而虚实兼顾，如果肝郁脾虚者健脾疏肝、肾虚肝郁者益肾疏肝，补益肾元。

五、分证论治

(一)肝气郁结

1.症舌脉

情绪不宁，郁闷烦躁，胸部满闷，胸胁胀痛，脘闷嗳气，不思饮食，大便不调，苔薄腻，脉弦。

2.病机分析

肝主疏泄，性喜条达，经脉布胸胁。肝气郁结，疏泄功能失常，经脉气机不畅，而见情绪不宁、郁闷烦躁、胸部满闷、胁肋胀痛等症。肝气郁结，横逆犯于中焦，则见脘闷嗳气、不思饮食、大便失调。

3.治法

疏肝解郁，理气畅中。

(1)方药运用。常用方：柴胡疏肝散(《景岳全书》)加减。

组成：柴胡、香附、枳壳、陈皮、川芎、白芍、炙甘草。

加减：胁肋胀满疼痛较重者，可加郁金、香橼、佛手疏肝理气；肝气横逆犯胃，胃失和降，见嗳气频作、胸脘不舒者，可加旋覆花、代赭石、法半夏、苏梗和胃降逆；肝气横乘脾胃而见纳呆、腹胀者，可加焦三仙、砂仁、茯苓健运脾胃；兼有血瘀者，见胸胁刺痛，舌质有瘀点、瘀斑，可加当归、丹参、红花活血化瘀。若情志抑郁主要导致肝气郁结，脾胃失和，引起脘腹胀满不适、纳差、嗳气、苔腻等，也可选用六郁汤，方用香附、川芎疏肝理气活血；苍术、陈皮、半夏、茯苓、砂仁、甘草温运脾胃，和中降湿；栀子清化郁热。

常用中成药：舒肝止痛丸，每次 4.5 g，每天 2 次。疏肝止痛。适用于肝气郁结之胁痛者。

(2)针灸治疗。

取穴：期门、太冲、阳陵泉、支沟、内关、足三里。

刺法：泻法，每天 1 次，每次留针 30 分钟，每隔 10 分钟行针 1 次。

4.临证参考

此型患者多情绪不宁，郁闷烦躁，寡言少语，但病程都相对较短，病机单纯，应及早治疗，在药物治疗同时，可加用心理调节法，了解其情绪变化，对患者进行疏导，常可起到较好的效果。

(二)气郁化火

1.症舌脉

性情急躁易怒，胸胁胀满，口苦而干，或头痛、目赤、耳鸣，或嘈杂吞酸，大便秘结，舌质红，苔黄，脉弦数。

2.病机分析

肝气郁结而致胸胁胀满疼痛；肝郁日久化火，故性情急躁易怒、口苦而干、舌红、苔黄、脉数；肝火上炎而头痛、目赤、耳鸣；肝火犯胃，则嘈杂吞酸。

3.治法

疏肝解郁，清肝泻火。

(1)方药运用。常用方：丹栀逍遥散(《古今医统大全》)加减。

组成:牡丹皮、栀子、柴胡、当归、白芍、白术、茯苓、炙甘草。

加减:热势较重,口苦、大便秘结者,可加龙胆草、大黄泻热通腑;肝火犯胃而见胁肋疼痛、口苦、嘈杂吞酸、嗳气、呕吐者,可加黄连、吴茱萸,清肝泻火,降逆止呕;肝火上炎而见头痛、目赤、耳鸣者,加菊花、钩藤、蒺藜清热平肝;热盛伤阴,而见舌红少苔、脉细数者,可去原方中当归、白术、生姜之温燥,加生地黄、麦冬、山药滋阴健脾;气郁化火,横逆犯胃,而见烦热胁痛、胃脘灼痛、反酸嘈杂、口干口苦者,可用化肝煎,用白芍缓急柔肝止痛,石斛滋阴养胃,青皮、陈皮疏肝理气,牡丹皮、栀子清泻肝火,泽泻、贝母泻热散结。

常用中成药:加味逍遥丸,每次 6 g,每天 2 次。舒肝清热,健脾养血。适用于肝郁脾虚,肝脾不和者。

(2)针灸治疗。

取穴:期门、行间、阳陵泉、内庭、支沟。

刺法:泻法,每天 1 次,每次留针 30 分钟,每隔 10 分钟行针 1 次。

4.临证参考

肝郁化火,常可犯胃,治疗时应注意清肝而不伤胃,不宜使用大寒过凉。本证亦可采用化肝煎治疗,其理气泄热作用较突出。本型患者多易急躁,平素要注意饮食调养,忌烟酒及辛辣食物,可进行心理疏导,同时配合体育疗法。

(三)血行郁滞

1.症舌脉

精神抑郁,性情急躁,头痛,失眠,健忘,或胸胁疼痛,或身体某部位有发冷或热感,舌质紫黯,或有瘀点、瘀斑,脉弦或涩。

2.病机分析

情志不舒,气机郁滞不畅,故见精神抑郁,性情急躁;气病及血,血行郁滞,瘀阻不通而致头痛或者胸胁疼痛;血行郁滞,心神失于濡养而见失眠、健忘;瘀血阻滞于身体某部位,使局部组织失于温煦濡养而发冷,而瘀久化热则自觉局部发热感。舌质紫黯,或有瘀点、瘀斑,脉弦或涩,均为血行郁滞的征象。

3.治法

活血化瘀，理气解郁。

常用方：通窍活血汤（《医林改错》）合四逆散（《伤寒论》）加减。

组成：桃仁、红花、生地黄、川芎、赤芍、老葱切碎、麝香冲服、柴胡、枳壳、甘草。

加减：胀痛明显者，加香附、青皮、郁金；纳差脘胀者，加焦三仙、陈皮；如有寒象，加乌药、木香；兼有热象者，加牡丹皮、栀子。

常用中成药：脑得生片，每次 6 片，每天 3 次。具有活血化瘀，疏通经络，醒脑开窍之功。适用于中风后抑郁患者。

4.临证参考

临证时见顽固性郁病多可有此证表现，盖久病入络，久病必瘀，古人有“怪病多瘀”之说。故郁病病程长，病久者常兼血瘀。本证因气及血，气滞而致血行失畅，而非瘀结胁下，故用药不可过于峻猛，应活血而不宜破血。

（四）肝郁脾虚

1.症舌脉

精神抑郁，胸部闷塞，胁肋胀满，思虑过度，多疑善忧，善太息，食欲下降，消瘦，易疲劳，稍事活动便觉倦怠，脘痞嗳气，月经不调，大便时溏时干，或有咽中不适如有异物梗阻，吞之不下，吐之不出，舌苔薄白，脉弦细，或弦滑。

2.病机分析

肝气郁结，疏泄功能失常，经脉气机不畅，而见情绪不宁，郁闷烦躁，胸部满闷，胁肋胀痛，月经不调等症。肝气郁结，横逆犯脾，脾气亏虚则见消瘦、易疲劳、脘闷嗳气、不思饮食、大便失调。由于肝郁脾虚，聚湿生痰，或者气滞津停，凝聚成痰，气滞痰郁交阻于胸膈之上，故产生胸部闷塞、胁肋胀满及咽中不适如有异物梗阻、吞之不下、吐之不出等症。本型即《金匮要略・妇人杂病脉证病治》篇中“妇人咽中如有炙脔，半夏厚朴汤主之”之证。

3.治法

疏肝健脾，化痰散结。

(1)方药运用。常用方:逍遥散(《太平惠民和剂局方》)合半夏厚朴汤(《金匮要略》)加减。

组成:柴胡、当归、白芍、白术、炙甘草、法半夏、厚朴、茯苓、生姜、苏叶。

加减:湿郁气滞而兼有胸脘痞闷、嗳气、苔腻者,加香附、佛手、苍术理气除湿;胀痛明显者,加木香、青皮、枳壳;食滞较重者,加焦三仙、砂仁;若痰郁化热,而兼有烦躁、呕恶、口苦、苔黄而腻者,用温胆汤(半夏、枳实、竹茹、陈皮、甘草、茯苓)加贝母、黄芩、全瓜蒌;病久入络而有瘀血征象,见胸胁刺痛、舌质紫暗或有瘀点瘀斑、脉涩,加郁金、丹参、降香、姜黄活血化瘀。

常用中成药:加味逍遥丸,每次 6 g,每天 2 次。具有舒肝清热,健脾养血之功。适用于肝郁血虚,肝脾不和患者。

(2)针灸治疗。

取穴:肝俞、太冲、脾俞、丰隆、神门。

刺法:泻法,每天 1 次,每次 30 分钟,留针 10 分钟行针 1 次。

4.临证参考

治疗本证时,用药要注意化痰而不伤正。临证所用方中多辛温苦燥之品,仅适宜于痰气互结而无热者,如证偏阴亏津少或者阴虚火盛者,则不宜用。此型患者病程多较长,注意结合心理暗示进行疏导。

(五)肝胆湿热

1.症舌脉

情绪抑郁或急躁易怒,易激惹,郁闷不舒,失眠多梦,胁肋满闷,口苦纳呆,呕恶腹胀,大便不调,小便短赤,舌红苔黄腻,脉弦滑数。

2.病机分析

肝郁日久化火,肝火与水湿搏结,化为湿热,蕴结肝胆,则形成肝胆湿热之证。胆为中正之官,决断出焉。湿热相蒸,蕴于肝胆,肝胆疏泄失常,则心神不宁,故急躁易怒、失眠多梦;湿热蕴结肝胆,故胁肋满闷、舌红苔黄腻,脉弦滑数;胆气上溢则口苦;湿热郁阻,脾胃升降失司,故纳呆呕恶腹胀、大便不调。

3.治法

清肝利胆，宁心安神。

(1)方药运用。常用方：龙胆泻肝汤(《兰室秘藏》)加减。

组成：龙胆草、黄芩、栀子、泽泻、当归、地黄、柴胡、生甘草、车前子、珍珠母先煎、龙齿先煎。

加减：若肝胆实火较盛，烦躁不安者，可去车前子，加黄连以助泻火宁心之力；若湿盛热轻者，可去黄芩、生地黄，加滑石、薏苡仁以增利湿之功；如湿热日久伤阴，见低热、手足心热者，可加银柴胡、白薇以清虚热；月经不调者，可加泽兰、益母草，利湿活血调经。

常用中成药：龙胆泻肝丸，每次1粒，每天3次。具有清肝胆，利湿热之功。适用于肝胆湿热证。

(2)针灸治疗。

取穴：期门、日月、太溪、三阴交。

刺法：泻法，每天1次，每次30分钟，留针10分钟行针1次。

4.临证参考

本证属于郁病中较重也较常见的实证，以情志抑郁或烦躁，口苦溺赤，舌红苔黄、脉弦数有力为证治要点。但本方药多苦寒，易伤脾胃，故对素体脾胃虚寒和阴虚阳亢者，皆非所宜；且使用不可过久，待湿热之象减退，需立即更方，以防脾胃受损，又生变证。

(六)忧郁伤神(脏躁)

1.症舌脉

精神恍惚，心神不宁，多疑善虑，悲忧善哭，喜怒无常，时时欠伸，或手舞足蹈，骂詈喊叫，或伴有面部及肢体的痉挛、抽搐等多种症状，舌质淡，苔薄白，脉弦细。

2.病机分析

忧思郁虑，情志过极，使肝气郁结，心气耗伤，营血不足，以致心神失养，故见精神恍惚、心神不宁、多疑易惊；心神惑乱，故见悲忧善哭，喜怒无常，手舞足蹈，骂詈喊叫。此证多见于女性，多因情志刺激而诱发，临床表现多样，但同一患者每次发作多为同样几种症状的重复表现。

3.治法

甘润缓急，养心安神。

（1）方药运用。常用方：甘麦大枣汤加减（《金匮要略》）。

组成：甘草、小麦、磁石（先煎）、生龙骨（先煎）、生牡蛎（先煎）、天冬、大枣。

加减：心悸失眠、舌红少苔等心阴虚症状明显者，加百合、柏子仁、炒酸枣仁、茯神、制何首乌养心安神；血虚生风而见手足蠕动或者抽搐者，加当归、生地黄、珍珠母、钩藤以养血熄风；大便干结属血少津亏者，加黑芝麻、生首乌润肠通便；喘促气逆者，加用五磨饮子开郁散结、理气降逆。

常用中成药：安神补心丸，每次 6 g，每天 2 次。具有养心安神之功。适用于阴血不足引起的心悸失眠，头晕耳鸣。

（2）针灸治疗。

取穴：神门、通里、足三里、内关、三阴交、膻中、心俞，善惊易恐者，加胆俞、肝俞。

刺法：平补平泻法，每天 1 次，每次 30 分钟，留针 10 分钟行针 1 次。

4.临证参考

忧郁伤神可见多种多样的临床表现。在发作时，单纯药物治疗疗效欠佳，可根据病情选用适当的穴位进行针刺治疗，并结合语言暗示和诱导，对控制发作、解除症状常有较好的效果。

（七）心脾两虚

1.症舌脉

多思善虑，头晕神疲，心悸胆怯，失眠，健忘，纳差，面色不华，舌质淡，苔薄白，脉细缓。

2.病机分析

忧愁思虑，损伤心脾，并使气血生化不足，心失所养，则致心悸、胆怯、失眠、健忘；脾失运化，气血不充，见纳差、头晕、神疲、面色不华。舌质淡、脉细等症均为心脾两虚、气血不足之象。

3.治法

养心健脾，补益气血。

(1)方药运用。常用方：归脾汤(《严氏济生方》)加减。

组成：白术、茯苓、党参、炙黄芪、龙眼肉、酸枣仁、木香、当归、远志、大枣、甘草。

加减：心胸郁闷、精神不舒者，加郁金、佛手理气开郁；以气血两虚为主要表现者，见少气懒言、自汗、盗汗、心悸、失眠、面色萎黄者，加用五味子、浮小麦、熟地黄、白芍(人参养荣汤加减)；若纳呆食少、食后腹胀、少气懒言者，为脾气亏虚，失于健运，上方重用党参，加砂仁(香砂六君子汤加减)益气健脾；久病气损及阳者，兼见手足不温、形寒怕冷者，上方中加肉桂(拯阳理劳汤加减)益气温阳。

常用中成药如下。

人参归脾丸：每次 1 丸，每天 2 次。具有益气补血，健脾养心之功。用于心脾两虚，气血不足所致的心悸、怔忡，失眠健忘，食少体倦，面色萎黄诸症。

(2)针灸治疗。

取穴：脾俞、心俞、神门、三阴交。

刺法：补法加灸，每天 1 次，每次 30 分钟，留针 10 分钟行针 1 次。

4.临证参考

此属郁病之虚证，多因气滞日久而致，或素体虚弱，又加情志所伤而成，病程一般较长，难于短期起效。治疗以滋养为法，但不能用药过于滋腻，以防碍脾。

(八)肾虚肝郁

1.症舌脉

情绪低落，郁闷烦躁，悲观失望，兴趣索然，疏懒退缩，意志减退，神思恍惚，反应迟钝，行为迟滞，胸胁胀痛，脘闷嗳气，不思饮食，腰膝酸软。偏于阳虚者，面色㿠白，手足不温，少气乏力，甚则阳痿遗精，带下清稀，舌淡，苔白，脉沉细；偏于阴虚者，失眠，心烦易惊，自罪自责，颧红盗汗，手足心热，口燥咽干，舌红少苔，脉弦细数。

2.病机分析

本素体肾精不足者,长期忧虑不解,或经历惊吓恐惧,致使肾精受损;或他脏病变日久,久病及肾,导致肾精亏虚。肾主骨生髓,上充于脑,肾精亏虚则脑神失养,出现情绪低落、悲观失望、兴趣索然、疏懒退缩、意志减退等脑神经功能低下之症状。而肝肾同源,肾精亏虚,则水不涵木,肝失所养,疏泄功能低下,气机不畅,而致郁闷烦躁、胸胁胀痛、脘闷嗳气等肝气郁结诸证。虚损及阳,失于温煦,而见面色㿠白、手足不温、少气乏力,甚则阳痿遗精、带下清稀。舌淡、苔白、脉沉细皆属阳虚之征;虚损及阴,心神失养而见失眠、心烦易惊、自罪自责;阴虚无以制阳,阳热亢盛而见颧红盗汗,阴不上乘而口燥咽干。舌红少苔、脉弦细数皆属阴虚之征。

3.治法

益肾调气,解郁安神。

(1)方药运用。常用方:颐脑解郁方(经验方)加减。

组成:刺五加、五味子、郁金、合欢皮、柴胡、栀子、白芍、生草。

加减:偏阳虚者,温养命门之火,用右归丸加减,上方基础上加附子、山药、枸杞子培补益肾精,当归补血行血,杜仲、菟丝子助补益肾精;偏阴虚者,滋补肾阴,用左归丸加减,上方基础上加生地、熟地、山萸肉补肾中之阴,另可加鹿角胶、龟甲胶,二者为血肉有情之品,益肾填精,阳中求阴。失眠烦躁者,加磁石重镇安神。

(2)针灸治疗。

取穴:百会、水沟、印堂、极泉;配穴:内关、神门、涌泉。

刺法:补法,每天1次,每次30分钟,留针10分钟行针1次。

4.临证参考

此证可见于郁病久不治愈、证情复杂者,亦可见肾精不足而发为郁病者。本证主要因肾虚精亏、脑神失养而致;因又有肝郁气滞之候,故辨证时应注意标本虚实,切不可认做肝郁实证,而予以解郁顺气之品,从而犯虚虚实实之戒,使病情更加迁延难愈、复杂多变。

第二节　内伤发热

内伤发热是指凡因脏腑气血阴阳虚损或失调而引起的以发热为主要表现的病证。临床上多表现为低热，有时可见高热，或患者自觉发热而体温不高。本证一般起病较缓，病程较长。

西医学的功能性低热、结缔组织疾病、慢性感染性疾病等所引起的发热，可参考本节辨证治疗。

一、病因、病机

（一）阴精亏虚

素体阴虚，或失血伤阴，或温热病经久不愈，或因久泻伤阴，或因用温燥药过多，导致阴液亏损，阴不济阳，阳气偏盛，引起阴虚内热。

（二）中气不足

过度劳累，损伤中气，脾失生化，或饮食失于调理，造成中焦脾胃气虚，致虚阳外越，或阴火上冲，或卫外不固，营卫失和，引起发热。

（三）肝郁化火

情志抑郁，肝气不能条达，气郁于内，郁而化火而致发热。

（四）瘀血内阻

气滞、外伤、出血等原因导致瘀血内结，停积于体内，气血不通，营卫壅遏，引起发热。

（五）内湿停滞

饮食不节，或嗜食肥甘厚味辛辣，或忧思气结等，使脾胃受损，健运失职，津液不运，积聚生湿，郁久而化热。

二、辨证论治

内伤发热的一般特点是发热缓慢，病程较长，发热而不恶寒，或怯冷得衣被则解，或发热时作时止，或发有定时，且多感手足心热，可伴头晕神倦、自汗盗汗、脉弱无力等。调理阴阳、补虚泻实是内伤发热的基本治疗原则，临床需根据内伤发热证候的不同，采取相应的治疗方法，对虚实夹杂者，则需分清主次，兼而顾之。

（一）阴虚发热

1.证候

午后潮热或夜间发热，五心烦热，轻者不觉发热，只感面部灼热，颧红，盗汗，口燥咽干，或见眩晕失眠，舌质红少苔，脉细数。

2.证候分析

由于阴液亏虚，内热自盛，且午后或夜间阴气当令，阳来入阴，阴虚不能制阳，则阳气偏旺，故发热，或午后潮热或夜间发热，五心烦热。虚热内蒸，迫津外泄而盗汗。虚热上浮则两颧潮红。阴虚失于濡润，故口燥咽干。阴虚阳亢，虚火上扰，故失眠，眩晕。舌质红少苔，脉细数，乃属阴虚内热之象。

3.治法

滋阴清热。

4.方药

清骨散（银柴胡、胡黄连、秦艽、鳖甲、地骨皮、青蒿、知母、甘草）。阴虚较甚加生地黄、玄参以助滋阴清热。若发热伴头晕眼花，身倦乏力，心悸不宁，面白无华，舌淡，脉细弱者，为血虚发热，用归脾汤（人参、白术、黄芪、炙甘草、远志、酸枣仁、茯神、龙眼肉、当归、木香、大枣、生姜）加首乌、熟地黄、银柴胡、白薇等。

（二）气虚发热

1.证候

发热以上午为常见，劳倦即复发或加重，伴有声低气短，倦怠乏力，饮食少味，或兼恶风自汗，舌质淡，边尖有齿痕，舌苔薄，脉大无力。

2.证候分析

气虚发热多由脾胃气虚所引起。“脾胃气虚，则下流于肾，阴火得以乘其土位”（《脾胃论》）而发热。上午阳气初生而未盛，故以上午常见，且劳则气耗，故劳倦则复发或加重。脾胃虚弱，运化失职，则饮食乏味，声低气短。脾主四肢，气虚则肢体乏力。气虚卫外不固则恶风、自汗。舌质淡，舌苔薄，边尖有齿痕，脉大无力，皆属气虚之象。

3.治法

甘温除热。

4.方药

补中益气汤（黄芪、人参、白术、炙甘草、当归、陈皮、升麻、柴胡）。若进而发展为阳气虚衰，虚阳外越，则热而形寒，面色㿠白，汗出肢冷，腰酸便溏，舌质淡，脉沉细而微，或浮大无根，用参附汤（人参、熟附子）。

（三）肝郁发热

1.证候

发热不甚，或午后低热，常随情绪波动而起伏，抑郁不欢，喜叹息，或烦躁易怒，或兼胸胁胀痛，口苦咽干，泛恶欲呕，或妇女月经不调，舌质淡红，舌苔薄黄，脉弦细数。

2.证候分析

情志不畅，肝失疏泄，肝气郁滞，郁久化热，故出现发热，或午后低热。因情志所伤，故发热随情绪波动而起伏。肝气郁结，疏泄失常，故抑郁不欢，胸胁胀痛。肝气郁结，则血行不畅，故见妇女月经不调。叹气则气机暂得舒畅，故喜叹息。肝火上扰心神，故烦躁易怒。肝火烁津，则口苦咽干。肝气犯胃，胃失和降，则泛恶欲呕。舌质淡红，舌苔薄黄，脉象弦细数，为肝郁化火之象。

3.治法

舒肝解郁，清肝泄热。

4.方药

丹栀逍遥散（柴胡、当归、白芍、白术、茯苓、炙甘草、薄荷、煨姜、牡丹皮、山栀）加减。发热甚，加黄芩、地骨皮、白薇。胸胁胀痛明显，加青皮、郁金、香附。妇女月经不调，加益母草、泽兰。

（四）瘀血发热

1.证候

发热或潮热，胁腹刺痛，拒按，痛有定处，甚则面色暗黑，肌肤甲错，烦躁不安或如狂，舌质紫暗或有瘀斑，脉沉弦或涩。

2.证候分析

凡离经之血停滞在内，或气郁日久而血瘀，或经络损伤，或因疮疡气血凝结，瘀久而化热。瘀热互结则见潮热。瘀热停于脉络，气血阻滞，故胁腹刺痛。气血不能上荣于面与外达肌肤，故见面色暗黑，肌肤甲错。瘀热内扰心神，故烦躁不安甚或如狂。舌质紫暗，瘀斑，脉沉弦或涩，皆为瘀血内阻之象。

3.治法

活血化瘀，理气通络。

4.方药

桃仁承气汤（桃仁、桂枝、甘草、大黄、芒硝）。若妇女月经始来，或恶露不下，瘀血发热，原方减芒硝，加蒲黄、五灵脂、红花、香附、柴胡。若因疮疡发热，原方减桂枝，加牡丹皮、红花、蒲公英、野菊花；若妇女因月经闭止，肌肤甲错，原方可加水蛭、三棱。

（五）湿阻发热

1.证候

发热不甚，午后明显，热难速已，或身热不扬，胸闷脘痞，头重如裹，身重而累，不欲饮食，渴而不欲饮，大便不爽，舌质红，苔黄腻，脉濡数。

2.证候分析

湿邪内生，郁而化热，故见发热，湿为阴邪，阴邪自旺于阴分，故出现午后发热明显。湿性黏滞，故热难速已，或身热不扬。湿邪蒙蔽清窍，故头重如裹。湿邪阻滞气机，则胸闷脘痞，身重而累。湿阻中焦，脾失健运，故不欲饮食。湿停于内，故渴而不欲饮。湿热停滞肠道，则大便不爽。舌红苔黄腻，脉濡数，为湿郁化热之象。

3.治法

宣畅气机，清热化湿。

4.方药

三仁汤（杏仁、白蔻仁、薏苡仁、半夏、厚朴、通草、淡竹叶、滑石）加减。头重如裹，加白芷、藁本。胸闷脘痞，加佩兰、苍术、郁金、陈皮。

三、针灸治疗

(一)阴虚发热

可选用三阴交、太溪、复溜、大椎穴,用补泻兼施法。每天1～2次。

(二)气虚发热

可选用脾俞、胃俞、气海、合谷、尺泽穴,用补泻兼施法。每天1～2次。

(三)肝郁发热

可选用行间、侠溪、风池、大椎、曲池、内关穴,用泻法。每天1～2次。

(四)瘀血发热

可选用血海、膈俞、中冲、阳陵泉、人中、神门穴,用泻法。每天1～2次。

(五)湿阻发热

可选取合谷、大椎、丰隆、内关、公孙、足三里穴,用泻法。每天1～2次。

第三节　虚　劳

虚劳是指以五脏虚证为主要临床表现的多种慢性虚弱证候的总称。又称虚损。

历代医籍对虚劳的论述甚多。《素问·通评虚实论》提出的“精气夺则虚”是虚证的提纲。而《素问·调经论》所谓“阳虚则外寒,阴虚则内热”,进一步说明虚证有阴虚、阳虚之别,并明确了阴虚、阳虚的主要特点。《难经·十四难》论述了“五损”的症状及病势传变,并根据五脏的所主及其特性提出相应的治疗大法,如“损其肺者益其气,损其心者调其荣卫,损其脾者调其饮食、适寒温,损其肝者缓其中,损其肾者益其精。”汉·张仲景在《金匮要略·血痹虚劳病脉证并治》篇首先提出了“虚劳”的病名,分阳虚、阴虚、阴阳两虚 3 类,详述症、因、脉、治,治疗着重于温补脾肾,并提出扶正祛邪、祛瘀生新等治法,首倡补虚不忘治实的治疗要点。《诸病源候论·虚劳病诸候》比较详细地论述了虚劳的原因及各类症状,对五劳(心劳、肝劳、肺劳、脾劳、肾劳)、六极(气极、血极、筋极、骨极、肌极、精极)、七伤(大饱伤脾,大怒气逆伤肝,强力举重、久坐湿地伤肾,形寒、寒饮伤肺,忧愁思虑伤心,风雨寒暑伤形,大恐惧不节伤志)等内容做了具体阐释。金元以后,对虚劳的理论认识及临床治疗都有较大的发展。如李东垣重视脾胃,长于甘温补中。朱丹溪重视肝肾,善用滋阴降火。明·张景岳深刻地阐发了阴阳互根的理论。提出“阴中求阳,阳中求阴”的治则,在治疗肾阴虚、肾阳虚的理论及方药方面有新的发展。汪绮石重视肺、脾、肾在虚劳中的重要性,所著《理虚元鉴》中明确指出:“治虚有三本,肺、脾、肾是也。肺为五脏之天,脾为百骸之母,肾为性命之根,治肺、治脾、治肾,治虚之道毕矣。”清·吴澄的《不居集》系统汇集整理了虚劳的资料,是研究虚劳的一部有价值的参考书。

虚劳所涉内容很广,是中医内科学中范围最广的一种病证。凡先天禀赋不足,后天调护失当,病久体虚,积劳内伤,久虚不复等导致的多种以脏腑气血阴阳亏损为主要表现的病证,均属于本病证的范畴。

现代医学中多系统的众多慢性消耗性疾病及功能衰退性疾病,出现虚劳的临床表现时,可参考本节进行辨证论治。

一、病因、病机

引起虚劳的原因很多。《理虚元鉴·虚症有六因》全面归纳了虚劳之因,提出“有先天之因,有后天之因,有痘疹及病后之因,有外感之因,有境遇之因,有医药之因”,表明多种病因作用于人体,引起脏腑亏损,气血阴阳亏虚,日久不复,皆可发展为虚劳。概言之,其病因不外先天、后天两大因素。以脏腑亏损、气血阴阳虚衰为主要病机。

(一)禀赋不足

因父母体虚,禀赋薄弱,或孕育不足,胎中失养,或后天喂养不当,水谷精气不充,均可导致先天禀赋不足,体质不强,易于患病,病后久虚不复,脏腑气血阴阳日渐亏虚,发为虚劳。

(二)烦劳过度

烦劳过度,因劳致虚,损伤五脏。如《素问·宣明五气》篇指出:"久视伤血,久卧伤气,久坐伤肉,久立伤骨,久行伤筋。"《医家四要·病机约论》也说:"曲运神机则劳心,尽心谋虑则劳肝,意外过思则劳脾,预事而忧则劳肺,色欲过度则劳肾。"在各种劳损中,尤以劳神过度及恣情纵欲较为常见。

(三)饮食不节

暴饮暴食,饥饱无常,或嗜欲偏食,营养不良,或饮酒过度,均会损伤脾胃,久则气血无以生化,内不能和调于五脏六腑,外不能洒陈于营卫经脉,形成虚劳。

(四)大病久病

邪气强盛,正气短时难复,损伤脏气,耗伤气血阴阳,复以病后失于调养,每易发展为虚劳;或久病迁延失治,邪气留恋,病情传变日深,损耗人体的气血阴阳;或妇人产后调理失当,正虚难复,均可演变为虚劳。

(五)误治失治

因误诊误治,或遣方用药不当,以致精气耗损,既延误治疗,又损及阴精或阳气,从而发为虚劳。

虚劳之病位主要在五脏,尤以脾肾为主。由于五脏相关,气血同源,阴阳互根,所以一脏受病,可以累及他脏,互相影响和转化。虽病因各异,或是因虚致病,因病致劳,或是因病致虚,久虚不复成劳,但究其病理性质,主要为气、血、阴、阳的亏耗。气虚不能生血,血虚无以载气。气虚日久阳亦渐衰,血虚日久阴也不足。阳损日久,累及于阴;阴亏日久,累及于阳。病势日渐发展,而病情趋于复杂。

二、诊断要点

（一）症状

多见于形神衰败，身体瘦弱，大肉尽脱，心悸气短，自汗盗汗，面容憔悴，食少厌食，或五心烦热，或畏寒肢冷，脉虚无力等症。具有引起虚劳的致病因素及较长的病史。

（二）检查

虚劳涉及的病种甚多，必须结合患者的具体情况，针对主要症状有选择地做相应的检查，以便重点掌握病情。一般常选用血常规、血生化、心电图、X线摄片、免疫功能测定等检查。特别要结合原发病做相关检查。

三、鉴别诊断

（一）肺痨

宋代严用和在《济生方·五劳六极论治》中指出："医经载五劳六极之证，非传尸骨蒸之比，多由不能卫生，始于过用，逆于阴阳，伤于营卫，遂成五劳六极之病焉。"两者鉴别的要点是肺痨乃因正气不足而被痨虫侵袭所致，病位主要在肺，具有传染性，以阴虚火旺为其病理特点，以咳嗽、咳痰、咯血、潮热、盗汗、消瘦为主要临床症状；而虚劳由多种原因所导致，久虚不复，病程较长，一般无传染性，以脏腑气、血、阴、阳亏虚为其基本病机，可分别出现五脏气、血、阴、阳亏虚的多种临床症状。

（二）其他疾病中的虚证

虚劳与内科其他病证中的虚证证型虽然在临床表现、治疗方药方面有类似之处，但两者仍有区别：虚劳的各种证候，均以出现一系列精气亏虚的症状为特征；而其他病证的虚证则各以其病证的主要症状为突出表现。例如，眩晕一证的气血亏虚型，虽有气血亏虚的症状，但以眩晕为最突出、最基本的表现；水肿一证的脾阳不振型，虽有脾阳亏虚的症状，但以水肿为最基本、最突出的表现。此外，虚劳一般都有比较长的病程，且病势缠绵，往往涉及多脏甚至整体。

而其他病证的虚证类型虽然也以久病属虚者居多，但亦有病程较短而表现虚证者。例如，泄泻一证的脾胃虚弱型，以泄泻为主要临床表现，有病程长者，亦有病程短者。

四、辨证

《杂病源流犀烛·虚损痨瘵源流》说："然五脏虽分，而五脏所藏，无非精气，其所以致损者有四，曰气虚，曰血虚，曰阳虚，曰阴虚。""而气血阴阳，各有专主，认得真确，方可施治。"一般说来，病情单纯者，病变比较局限，容易辨清受累脏腑及其气、血、阴、阳亏虚的属性。但由于气血同源，阴阳互根，五脏相关，所以各种原因所致的虚损往往相互影响，由一虚而渐致多虚，由一脏而累及他脏，使病情趋于复杂和严重，辨证时应加以注意。

虚劳的证候虽繁，但总离不开五脏，而五脏之虚损，又不外乎气、血、阴、阳。因此，现以气、血、阴、阳为纲，五脏虚证为目，分类列述其证治。

(一)气虚

面色㿠白或萎黄，少气懒言，声音低怯，头昏神疲，肢体无力，舌苔淡白，脉细软弱。

1.肺气虚

症状：咳嗽无力，痰液清稀，自汗气短，语声低微，时寒时热，平素易于感冒，面白，舌质淡，脉弱。

分析：肺气不足，则咳嗽无力，痰液清稀；表卫不固，故自汗气短，语声低微；肺气亏虚，营卫失和则时寒时热；肺主皮毛，肺虚则腠理疏松，故易感受外邪；肺气亏虚，不能朝百脉，故见面白，舌淡，脉弱。

2.心气虚

症状：心悸、气短，动则尤甚，神疲体倦，自汗，面色㿠白，舌质淡，脉弱。

分析：心气虚弱，心失所养，则心悸、气短；因心开窍于舌，其华在面，故心气不足则面色㿠白，舌质淡；心主血脉，故心气虚则脉道空虚;汗为心之液,故心气不足则摄津无力,而见自汗;心主神志,心气不足,则神疲体倦,劳则尤甚,舌淡、脉弱。

3.脾气虚

症状:纳食减少,食后胃脘不适,神疲乏力,大便溏薄,面色萎黄,舌淡苔薄,脉弱。

分析:脾虚不能健运,胃肠受纳及传化功能失常,故纳食减少,食后胃脘不适,大便溏薄;脾虚不能化生水谷精微,气血来源不充,形体失养,故倦怠乏力,面色萎黄,舌淡,脉弱。

4.肾气虚

症状:神疲乏力,腰膝酸软,小便频数而清长,白带清稀,舌质淡,脉弱。

分析:肾气亏虚则固摄无力,故小便频数而清长,白带清稀;腰为肾之府,故肾虚则腰膝酸软;神疲乏力,舌质淡,脉弱,均为气虚之象。

(二)血虚

面色淡黄或淡白无华,唇、舌、指甲色淡,头晕目眩,肌肤枯燥,舌质淡红,苔少,脉细。心主血,脾统血,肝藏血,故血虚之中以心、脾、肝的血虚较为多见。

1.心血虚

症状:心悸怔忡,健忘,失眠,多梦,面色不华,舌质淡,脉细或结代。

分析:心血亏虚,血不养心,则心神不宁,故致心悸怔忡,健忘,失眠或多梦;血虚不能上荣头面,故面色不华,舌质淡;血虚气少,血脉不充,故脉细或结代。

2.肝血虚

症状:头晕目眩,胁肋疼痛,肢体麻木,筋脉拘急,或筋惕肉瞤,妇女月经不调甚则闭经,面色无华,舌质淡,脉弦细或细涩。

分析:肝血亏虚,不能上养头目,故致头晕目眩;血不养肝,肝气郁滞故胁肋疼痛;由于血虚生风,筋脉失养,以致肢体麻木,筋脉拘急,或筋惕肉瞤;肝血不足,妇女冲任空虚,则月经不调甚或闭经;面色无华，舌淡，脉弦细或细涩，为肝血不足，血脉不充之象。

（三）阴虚

面赤颧红，唇红，手足心热，虚烦不安，潮热盗汗，口干，舌质光红少津，脉细数无力。五脏的阴虚在临床上均较常见，而以肾、肝、肺为主，且以肝肾为根本。病情较重时，可出现气阴两虚或阴阳两虚。

1.肺阴虚

症状：咳嗽，咽干，咳血，甚或失声，潮热盗汗，颧红如妆，舌红少津，脉细数。

分析：肺阴亏耗，肺失濡润，故干咳；肺络损伤，则咳血；阴虚津不上承，故咽干，甚则失声；阴虚火旺，虚热迫津外泄，则潮热盗汗；颧红如妆，舌红少津，脉细数，均为阴虚有热之象。

2.心阴虚

症状：心悸，失眠，烦躁，潮热，盗汗，面部潮红，口舌生疮，舌红少津，脉细数。

分析：心阴亏虚，心失濡养，故心悸，失眠；阴虚生内热，虚火亢盛，故烦躁，面部潮红，口舌生疮；虚热迫津外泄，则盗汗；舌红少津，脉细数，为阴虚内热、津液不足之象。

3.胃阴虚

症状：口干唇燥，不思饮食，大便秘结，甚则干呕，呃逆，面部潮红，舌干，少苔或无苔，脉细数。

分析：脾胃阴虚，运化失常，故不思饮食；津亏不能上承，故口干；胃肠失于滋润则大便秘结；若阴亏较甚，胃气失于和降，上逆为患，则干呕、呃逆；面部潮红，舌红，苔少，脉细数，均为阴虚内热之象。

4.肝阴虚

症状：头痛，眩晕，耳鸣，视物不明，目干畏光，急躁易怒，或肢体麻木，筋惕肉瞤，面部潮红，舌干红，脉弦细数。

分析：肝阴不足，肝阳偏亢，上扰清窍，故头痛，眩晕，耳鸣；肝阴不能上荣于目，故视物不明，目干畏光；阴血不能濡养筋脉，虚风内动，故肢体麻木，筋惕肉瞤；阴虚火旺，肝火上炎，则面部潮红；舌红少津，脉弦细数为阴虚肝旺之象。

5.肾阴虚

症状：腰酸，遗精，两足痿软，眩晕，耳鸣，甚则耳聋，口干，咽痛，颧红，舌红少津，脉沉细数。

分析：肾虚失养，故感腰酸；肾阴亏损，相火妄动，精关不固，则遗精；肾阴亏虚，髓海不充，脑失濡养，则眩晕，耳鸣；虚火上炎，故口干，咽痛，颧红；舌红少津，脉沉细数，均为肾阴亏虚之象。

(四)阳虚

面色苍白或晦暗，畏寒肢冷，出冷汗，神疲乏力，气息微弱，或水肿，下肢较甚，舌质胖嫩，边有齿印，苔淡白而润，脉沉迟或虚大。阳虚常由气虚进一步发展而成，阳虚则寒，其症比气虚更重，并出现里寒的征象。阳虚之中，以心、脾、肾的阳虚为多见。由于肾阳为人身之元阳，所以心、脾阳虚日久，必累及于肾，而出现心肾阳虚或脾肾阳虚的病变。

1.心阳虚

症状：心悸，自汗，神倦嗜卧，形寒肢冷，心胸憋闷疼痛，面色苍白，舌淡或紫暗，脉细弱或沉迟。

分析：心阳不足，心气亏虚，故心悸，自汗，神倦嗜卧；阳虚不能温养四肢百骸，故形寒肢冷；阳虚气弱，不能推动血液运行，心脉瘀阻，气机滞塞，故心胸憋闷疼痛，舌质紫暗；面色苍白，舌淡，脉沉迟，均属心阳亏虚，运血无力之象。

2.脾阳虚

症状：面色萎黄，形寒，食少，神倦乏力，少气懒言，大便溏泄，肠鸣腹痛，每因遇寒或饮食不慎而加剧，舌质淡，苔白，脉弱。

分析：脾阳亏虚，不能运化水谷，充养四肢百骸，故形寒，食少，神倦乏力，少气懒言；气虚中寒，清阳不升，寒凝气滞则腹痛肠鸣，大便溏泄；感受寒邪或饮食不慎，以致中阳更虚，更易加重病情；面色萎黄，舌淡，苔白，脉弱均为中阳虚衰之象。

3.肾阳虚

症状：腰背酸痛，遗精，阳痿，多尿或尿失禁，面色苍白，形寒肢冷，下利清谷或五更泄泻，舌质淡胖，有齿痕，苔白，脉沉迟。

分析：肾阳不足，失于温煦，故腰背酸痛，形寒肢冷；阳气衰微，精关不固，故遗精，阳痿；肾气不固，则小便失禁；气化不及，则尿多；命门火衰，火不生土，不能蒸化腐熟水谷，故下利清谷或五更泄泻；面色苍白，舌淡胖有齿痕，脉沉迟，均为阳气亏虚，阴寒内盛之象。

五、治疗

对于虚劳的治疗，根据“虚则补之”“损者益之”的理论，当以补益为原则。在进行补益的时候，一是必须根据病理属性的不同，分别采取益气、养血、滋阴、温阳的治疗方药；二是要密切结合五脏病位的不同而选用方药，以加强治疗的针对性。此外，由于脾为后天之本，是水谷、气血生化之源；肾为先天之本，寓元阴元阳，是生命的本源，所以补益脾肾在虚劳的治疗中具有比较重要的意义。

（一）气虚

1.中药治疗

（1）肺气虚。

治法：补益肺气。

处方：补肺汤。

方中人参、黄芪益气补肺固表；因肺气根于肾，故以熟地黄、五味子益肾固元敛肺；桑白皮、紫菀清肃肺气。

若自汗较多者，加牡蛎、麻黄根固表止汗；若气阴两虚，而兼见潮热盗汗者，加鳖甲、地骨皮、秦艽等养阴清热；肺气虚损，卫阳不固，易感外邪，症见发热恶寒，身重，头目眩冒，治宜扶正祛邪，可仿《金匮要略》薯蓣丸意，佐防风、豆卷、桂枝、生姜、杏仁、桔梗之品，以疏风散表。

（2）心气虚。

治法：益气养心。

处方：七福饮。

方中人参、白术、炙甘草益气养心；熟地黄、当归滋阴补血；酸枣仁、远志养心安神。

若自汗多者，加黄芪、五味子益气敛汗；不思饮食，加砂仁、茯苓开胃健脾。

(3)脾气虚。

治法：健脾益气。

处方：加味四君子汤。

方中以人参、黄芪、白术、甘草益气健脾；茯苓、扁豆健脾除湿。

若兼胃脘胀满，嗳气呕吐者，加陈皮、半夏理气和胃降逆；腹胀脘闷，嗳气，苔腻者，证属食积停滞，酌加神曲、麦芽、山楂、鸡内金消食健胃；若气虚及阳，脾阳渐虚而兼见腹痛泄泻，手足欠温者，加肉桂、炮姜温中散寒止痛；若脾气虚损而主要表现为中气下陷，症见脘腹坠胀，气短，脱肛者，可改用补中益气汤以补益中气，升阳举陷。

(4)肾气虚。

治法：益气补肾。

处方：大补元煎。

方中用人参、山药、炙甘草益气强肾固本，杜仲、山茱萸温补肾气，熟地黄、枸杞子、当归补精养血。

若神疲乏力较甚者，加黄芪补气；尿频较甚及小便失禁者，加菟丝子、五味子、益智仁补肾摄精；脾失健运而兼见大便溏薄者，去熟地黄、当归，加肉豆蔻、补骨脂以温补脾肾，涩肠止泄。

在气、血、阴、阳的亏虚中，气虚是临床最常见的一类，尤以肺、脾气虚为多见，而心、肾气虚亦不少。肝病而出现神疲乏力，纳少便溏，舌质淡，脉弱等气虚症状时，多在治肝的基础上结合脾气亏虚论治。

2.针灸治疗

(1)基本处方：膻中、中脘、气海。膻中补上焦肺气；中脘补中焦水谷之气；气海补下焦元气。

(2)加减运用。①肺气虚证：加肺俞、膏肓俞以培补肺气。诸穴针用补法，或加灸法。②心气虚证：加心俞、内关以培补心气。诸穴针用补法，或加灸法。③脾气虚证：加百会、足三里以升阳举陷。诸穴针用补法，或加灸法。④肾气虚证：加肾俞、关元以补肾纳气。诸穴针用补法，或加灸法。

(二)血虚

1.中药治疗

(1)心血虚。

治法：养血宁心。

处方：养心汤。

方中人参、黄芪、茯苓、甘草益气养血；当归、川芎、五味子、柏子仁、酸枣仁、远志养血宁心安神；肉桂、半夏曲温中健脾，以助气血之生化。

若失眠、多梦，加夜交藤、合欢花养心安神。

脾血虚常与心血虚同时并见，临床常称心脾血虚。除养心汤外，还可选用归脾汤。归脾汤为补脾与养心并进，益气与养血相融之剂，具有补益心脾、益气摄血的功能，是治疗心脾血虚的常用方剂。

(2)肝血虚。

治法：补血养肝。

处方：四物汤。

方中熟地黄、当归补血养肝；芍药、川芎调和营血。

血虚甚者，加制首乌、枸杞子、鸡血藤以增强补血养肝的作用；胁痛，加丝瓜络、郁金、香附理气通络止痛；肝血不足，目失所养所致视物模糊，加枸杞子、决明子养肝明目。

若肝郁血瘀，新血不生，羸瘦，腹满，腹部触有瘕块，质硬而痛，拒按，肌肤甲错，状如鱼鳞，妇女经闭，两目暗黑，舌有青紫瘀点、瘀斑，脉细涩者，可同服大黄䗪虫丸祛瘀生新。

2.针灸治疗

(1)基本处方：膈俞、肝俞、足三里、三阴交。血会膈俞，辅以肝俞，养血补血；足三里、三阴交健脾养胃，补气养血。

(2)加减运用。①心血虚证：加心俞、内关、神门以养血安神。

诸穴针用补法。②肝血虚证:加期门、太冲、阳陵泉以补血养肝、柔筋缓急。诸穴针用补法。

(三)阴虚

1.中药治疗

(1)肺阴虚。

治法:养阴润肺。

处方:沙参麦冬汤。

方中用沙参、麦冬、玉竹滋补肺阴,天花粉、桑叶、甘草清热润燥生津。

咳甚者,加百部、款冬花肃肺止咳;咳血,酌加白及、仙鹤草、鲜茅根凉血止血;潮热,加地骨皮、银柴胡、秦艽、鳖甲养阴清热;盗汗,加五味子、乌梅、瘪桃干敛阴止汗。

(2)心阴虚。

治法:滋阴养心。

处方:天王补心丹。

方中以生地黄、玄参、麦冬、天冬养阴清热;人参、茯苓、五味子、当归益气养血;丹参、柏子仁、酸枣仁、远志养心安神;桔梗载药上行。本方重在滋阴养心,适用于阴虚较甚而火热不亢者。

若火热旺盛而见烦躁不安,口舌生疮者,去当归、远志之辛温,加黄连、木通、淡竹叶清泻心火,导热下行;若见潮热,加地骨皮、银柴胡清虚热;盗汗,加牡蛎、浮小麦固表敛汗。

(3)胃阴虚。

治法:养阴和胃。

处方:益胃汤。

方中以沙参、麦冬、生地黄、玉竹滋阴养液;配伍冰糖养胃和中。

若口唇干燥,津亏较甚者,加石斛、天花粉养阴生津;不思饮食者,加麦芽、扁豆、山药益胃健脾;呃逆,加刀豆、柿蒂、竹茹和胃降逆止呃;大便干结者,用蜂蜜润肠通便。

(4)肝阴虚。

治法:滋养肝阴。

处方：补肝汤。方中以四物汤养血柔肝；木瓜、甘草、酸枣仁酸甘化阴。

若头痛、眩晕、耳鸣较甚，或筋惕肉瞤，为肝风内动之象，加石决明、菊花、钩藤、刺蒺藜镇肝息风潜阳；目干涩畏光，或视物不明者，加枸杞子、女贞子、决明子养肝明目；若肝火亢盛而见急躁易怒，尿赤便秘，舌红脉数者，加夏枯草、龙胆草、山栀清肝泻火。若肝阴虚证而表现为以胁痛为主要症状者，可改用一贯煎。

(5)肾阴虚。

治法：滋补肾阴。

处方：左归丸。

方中以熟地黄、龟甲胶、枸杞子、山药、牛膝滋阴补肾；山茱萸、菟丝子、鹿角胶补肾填精。

若精关不固，腰酸遗精，加牡蛎、金樱子、芡实、莲须固肾涩精；虚火较甚，而见潮热，口干，咽痛，舌红，脉细数者，去鹿角胶、山茱萸，加知母、黄柏、地骨皮滋阴泻火。

2.针灸治疗

(1)基本处方：肾俞、足三里、三阴交。肾俞、足三里补先后天而益阴；三阴交为精血之穴，益肝脾肾之阴。

(2)加减运用：①肺阴虚证，加肺俞、膏肓、太渊以养阴润肺。诸穴针用补法。②心阴虚证，加心俞、神门以滋阴养心。诸穴针用补法。③胃阴虚证，加胃俞、中脘以养阴和胃。诸穴针用补法。④肝阴虚证，加肝俞、期门、太冲以滋养肝阴。诸穴针用补法。⑤肾阴虚证，加志室、太溪以滋补肾阴。诸穴针用补法。

(四)阳虚

1.中药治疗

(1)心阳虚。

治法：益气温阳。

处方：保元汤。

方中以人参、黄芪益气扶正；肉桂、甘草、生姜温通心阳。

若血脉瘀阻，而见心胸疼痛者，酌加郁金、丹参、川芎、三七活血定痛；阳虚较甚，而见形寒肢冷，脉迟者，酌加附子、巴戟天、仙茅、淫羊藿、鹿茸温补阳气。

(2)脾阳虚。

治法：温中健脾。

处方：附子理中汤。

方中以党参、白术、甘草益气健脾，燥湿和中；附子、干姜温中祛寒。若腹中冷痛较甚，为寒凝气滞，可加高良姜、香附或丁香、吴茱萸温中散寒，理气止痛；食后腹胀及呕逆者，为胃寒气逆，加砂仁、半夏、陈皮温中和胃，降逆止呃；腹泻较甚，为阳虚寒甚，加肉豆蔻、补骨脂、薏苡仁温补脾肾，涩肠止泻。

(3)肾阳虚。

治法：温补肾阳。

处方：右归丸。

方中以附子、肉桂温肾补阳；杜仲、山茱萸、菟丝子、鹿角胶补益肾气；熟地黄、山药、枸杞子、当归补益精血，滋阴以助阳。

若精关不固而见遗精，加金樱子、桑螵蛸、莲须，或金锁固精丸以收涩固精；若脾虚而见下利清谷，则去熟地黄、当归等滋腻滑润之品，加党参、白术、薏苡仁补气健脾，渗湿止泻；若命门火衰而见五更泄泻，宜合四神丸(《证治准绳》)温补脾肾，固肠止泻；若阳虚水泛而见水肿、尿少者，加茯苓、泽泻、车前子，白术利水消肿；若肾阳虚衰，肾不纳气而见喘促短气，动则尤甚，加补骨脂、五味子、蛤蚧补肾纳气。

2.针灸治疗

(1)基本处方。关元、命门、肾俞。关元、命门温肾固本，培养下元；肾为水火之宅，肾俞温阳化气。

(2)加减运用。①心阳虚证：加心俞、内关、少海、膻中以益气温阳。诸穴针用补法，或加灸法。②脾阳虚证：加脾俞、胃俞、中脘以温中健脾。诸穴针用补法，或加灸法。③肾阳虚证：加志室、神阙以温补肾阳。诸穴针用补法，或加灸法。

第四节　痰　饮

痰饮是指三焦气化失常，水液在体内运化输布失常，停积于某些部位的一类病证。在《黄帝内经》无“痰饮”之名，但有“积饮”之说，如《素问·六元正纪大论》曰：“太阴所至，为积饮否隔。”《素问·气交变大论》载：“岁土太过，雨湿流行……饮发中满食减，四肢不举。”《素问·五常政大论》云：“土郁之发，民病饮发注下。”指出水湿过盛、土郁失运为积饮的主要病机，奠定了痰饮的理论基础。《金匮要略·痰饮咳嗽病脉证并治》首创“痰饮”之名，其含义有广义和狭义之分，广义的痰饮是诸饮的总称，由于水饮停积的部位不同，而分为痰饮、悬饮、溢饮、支饮4类。狭义的痰饮即指水饮停积于胃肠，是诸饮中的一个类型。并对痰饮病的证候、论治做了比较系统的论述，并提出“病痰饮者，当以温药和之”的治疗原则。由于《金匮要略》对痰饮起因及脉证治疗阐发甚详，被后世奉为准绳，成为痰饮辨证论治的主要依据。自隋代巢元方《诸病源候论》起将痰与饮分开而论，曰：“……脉偏弦为痰，浮而滑为饮。”立诸痰候与诸饮候，并在《金匮要略》四饮基础上另有流饮和癖饮的论述，如“流饮者，由饮水多，水流走于肠胃之间，漉漉有声，谓之流饮”“此由饮水多，水气停聚两胁之间，遇寒气相搏，则结聚成块，谓之癖饮”。金元四大家之一张子和《儒门事亲·饮当去水温补转剧论》则指出饮之成因：“其来有五，有愤郁而得之者，有困乏而得之者，有思虑而得之者，有痛饮而得之者，有热时伤冷而得之者，饮证虽多，无出于此。”又云：“夫治病有先后，不可乱投，邪未去时，慎不可补也。大邪新去，恐反增其气，转甚于未治之时也。”指出治疗饮证不可妄用补法。清代喻昌则指出对痰饮之体虚、积劳、失血等虚证患者不可妄用吐法或峻攻。这些论述都对饮证治疗有指导意义。从隋唐至金元，在痰饮病的基础上，又逐渐发展了痰的病机学说，《丹溪心法·痰病》曰：“百病中多有兼痰者，世所不知也。”《景岳全书·痰饮》载：“痰之与饮，虽曰同类，而实有不同也。”一般而言，黏稠者为痰，清稀者为饮，故应加以区别。本节论述的范围以《金匮要略》中之痰饮病为主。

西医学的慢性支气管炎、支气管哮喘、渗出性胸膜炎、胃肠功能紊乱、不完全性肠梗阻、慢性心功能不全等疾病的某些阶段，可参照本节进行辨证论治。

一、病因、病机

痰饮的病因为寒湿浸渍、饮食不节、劳欲所伤，以致肺、脾、肾气化功能失调，三焦水道不利，水液失于正常运化、输布，停积而为痰饮。

（一）寒湿浸渍，积而成饮

寒湿之邪，易伤阳气。凡气候之寒冷潮湿，或冒雨涉水，或经常坐卧湿地等，导致寒湿浸渍，由表及里，中阳受困，运化无力，水湿停聚而为痰饮。正如《素问·至真要大论》曰："太阴之胜……独胜则湿气内郁……饮发于中。"

（二）饮食不节，伤及脾阳

恣食生冷，或暴饮暴食，均可阻遏脾阳，使中州失运，水湿聚而为饮。《金匮要略·痰饮咳嗽病脉证并治》云："夫病人日饮水多，必暴喘满。""凡食少饮多，水停心下。""流饮者，由饮水多，水流走于肠胃之间，漉漉有声……"

（三）劳欲久病，脾肾阳虚

水液属阴，全赖阳气之温煦蒸化输转。若因思虑、劳倦、纵欲太过，伤及脾肾；或年高久病，或素体阳虚，脾肾阳气不足，水液失于气化转输停聚为饮。叶天士提出“外饮治脾，内饮治肾”的大法，指出外饮为劳欲所伤，阳气内虚，水液运化无力而成为饮。

人体在生理状态下，水液的吸收、输布和排泄，主要依赖肺、脾、肾三脏的气化功能。《素问·经脉别论》曰："饮入于胃，游溢精气，上输于脾，脾气散精，上归于肺，通调水道，下输膀胱，水精四布，五经并行。"由此可知，体内水液的代谢包括脾之转输上行，肺之通调下降和肾之蒸化开合 3 个不可分割的重要环节。水谷精气是在脾之健运、肺之通调、肾之蒸化开合作用下，化为津液，输布全身，发挥多种生理作用之后，变为汗液、尿液排出体外。如果三脏功能失调，肺之通调涩滞、脾之转输无权、肾之蒸化失职，水谷不得运化输布而成浊液，聚而为水为饮，遇火气则煎熬成痰。三脏之中，脾运失司，首当其要，因脾阳一虚，水谷精气不能正化，则上不能输精以养肺，下不能助肾以制水，必然导致水液停滞中焦，流溢四末，波及五脏。水液的输布排泄还与三焦的作用密切相关。三焦主司一身之气化，为运行水液之道路。若三焦气化失司，水道不通，则水液停积为饮。故《素问·灵兰秘典论》曰："三焦者，决渎之官，水道出焉。"《圣济总录·痰饮统论》曰："盖三焦者，水谷之道路，气之所终始也，若三焦调适，气脉平均，则能宣通水液，行入于经，化而为血，灌溉周身；设三焦气涩，脉道闭塞，则水饮停滞，不得宣行，因之聚成痰饮。"

总之，痰饮之病机性质总属阳虚阴盛，为本虚标实之证。肺脾肾气化失调，阳气不足实为痰饮发生的病机基础。虽然间有因时邪与内饮相搏，或饮邪久郁化热，表现为饮热错杂之证，虽属少数，但不可忽视。

二、诊断

痰饮病证的诊断，应综合临床特征、痰饮停积的部位来确定。

(1)饮留胃肠者为痰饮，主要表现为心下痞满，胃中有振水声，肠间沥沥有声，呕吐清水痰涎。

(2)饮留胸胁者为悬饮，主要表现为咳嗽、气急、胁肋胀痛。

(3)饮浸肺者为支饮，主要表现为咳逆喘息，痰白量多。

(4)饮溢四肢者为溢饮，主要表现为身痛困重，肢体水肿。

三、相关检查

痰饮病证涉及的疾病较多，临证应注意结合相关检查以帮助诊断，如胸部X线摄片、胃肠钡餐造影、内镜、胸腹B超、痰培养、胸腔积液、CT等检查。

四、鉴别诊断

(一)痰、饮、水、湿

四者同出于一源,均为水液不归正化,停积而成,然而在病机、形质特点、临床表现等方面各有特点。分别言之,痰多因热煎熬而成,分成有形、无形之痰,有形者,形质厚浊,咳咯可见,无形者,无处不到,病变多端;饮多因寒积聚而成,形质清稀,多停于体内局部;水为清液,有阴水、阳水之分,可泛滥体表、四末;湿性黏滞,但无定体,可随五气从化相兼为病。合而言之,痰、饮、水、湿在一定条件下又可相互转化。

(二)溢饮与风水

两者虽均可见肢体水肿,但风水可见汗出恶风,小便不利,水肿从眼睑开始,迅速漫于四肢全身。而溢饮则见恶寒无汗、身体疼痛、小便自利,肿以四肢明显,甚或偏于一侧肢体。

(三)痰饮与咳嗽、哮、喘、肺胀的关系

饮邪停积胸肺,以致肺气失于宣降,可致咳嗽、哮、喘、肺胀等证,此时饮是上述肺系疾病发生、发展的病因或病理因素,在临床辨证施治时,可以按痰饮予以施治。若咳喘肺虚日久,肺气虚弱,宣降失司,水液失于输布,又可积而为饮,加重病情或致肺疾反复发作。

五、辨证论治

(一)辨证要点

1.辨痰饮停积的部位

饮停胃肠者为痰饮,饮流胁下者为悬饮,饮溢四肢者为溢饮,饮停胸肺者为支饮。

2.辨寒热

一般而言,痰饮总属阳虚寒凝,水饮停聚。如《症因脉治·痰症论》曰:“饮主于水,寒多热少。”若饮邪郁久化热、饮热互结者,则表现饮渐黏稠、身热、口苦、苔黄、脉数等热象。临床寒热相兼之候也常有之。

3.辨虚实

痰饮病虽以实证居多,但总属阳虚阴盛、本虚标实证,其本属脾肾阳气亏虚,不能运化水湿,其标则为水饮停聚或停饮郁久化热,但在病程的不同阶段,或表现以本虚为主,或表现为标实为主。应从起病之新久、饮邪之盛衰、禀赋之强弱来权衡虚实,如新病饮盛为实,久病正虚饮微为虚。

(二)治疗原则

饮为阴邪,遇寒则凝,得温则行,故其治疗当遵《金匮要略·痰饮咳嗽病脉证并治》"病痰饮者,当以温药和之"的宗旨,以温阳化饮为基本治疗原则,以振奋阳气,开发腠理,通行水道。同时还应当分别标本缓急、表里虚实之不同,采取相应的治疗措施。若饮邪壅盛,其证属实,当祛邪治标,可根据其饮停部位,分别采用发汗、攻逐和分利等法;阳微气虚而饮邪不盛者,则温补脾肾阳气以治本;邪实而正虚者,治当攻补兼施;饮热相杂者,又当温清并用。即使实证,当饮邪已基本消除,也须继用健脾温肾以固其本,始能以巩固疗效。清代喻昌《医门法律·痰饮留伏论》提出虚实分治法,临床可作为辨治痰饮的要领,凡饮邪壅实者,当因势利导以祛除饮邪;阳虚饮微者,当以健脾温肾为主,阳气通则饮自化。

(三)分证论治

1.痰饮

(1)饮停于胃。

主症:心下坚满或疼痛,胃脘部有振水声。

兼次症:恶心或呕吐,呕吐清水痰涎,口不渴或口渴不欲饮,或饮入即吐,背冷如掌大,头晕目眩,小便不利,食少,身体逐渐消瘦。

舌脉:苔白滑,脉沉弦或滑。

分析:多由过食生冷肥甘之物,或过用寒凉药物,壅遏脾阳,运化失职所致。水饮停滞胃中不得布化,则心下坚满或疼痛,胃中有振水声;胃中停饮则其气不降而上逆,则恶心、呕吐清水痰涎,饮入即吐;水谷之精微不化生津液而旁留成饮,停结胃中,则口渴不欲饮;脾胃运化失司,水谷不化精微以养全身,则食少,甚则消瘦;阳气为饮邪所阻,不得宣达于外,则背冷如掌大;清阳不得上达则头晕目眩;饮邪中阻,膀胱气化失司则小便不利。苔白滑,脉沉弦或滑,均为水饮内结之象。

治法:和中蠲饮。

方药:小半夏加茯苓汤。本方和胃降逆,化饮止吐,为治痰饮呕吐的基础方。方中半夏、生姜辛开,和胃化饮止呕,茯苓健脾利水渗湿。饮邪盛者可加桂枝、白术通阳化饮,以祛饮邪。若饮困脾阳,症见纳呆泛酸者,加吴茱萸、川椒以温中散寒化饮;心下坚满疼痛甚者,加枳实以行气开结;小便不利者加车前子、茯苓皮以利水渗湿;纳呆食少者加焦三仙、砂仁以和胃消食。

(2)饮邪化热。

主症:脘腹坚满或灼痛。

兼次证:烦躁,口干口苦,舌燥,大便秘结,小便赤涩。

舌脉:舌质红,苔薄黄,或黄腻,或偏燥;脉弦滑而数。

分析:多由胃肠停饮,日久不除,郁而化热而成。饮热互结,留居胃肠,故脘腹坚满或灼痛,胃脘及肠间时有鸣声;饮热互结,腑气不通,浊气上逆则口干口苦、舌燥、大便秘结;饮热下注于膀胱,膀胱气化不利则小便赤涩;热扰心神则烦躁;舌质红,苔薄黄,或黄腻,或偏燥,脉弦滑而数,均为饮热互结胃肠之象。

治法:清热逐饮。

方药:甘遂半夏汤。本方逐水祛痰,和中除湿,治疗饮热互结胃肠之证。方中甘遂、半夏降逆逐饮,白芍、蜂蜜酸甘和中,以防伤正,并借甘遂、甘草相反之性来增强其攻逐之力。全方攻守兼备,因势利导,使水饮去、正气复。本方为权宜攻邪之剂,邪除则停,不可过用久用。若饮邪结聚,膀胱气化不利,症见小便量少不利者,加泽泻、车前子、猪苓以温阳化饮利水;饮邪上凌、阻滞清阳,症见头晕目眩者,加泽泻、白术、半夏、生姜以降逆化饮;纳呆食少者,属脾胃健运失司,水谷不化精微,加党参、茯苓、干姜以温中健脾;若见利后少腹续坚满者,加厚朴、木香以理气散结。

(3)饮留于肠。

主症:水走肠间,沥沥有声,腹部坚满或疼痛。

兼次症:脘腹发冷,头晕目眩,或下利清水而利后少腹续坚满,小便不利,纳呆。

舌脉:舌质淡,苔白滑或腻;脉沉弦或伏。

分析:饮邪内生,由胃下流于肠,故肠间沥沥有声;饮邪结聚于肠中,则腹部坚满或疼痛;饮邪结聚,自寻出路,则下利清水;病根未除,此去而彼聚,故利后少腹续坚满;饮邪结聚肠中,阳气失于宣达,清阳不得上注于目、外荣肌肤,则头晕目眩、脘腹发冷;饮邪结聚,膀胱气化失司则小便不利。苔白滑,脉沉弦或滑,为饮邪中阻之象。

治法:攻逐水饮。

方药:己椒苈黄丸。本方攻逐水饮,治疗水饮内滞、壅滞不通的实证。方中防己、椒目辛宣苦泄,导水饮从小便而去;葶苈子、大黄攻坚决壅,逐热饮从大便而除。合之前后分清,饮热无存身之所,共奏泻热逐饮之效。若饮热相互胶结,升降失司、腑气不通甚者,加芒硝以加强攻逐之力。

2.悬饮

(1)邪犯胸肺。

主症:寒热往来,身热起伏,咳嗽气急,胸胁疼痛,呼吸、转侧时疼痛加重。

兼次症:汗少,或发热不恶寒,有汗而热不解,少痰,心下痞硬,干呕,口苦,咽干。

舌脉:苔薄白或薄黄,脉弦数。

分析:肺居胸中,两胁为少阳经脉分布循行之处,若时邪外袭,邪侵胸胁,少阳枢机不和,则寒热往来,身热起伏,胸胁疼痛;时邪外袭,肺热壅盛,肺失宣降,则身热有汗,不恶寒,咳而气急少痰;邪侵胸胁,少阳热邪郁滞则心下痞硬、口苦、干呕、咽干;苔薄白或黄,脉弦数,均为邪侵胸胁、肺卫同病、邪在上焦之象。

治法:和解少阳,宣利枢机。

方药:柴枳半夏汤。本方和解少阳,化痰通络,治疗邪侵少阳,痰热内阻之证。柴胡、黄芩和解清热,半夏、瓜蒌化痰散结,枳壳、桔梗、赤芍理气和络。胁肋疼痛加丝瓜络、旋覆花通络；心下痞硬、口苦、干呕加黄连以与半夏、瓜蒌相伍以清热化痰、开郁散结。热盛汗出、咳嗽气急者，去柴胡，加石膏、桑白皮、杏仁以清热宣肺化痰。若寒热未除，胸胁已见停饮，可参照饮停胸胁证治疗。

(2)饮停胸胁。

主症：胸胁胀满疼痛，病侧肋间饱满，甚则偏侧胸部隆起。

兼次症：气短息促不能平卧，或仅能侧卧于停饮的一侧，呼吸困难，咳嗽，转侧时胸痛加重。

舌脉：舌质淡，苔白或滑腻，脉沉弦或弦滑。

分析：胸胁为气机升降之道，肺气郁滞，气不布津，停而为饮，故胸胁胀满，病侧肋间饱满，甚则偏侧胸部隆起。饮停胸肋，脉络受阻，气机不利，故胸胁胀满疼痛，咳嗽、呼吸、转侧时均牵引胸胁，故可使疼痛加重；水饮上迫于肺，肺气出入受阻，故气息短促；苔白或滑腻，脉沉弦或弦滑，均为水饮内结于里之候。

治法：攻逐水饮。

方药：十枣汤、葶苈大枣泻肺汤。十枣汤攻逐水饮，用于水饮内停，正盛邪实之证。方中甘遂、大戟、芫花均为峻下逐饮之品，恐伤胃气，故共研细末，以大枣煎汤送服，可根据服药后吐泻轻重，酌情掌握用量。若体质虚弱，不任峻下者，可改服葶苈大枣泻肺汤，本方泻肺行水，治疗痰涎壅盛之证。方中葶苈子苦辛沉降，开泄肺气，通利膀胱，加大枣甘缓补虚，以制约葶苈子峻泻逐饮之功。此外，控涎丹亦可酌用，本方无十枣汤之峻泻，适用于痰饮伏于胸膈上下，胁肋疼痛，形气俱实者。若痰浊偏盛，胸部满闷，苔浊腻者，加瓜蒌、薤白、杏仁、椒目以宣痹泄浊化饮；若水饮久停，胸胁支满，体弱食少者，加桂枝、甘草、茯苓等健脾通阳化饮。

(3)气滞络痹。

主症：胸胁疼痛。

兼次症：胸部灼痛，或刺痛，胸闷，呼吸不畅，或咳嗽，甚则迁延日久不已，入夜、天阴时更为明显。

舌脉：舌质淡暗红，苔薄白；脉弦。

分析：饮邪久郁之后，气机不利，络脉痹阻，故胸胁疼痛。气郁不解，久郁化火，则痛势如灼；气滞及血，血脉不利，则刺痛；饮邪久留，气机郁滞，肺失宣降，则胸闷，呼吸不畅；饮邪属阴邪，入夜加重邪势，天阴时湿气停留，也助长饮邪之势，故疼痛在入夜或天阴时加重。舌质淡暗红，苔薄白，脉弦均为气滞络痹之候。

治法：理气和络。

方药：香附旋覆花汤。本方疏肝理气，降逆化痰。方中香附、旋覆花理气解郁；苏子、杏仁降气化痰；陈皮、半夏、茯苓、薏苡仁理气化痰。若痰气郁结，胸闷苔腻者，加瓜蒌、枳壳以理气化痰开郁；久痛入络，痛势如刺者，加当归、桃仁、红花、乳香、没药化瘀止痛；若饮邪未净者加通草、路路通、冬瓜皮。

(4)阴虚内热。

主症：胸胁灼痛，咳呛时作。

兼次症：口干咽燥，痰黏量少，午后潮热，颧红，心烦，盗汗，手足心热，形体消瘦。

舌脉：舌质红，少苔，脉细数。

分析：饮阻日久，气郁化热伤阴，肺络不和，则胸胁灼痛；阴虚肺燥，故咳呛时作，痰黏量少，口干咽燥；阴虚火旺则潮热、颧红、盗汗、心烦、手足心热。脉络不和，气机不利则胸胁闷痛。病久正虚而致形体消瘦。舌质红，少苔，脉细数，乃为阴虚内热之证。

治法：滋阴清热。

方药：泻白散或合沙参麦冬汤。泻白散清泻肺热，方中桑白皮清肺热、泻肺气、平喘咳，地骨皮泻肺中伏火，甘草、粳米养胃和中，四药合用，清热而不伤阴、泻肺而不伤正，使肺气清肃，则咳喘自平。沙参麦冬汤清热生津润燥，方中沙参、麦冬、玉竹、天花粉养阴生津，生扁豆、甘草健脾和中，桑叶祛风达邪。潮热者加鳖甲、功劳叶；咳嗽者加百部、川贝母；胸胁痛加瓜蒌皮、枳壳、郁金、丝瓜络、苏木；饮邪未尽者，加猪苓、泽泻、葶苈子。兼气虚、神疲、气短、自汗者，加党参、黄芪、黄精、五味子。

3.支饮(寒饮伏肺)

主症:咳逆胸满不得卧,痰清稀,白沫量多。

兼次证:面浮跗肿,或经久不愈,平素伏而不作,遇寒即发,兼见寒热,背痛,身痛等。

舌脉:舌质淡胖有齿痕,苔白滑或白腻,脉弦紧。

分析:多由受寒饮冷,久咳致喘,迁延日久伤肺,肺不布津,饮邪留肺,支撑胸膈。饮邪犯肺,肺失宣降,故咳喘胸满,呼吸困难,不能平卧;水谷津液不归正化,停蓄成饮,则痰量多,质清稀或白沫状;饮邪伏肺则久病不愈;饮为阴邪故受寒易发或加重;水饮泛滥则面浮肢肿;伏饮遇外感诱发则恶寒背痛身痛;舌质淡胖有齿痕,苔白滑或白腻,脉弦紧为寒饮内盛之象。

治法:温肺化饮。

方药:小青龙汤。本方有温里发表之功,用于支饮遇寒触发,表寒里饮之证。方中麻黄、桂枝、干姜、细辛温肺散寒,半夏降气化痰,佐以白芍、五味子散中有收,甘草和中。若表证已解,可改用苓甘五味姜辛汤温肺化饮;若饮邪壅滞,外无表证,喘咳痰盛不得卧,可用葶苈大枣泻肺汤泻肺逐饮;若痰多黏腻、胸闷气逆、苔浊者加三子养亲汤以降气化痰。若饮郁化热,喘满胸闷,心下痞坚,烦渴,苔黄而腻,脉沉紧用木防己汤加减清热化饮。若喘息痰壅,便秘加葶苈子、大黄、芒硝以豁痰降气通腑。

4.溢饮

主症:四肢沉重,疼痛水肿。

兼次证:恶寒,无汗,口不渴,或有咳喘,痰多白沫,胸闷,干呕。

舌脉:舌质淡胖,苔白,脉弦紧。

分析:多因外感风寒,玄府闭塞,肺脾输布失职,水饮流溢四肢肌肤,故四肢沉重,疼痛水肿,并兼见恶寒、无汗等风寒表证。若饮迫于肺,则咳喘痰多白沫、胸闷、干呕。口不渴、舌质淡胖、苔白、脉弦紧为饮邪内伏之象。

治法:解表化饮。

方药:小青龙汤加减。本方发表散寒,温肺化饮,用于表寒里饮所致的恶寒发热，无汗，四肢沉重，甚则肢体微肿者。方中麻黄、桂枝、干姜、细辛温肺散寒，半夏降气化痰，佐以白芍、五味子散中有收，甘草和中。若水饮内聚而见肢体水肿明显，尿少者，可配茯苓、猪苓、泽泻、车前子以利水祛饮；若表寒外束，内有郁热，伴有发热、烦躁，苔白而兼黄，改用大青龙汤以发表清里。

痰饮病证总属阳虚阴盛、本虚标实，新病、初起以实证居多，若施治得法，饮邪渐去，则进入缓解期或恢复期，表现为正气虚弱为主，此时治疗应以扶正固本为主，以防病情复发；各类饮证若病情迁延缠绵或久病，则表现为虚实夹杂，在本以脾胃阳虚或肾阳虚衰为主，此时治疗应扶正祛邪并重。

脾胃阳虚证主症多见脘腹冷痛，喜温喜按，纳少，腹胀，便溏，面色少华，身体消瘦，四肢不温，少气懒言，舌质淡胖，边有齿痕，脉沉弱。治以温中通阳，方用理中丸。方中党参补中益气，干姜散寒化饮，白术燥湿健脾，共成健脾益气、温中祛寒之功。肾阳虚甚加附子、肉桂温阳；若饮邪未尽或饮邪留伏，症见呕吐清水痰涎加茯苓、桂枝、泽泻化气行水；平时可以坚持服用香砂六君子汤以健脾益气，理气和胃，以巩固疗效。

脾肾阳虚证主症多见喘促动则为甚，心悸，畏寒肢冷，或咳嗽痰多、胸闷，或食少、脘腹冷痛、便溏，或腰膝酸软、小便不利、小腹拘急、面浮肢肿，舌质淡胖，苔白，脉沉细滑。治以温阳化饮，方用金匮肾气丸、苓桂术甘汤加减，两方均能温阳化饮。若食少、痰多，加陈皮、半夏化痰和中；脐下悸，吐涎沫，头昏目眩，可先予五苓散化气行水，待饮退后再以温补脾肾。

六、预后转归

痰饮可由外感或内伤致病。如由外感风寒湿邪所致，只要治疗及时，一般预后较好。若饮邪留伏胸肺，则可变成窠臼，常因遇感引动伏饮，反复难愈。由内伤而致病者多见肺、脾、肾功能失调，不能化气行水，聚津而生痰饮，诸证乃成。饮邪内伏，复感外邪，极易诱发而使病情加重，或为寒热虚实夹杂，若用药得当，能控制病情，预后较好;若饮邪较盛,凌心射肺,则病趋复杂,缠绵难愈,预后较差。若因癌瘤所致者,则病属重笃,预后险恶。

第五节 汗 证

汗证是指人体阴阳失调,营卫不和,腠理不固引起汗液外泄失常的一类病证。根据汗出的临床表现,可分为自汗、盗汗、脱汗、战汗、黄汗5种。

早在《黄帝内经》中就有对汗的生理和病机的精辟论述,《素问·宣明五气篇》载"心为汗",《素问·阴阳别论篇》载"阳加于阴谓之汗",明确指出汗为心液,为心所主,是阳气蒸化阴液而形成。《灵枢·五癃津液别》曰:"天暑衣厚则腠理开,故汗出……天寒则腠理闭,气湿不行,水下留于膀胱,则为溺与气。"《素问·经脉别论》曰:"故饮食饱甚,汗出于胃;惊而夺精,汗出于心;持重远行,汗出于肾;疾走恐惧,汗出于肝;摇体劳苦,汗出于脾。"均阐明了出汗与外界环境的关系,及汗证与脏腑的关系。

在病机上《灵枢·经脉》曰:"六阳气绝,则阴与阳相离,离则腠理发泄,绝汗乃出。"这些论述为后世认识和治疗汗证奠定了理论基础。汉代张仲景将外感病汗出的症状分为汗出、自汗出、大汗出、手足濈然汗出、头汗出、额汗出、汗出而喘、盗汗和黄汗等,并根据汗出的性质、程度、部位来推断疾病的病机,判别表、里、寒、热、虚、实的差异,拟定了桂枝汤、白虎汤、承气汤、茵陈蒿汤等,给予对证治疗。有关盗汗,《金匮要略·水气病脉证并治》指出:"食已汗出,又常暮盗汗者,此劳气也。"《金匮要略·血痹虚劳病脉证并治》又指出:"男子平人,脉虚弱细微者,喜盗汗也。"有关战汗,《伤寒论·辨太阳病脉证并治》指出:"太阳病未解,脉阴阳俱实,必先振栗,汗出而解。"有关黄汗,《金匮要略·水气病脉证并治》指出:"黄汗之为病,身体肿,发热汗出而渴,状如风水,汗沾衣,腰髋弛痛,如有物在皮中状,剧者不能食，身疼重，烦躁，小便不利。”以上论述对后世认识和治疗汗证很有启发。前人有自汗属阳虚，盗汗属阴虚之说，系指自汗、盗汗发病的一般规律，但不能概括全部，如《丹溪心法》载：“自汗属气虚、血虚、湿、阳虚、痰”“盗汗属血虚、气虚。”《景岳全书・汗证》载：“自汗、盗汗亦各有阴阳之证，不得谓自汗必属阳虚，盗汗必属阴虚也。”“凡伤寒欲解，将汗之时，若是正气内盛，邪不能与之争，汗出自不作战，所谓不战，应知体不虚也。若其人本虚，邪与之争，微者为振，甚者为战，正胜邪则战而汗解也”。《温疫论》对战汗的发生机制，以及病情转归的关系都有一定见解，认为战汗在临床上常作为观察病情变化和预后的一个重要标志。清代王清任《医林改错・血腑逐瘀汤所治之症目》曰：“竟有用补气、固表、滋阴、降火，服之不效，而反加重者，不知血瘀亦令人自汗、盗汗，用血府逐瘀汤。”对血瘀导致自汗、盗汗的治疗作了补充。

西医学多种疾病如甲状腺功能亢进、自主神经功能紊乱、更年期综合征、风湿热、结核病、低血糖、虚脱、休克及肝病、黄疸等某些传染病以汗出为主要症状者，均可参考本篇进行辨证论治。

一、病因、病机

本病大多由邪客表虚、营卫不和，肺气亏虚、卫表不固，阳气虚衰、津液失摄，阴虚火旺、虚火烁津，热邪郁蒸、迫津外泄等所致。

（一）营卫不和

阴阳偏盛、偏衰之体，或表虚之人，卒感风邪，可使营卫不和，卫强营弱，卫外失司，营阴不能内守而汗出。

（二）肺气亏虚

素体虚弱，病后体虚，或久患咳喘之人，肺气不足，肌表疏松，腠理不固而汗自出。如明代王肯堂《证治准绳・自汗》曰：“或肺气微弱，不能宣行荣卫而津脱者。”

（三）阳气虚衰

《素问・生气通天论》云：“阳者卫外而为固也。”久病重病，脏气不足，阳气过耗，不能敛阴，卫外不固而汗液外泄，甚则发生大汗亡阳之变。

(四)虚火扰津

烦劳过度,精神过用,伤血失精,致血虚精亏,或邪热伤阴,阴液不足,虚火内生,心液被扰,不能自藏而外泄作汗,如《素问·评热病论》云:“阴虚者,阳必凑之,故少气时热而汗出也”。

(五)心血不足

劳心过度,或久病血虚,致心血不足,心失所养,心液不藏而外泄则盗汗。

(六)热邪郁蒸

风寒入里化热或感受风热、暑热之邪,热淫于内,迫津外泄则大汗出,如《素问·举痛论》载:“炅则腠理开,荣卫通,汗大泄。”或因饮食不节,湿热蕴结,熏蒸肝胆,见汗出色黄等。

综上所述,汗证的病位在卫表肌腠,其发生与肺、心、肾密切相关。病机性质有虚、实两端。由热邪郁蒸,迫津外泄者属实;由肺气亏虚、阳气虚衰、阴虚火旺所致者属虚,因气属阳,血属阴,故此类汗证总由阴阳失衡所导致,或为阴血不足,虚火内生,津液被扰而汗出,或为阳气不足,固摄无权,心液外泄而汗出;至于邪客表虚,营卫不和则为本虚标实之证。古有自汗多阳气虚,盗汗多阴血虚之说,此为常理,但临证每见兼夹错杂,需详加鉴别。

二、诊断

(1)不因外界环境影响,在头面、颈胸、四肢、全身出汗超出正常者为诊断的主要依据。

(2)昼日汗出溱溱,动则益甚者为自汗;寐中汗出津津,醒后自止者为盗汗;在外感热病中,全身战栗而汗出为战汗;在病情危重时全身大汗淋漓,汗出如油者为脱汗;汗出色黄,染衣着色者为黄汗。

三、相关检查

血沉、抗“O”、血清甲状腺激素和性激素测定、胸部X线摄片、痰培养等,以鉴别风湿热、甲状腺功能亢进、肺结核等疾病引起的汗多。

四、鉴别诊断

生理性汗出与病理性汗出为人体的生理现象。因外界气候、运动、饮食等生活环境等因素影响，稍有出汗，其人并无不适，此属正常现象，应与病理性汗出鉴别。

五、辨证要点

(一)辨虚实

邪气盛多实，或存表，或在里，或为寒，或为热；正气衰则虚，或气虚，或血虚，或阴虚，或阳虚；正衰邪恋则虚实夹杂。一般来说自汗多属气虚不固，然实证也或有之；盗汗多属阴虚内热，然气虚、阳虚、湿热也间或有之；脱汗多属阳气亏虚，阴不内守，阴极阳竭。黄汗多属感受外邪，湿热内蕴，则为实证。战汗则常发于外感热病，为邪正相争之证以实证为主，若病变重者正不胜邪，则可出现虚实错杂的情况。

(二)辨寒热

汗证由热邪迫津外泄或阴虚火旺，心液被扰而失常者属热；由表里阳气虚衰，津液不固外泄为汗者属寒。

六、治疗原则

治疗当以虚者补之，脱者固之，实者泄之，热者清之，寒者热之为原则。虚证当根据证候的不同而治以益气、温阳、滋阴、养血、调和营卫；实证当清泄里热、清热利湿、化湿和营；虚实夹杂者，则根据证候的虚实主次而适当兼顾。此外，汗证以腠理不固，津液外泄为基本病变，故可酌加麻黄根、浮小麦、牡蛎等固涩止汗之品。

七、分证论治

(一)自汗

1.营卫不和

主症：汗出恶风，周身酸楚。

兼次症：或微发热，头痛，或失眠，多梦，心悸。

舌脉：苔薄白；脉浮或缓。

分析:营卫失和,腠理不固,故汗出恶风,周身酸楚。如风邪在表者,则兼见头痛,发热,脉浮等。营卫不和,心失所养,心神不宁,则失眠,多梦,心悸,苔薄白,脉缓。

治法:调和营卫。

方药:桂枝汤。本方解肌发表,调和营卫。既可用于风寒表虚证,又可用于体虚营卫不和之证。方中桂枝温经解肌,白芍敛阴和营,桂枝、白芍同用,调和营卫以使腠理固密,佐生姜、大枣、炙甘草和中,助其调和营卫之功。

若气虚明显,加黄芪益气固表;失眠多梦、心悸者,加龙骨、牡蛎,以安神止汗。

2.肺气虚弱

主症:汗出恶风,动则益甚。

兼次症:久病体虚,平时不耐风寒,易于感冒,体倦乏力。

舌脉:苔薄白;脉细弱。

分析:肺主皮毛,病久体虚,伤及肺气,皮毛不固而见汗出畏风,平素易于感冒,动则耗气,气不摄津,故汗出益甚,体倦乏力,脉细弱,苔薄白,均为肺气不足之征。

治法:益气固表。

方药:玉屏风散。本方益气固表止汗,用于肺气虚弱、卫气不固的自汗。方中黄芪补气固表,白术健脾补气以实表,佐防风祛风走表而助黄芪固表之力。

汗多者加麻黄根、浮小麦、五味子、煅牡蛎以止汗敛阴。病久脾胃虚弱者合用四君子汤培土生金。兼中气虚者加补中益气汤补中益气。

3.心肾亏虚

主症:动则心悸汗出,或身寒汗冷。

兼次症:胸闷气短,腰酸腿软,面白唇淡,小便频数而色清,夜尿多。

舌脉:舌质淡,舌体胖润,有齿痕,苔白;脉沉细。

分析:久病重病,耗伤心肾之阳,阳气不足,不能护卫腠理,故见汗出；心失温养则见心悸。身寒，腰酸腿软，面白唇淡，小便频数而色清，夜尿多，舌质淡体胖有齿痕，苔白，脉沉细，均为肾阳亏虚之征。

治法：益气温阳。

方药：芪附汤加味。本方补气温阳，主治气阳不足，虚汗不已之证。方中黄芪益气固表止汗，附子温肾益阳。以振奋卫气生发之源。

乏力甚加人参、白术、大枣补中益气；四肢厥冷加桂枝、肉桂通阳补肾；汗多者加浮小麦、龙骨、牡蛎以止汗敛阴。

4.热郁于内

主症：蒸蒸汗出，或但头汗出，或手足汗出。

兼次症：面赤，发热，气粗口渴，口苦，喜冷饮，胸腹胀闷，烦躁不安，大便干结，或见胁肋胀痛，身目发黄，小便短赤。

舌脉：舌质红，苔黄厚；脉洪大或滑数。

分析：素体阳盛，感邪日久，郁而化热，热淫于内，迫津外泄，故见蒸蒸汗出，面赤气粗；津液被劫，故口渴饮冷，大便干结。舌质红，苔黄，脉洪大滑数，为内有积热之征。若饮食不节，湿热蕴结肝胆，则见胁肋胀痛，身目发黄，小便短赤。

治法：清泄里热。

方药：竹叶石膏汤加减。本方清热养阴，生津止汗，适用于热病伤阴，方中生石膏、竹叶清气分热，人参（可改用沙参）、麦冬滋养阴液。白芍敛阴，甘草和中。里热得清，汗出自止。

宿食在胃者，可用枳实导滞丸消导和胃，佐以泄热。如大便秘结，潮热汗出，脉沉实者，可用增液承气汤，不应，改大承气汤攻下热结。肝胆湿热者，可用龙胆泻肝汤清热利湿。

（二）盗汗

1.心血不足

主症：睡则汗出，醒则自止，心悸怔忡，失眠多梦。

兼次症：眩晕健忘，气短神疲，面色少华或萎黄，口唇色淡。

舌脉：舌质淡，苔薄；脉虚或细。

分析:劳心过度,心血耗伤,或久病血虚,心血不足,神不守舍,入睡神气外浮则盗汗;血不养心,故心悸怔忡,失眠多梦;气血不足,故面色不华,气短神疲,眩晕健忘,口唇色淡;舌质淡,苔薄,脉虚或细,均为心血亏虚之征。

治法:补血养心。

方药:归脾汤加减。方中茯神、酸枣仁、龙眼肉、远志养心安神,当归养血补血,人参、黄芪、白术、甘草补脾益气;脾为后天之本,气血生化之源,脾健气旺则血生,化源不绝,心神得养。

若心悸甚者加龙骨、琥珀粉、朱砂以镇惊安神;不寐加柏子仁、合欢皮以养心安神;气虚甚者加生黄芪、浮小麦以固表敛汗。

2.阴虚火旺

主症:寐则汗出,虚烦少寐,五心烦热。

兼次症:久咳虚喘,形体消瘦,两颧发红,午后潮热,女子月经不调,男子梦遗。

舌脉:舌质红少津,少苔;脉细数。

分析:肺痨久咳,或亡血失精,阴血亏虚,虚火内生,寐则阳气入阴,营阴受蒸则外泄,故见夜寐盗汗。阴虚则阳亢,虚火内生,形体消瘦,午后潮热,两颧发红,五心烦热;热扰神明,则虚烦少寐;阴虚火旺,相火妄动,引起女子月经不调,男子遗精。舌质红少津少苔,脉细数,为阴虚火旺之象。

治法:滋阴降火。

方药:当归六黄汤加减。方中当归、生地、熟地滋阴养血;黄芩、黄连清心肺之火;黄柏泻相火而坚阴;黄芪益气固表。可加龙骨、牡蛎、糯稻根以敛汗。

骨蒸潮热重者,可合青蒿鳖甲汤滋阴退热。阴虚相火妄动者,可合知柏地黄丸加减应用。

(三)脱汗

主症:多在病情危重之时,出现大汗淋漓,汗出如油。

兼次症:精神疲惫,四肢厥冷,气短息微。

舌脉:舌萎少津;脉微欲绝,或脉大无力。

分析：急病或重病耗伤正气，阳气暴脱，阳不敛阴，阴阳离绝，汗液大泄，故见突然大汗淋漓，汗出如油，精神疲惫，四肢厥冷，声短息微。脉微欲绝或散大无力，舌萎少津为阴阳离决之象。

治法：益气回阳固脱。

方药：参附汤加味。方中重用人参大补元气，益气固脱；附子回阳救逆。可加生黄芪益气止汗。病情危急，用药应功专力宏，积极抢救。亦可静脉滴注黄芪注射液、参麦注射液等急救之品。

若在热病中所见，尚可加麦冬、五味子敛阴止汗。汗多时可加煅龙骨、煅牡蛎、麻黄根等敛汗之品，随症应用。亦可用止汗红粉，绢布包扑之以助止汗。

（四）战汗

主症：多在急性热病中，突然全身恶寒、战栗，而后汗出。

兼次症：发热口渴，躁扰不宁。

舌脉：舌质红，苔薄黄；脉细数。

分析：热邪客于气分，故见发热口渴，躁扰不宁。正气抗邪外出，正邪交争，故恶寒、战栗。若正能胜邪，则汗出病退，脉静身凉，烦渴自除。舌质红，苔薄黄，脉浮数为邪热在气分之象；脉细示正气已伤。

治法：扶正祛邪。

方药：主要针对原发病进行辨证论治。战栗恶寒而汗出顺利者，一般不需特殊治疗，可适当进食热汤、稀粥之品，予以调养。

若恶寒战栗而无汗者，此属正气亏虚，用人参、生姜煎汤服之，以扶正祛邪；若汗出过多，见精神疲惫，四肢厥冷者，治宜益气回阳固脱，用参附汤、生脉散煎汤频服；若战汗之后，汗出不解，再战再汗病情反复者，若已无表证，里热内结，可用滋阴增液，通便泄热之法，以增液承气汤加减治之。若表证未尽，腑气热闭，应表里同治，以凉膈散加减治之。

（五）黄汗

主症：汗出色黄，染衣着色。

兼次症：或有身目黄染，胁肋胀痛，小便短赤；或有发热、口渴不欲饮，或身体水肿。

舌脉：舌质红，苔黄腻；脉弦滑或滑数。

分析：湿热素盛，感受温热之邪，湿热熏蒸肝胆，胆汁不循常道，随汗液外渍肌肤，故汗出色黄，染衣着色，身目黄染，胁肋胀痛；或感受温热之邪，交阻于肌表，故发热，身体水肿；湿热交阻中焦，故口渴不欲饮；舌质红，苔黄腻，脉弦滑或滑数，皆为湿热之征。

治法：清热化湿。

方药：龙胆泻肝汤加减。本方清肝火，清利湿热，主治肝胆实火，湿热内蕴，用于邪热郁蒸所致的黄汗。方中龙胆草、黄芩、山栀清泄肝热；泽泻、木通、车前子清热利湿；柴胡、当归、生地疏肝滋阴，养血和营；甘草调和诸药，清热解毒。

若热势不甚，小便短赤，身体水肿，予茵陈五苓散清热利水退黄。若湿热未清而气阴已亏者，可用清暑益气汤清热利湿，益气养阴并举。

八、转归与预后

单纯出现的自汗、盗汗，一般预后良好，经过治疗大多可在短期内好转。若伴见于其他疾病过程中出现出汗，往往病情较重，治疗时应着重针对原发疾病，随着原发疾病的好转，出汗才能减轻或消失。由于引起汗证的疾病较多，如结核、感染性疾病、肝胆病及危重病证等引起的汗证，则该病的发展转归决定其预后。

第八章 常见病证的中医康复治疗

第一节 脑 卒 中

脑卒中是脑中风的学名，是一种突然起病的脑血液循环障碍性疾病，又叫脑血管意外。其中缺血性脑卒中又称为脑梗死，包括脑血栓形成、脑栓塞和腔隙性脑梗死等。出血性脑卒中包括脑出血和蛛网膜下腔出血。

由于脑损害的部位、范围和性质不同，脑卒中发病后的表现不尽相同，多见一侧上下肢瘫痪无力，肌肤不仁，口眼㖞斜，时流口水，面色萎黄，舌强语謇。久之，则肢体逐渐痉挛僵硬，拘急不张，甚则肢体出现失用性强直、挛缩，进而导致肢体畸形和功能丧失等。可分为运动功能障碍、感觉功能障碍、言语功能障碍、认知障碍、心理障碍以及各种并发症，其中运动功能障碍以偏瘫最为常见。

传统医学认为本病的发生，主要因素在于患者平素气血亏虚，心、肝、肾三脏阴阳失调，兼之忧思恼怒，或饮酒饱食，或房室劳累，或外邪侵袭等因素，以致气血运行受阻，经脉痹阻，失于濡养；或阴亏于下，肝阳暴涨，阳化风动，血随气逆，夹痰夹火，横窜经络，蒙蔽清窍而猝然仆倒，半身不遂。

传统康复疗法主要以针灸、推拿、中药和传统运动疗法等为手段，从而减轻结构功能缺损（残损）程度，在促进患者的整体康复方面发挥重要作用。

一、康复评定

(一)现代康复评定方法

1.整体评定内容

(1)全身状态的评定:包括患者的全身状态、年龄、并发症、主要脏器的功能状态和既往史等。

(2)功能状态的评定:包括意识、智能、言语障碍、神经损害程度及肢体伤残程度等。

(3)心理状态的评定:包括抑郁症、焦虑状态和患者个性等。

(4)患者本身素质及所处环境条件的评定:包括患者爱好、职业、所受教育、经济条件、家庭环境、患者与家属的关系等。

(5)其他:对其丧失功能的自然恢复情况进行预测。

2.具体康复评定

脑卒中康复评定是脑卒中康复的重要内容和前提,它对康复治疗目标和康复治疗效果起着决定作用,且有利于评估其预后。原则上,在脑卒中早期就应进行评定,之后应定期评定。康复评定涉及的内容包括有脑损害严重程度、脑卒中的功能障碍、言语功能、认知障碍、感觉、心理、步态分析、日常生活活动能力等评定。

(二)传统康复辨证

1.病因病机

中医认为本病的发生多因肝肾阴虚,肝阳偏亢,肝风内动为其根本,当风阳暴涨之际,夹气、血、痰、火,上升于巅,闭塞清窍,以致猝然昏迷,横窜经络,气血瘀阻,形成脑卒中。

2.辨证分型

临床上常将本病分为中脏腑与中经络两大类。中脏腑者,病位较深,病情较重,主要表现为神志不清,半身不遂,并且常有先兆及后遗症状出现。中经络者,病位较浅,病情较轻,一般无神志改变,仅表现为口眼㖞斜,语言不利,半身不遂。具体证型如下。

(1)风痰入络:肌肤不仁,手足麻木,突然发生口眼㖞斜,语言不利,口角流涎,舌强语謇,甚则半身不遂,或兼见手足拘挛,关节酸痛等症，舌苔薄白，脉浮数。

(2)阴虚风动：平素头晕耳鸣，腰酸，突然发生口眼㖞斜，言语不利，甚或半身不遂，舌红苔腻，脉弦细数。

(3)气虚血瘀：半身不遂，肢软无力，或见肢体麻木，患侧手足水肿，语言謇涩，口眼㖞斜，面色萎黄，或黯淡无华，舌色淡紫，瘀斑瘀点，苔白，脉细涩无力。

(4)风阳上扰：平素头晕头痛，耳鸣目眩，突然发生口眼㖞斜，舌强语謇，或手足重滞，甚则半身不遂等症，舌红苔黄，脉弦。

二、康复策略

(一)目标

脑卒中康复目标是采用一切有效的措施预防脑卒中后可能发生的残疾和并发症(如压疮、尿路感染、深静脉血栓形成等)，改善受损的功能(如运动、语言、感觉、认知等)，提高患者的日常活动能力和适应社会生活的能力。

(二)治疗原则

(1)只要患者神志清楚，生命体征平稳，病情不再发展，48 小时后即可进行康复治疗。

(2)康复治疗注意循序渐进，需脑卒中患者的主动参与及家属的配合，并与日常生活和健康教育相结合。

(3)采用综合康复治疗，包括物理因子治疗、运动治疗、作业治疗、言语治疗、心理治疗、传统康复治疗和康复工程等。

(4)康复与治疗并进。脑卒中的特点是障碍与疾病共存，故康复应与治疗同时进行，并给予全面的监护与治疗。

(5)重建正常运动模式。在急性期，康复运动主要是抑制异常的原始反射活动(如良好姿位摆放等)，重建正常运动模式；其次才是加强肌力的训练。脑卒中康复是一个改变“质”的训练，旨在建立患者的主动运动，保护患者，防止并发症的发生。

(6)重视心理因素。严密观察脑卒中患者有无抑郁、焦虑情绪，它们会严重影响康复治疗的进行和效果。

(7)预防复发,即做好二级预防工作,控制危险因素。

(8)根据患者功能障碍的具体情况,采取合理的药物治疗和必要的手术治疗。

(9)坚持不懈,康复是一个持续的过程,重视社区及家庭康复。

偏瘫恢复的不同阶段治疗方法不同。软瘫时以提高患侧肌张力、促进随意运动产生为主要治疗原则;痉挛时要注意降低肌张力,而在本阶段不恰当的针刺治疗易引起肌张力增高,故应特别注意。

三、针灸治疗

脑卒中的传统康复疗法包括针灸、推拿、中药内服、中药熏洗和气功疗法等,既可单独使用,也可联合应用。多种康复疗法的综合应用,可以优势互补、提高疗效。药物与针灸结合是最常用的康复疗法,体针和头针结合也得到了普遍认可。推拿疗法在改善痉挛状态方面有独特的优势。在康复过程中应特别重视针灸对肌张力的影响。故传统康复技术与现代康复技术的配合应用,可提高脑卒中康复治疗的有效率。

以疏通经络、调畅气血、醒脑开窍为原则,可选用体针或头皮针法。

(一)体针法

(1)对中风脑出血闭证,以取督脉、十二井穴为主,用毫针泻法及三棱针点刺井穴出血。口眼㖞斜者,初起单取患侧,久病取双侧,先针后灸,选地仓、颊车、合谷、内庭、承泣、阳白、攒竹等穴。半身不遂者初病可单刺患侧,久病则刺灸双侧,初病宜泻,久病宜补,选肩髃、曲池、合谷、外关、环跳、阳陵泉、足三里。

(2)阳闭痰热盛者选穴:水沟、十二井、风池、劳宫、太冲、丰隆,十二井穴点刺放血,其他穴针用泻法,不留针。

(3)阴闭痰涎壅盛者选穴:丰隆、内关、三阴交、水沟,针用泻法,每天1次,留针10分钟。

(4)中风,并发高热、血压较高者选穴:十宣、大椎、曲池。十宣点刺放血,其他穴针用泻法,每天1次,不留针。

(5)血压较高者选穴：曲池、三阴交、太冲、风池、足三里、百会，针用泻法，每天1次，留针10～20分钟。

(6)语言不利选穴：哑门、廉泉、通里、照海，强刺激，每天1次，不留针。

(7)口眼㖞斜者选穴：翳风、地仓、颊车、合谷、牵正、攒竹、太冲、颧髎，强刺激，每天1次，留针20～30分钟。

(8)石氏醒脑开窍法。

主穴：双侧内关、人中、患侧三阴交。

副穴：患肢极泉、尺泽、委中。

配穴：根据并发症的不同，配以不同的穴位。吞咽障碍配双侧风池、翳风、完骨；眩晕配天柱等。

操作。①主穴：先针刺内关，直刺0.5～1寸，采用提插捻转结合的手法，施手法1分钟，继刺人中，向鼻中隔方向斜刺0.3～0.5寸，采用雀啄手法，以流泪或眼球湿润为度，再刺三阴交，沿胫前内侧缘与皮肤呈45°角斜刺，进针0.5～1寸，采用提插针法。针感传到足趾，下肢出现不能自控的运动，以患肢抽动3次为度。②副穴：极泉穴，原穴沿经下移2寸的心经上取穴，避开腋毛，术者用手固定患侧肘关节，使其外展，直刺0.5～0.8寸，用提插泻法，患者有麻胀并抽动的感觉，以患肢抽动3次为度。尺泽穴取法应屈肘，术者用手拖住患侧腕关节，直刺0.5～0.8寸，行提插泻法，针感从肘关节传到手指或手动外旋，以手动3次为度。委中穴，仰卧位抬起患侧下肢取穴，医师用左手握住患者踝关节，医者肘部顶住患肢膝关节，刺入穴位后，针尖向外15°，进针1.0～1.5寸，用提插泻法，以下肢抽动3次为度。印堂穴向鼻根方向进针0.5寸，同样用雀啄泻法，最好能达到两眼流泪或湿润，但不强求；后用3寸毫针上星透百会，高频率(＞120转/分)捻针，有明显酸胀感时留针；双内关穴同时用捻转泻法行针1分钟。每周3次。

治疗时可结合偏瘫不同时期的特点采用不同的治疗方法。如偏瘫Brunnstrom运动功能恢复分期，在出现联合反应之前，采用巨刺法，即针刺健侧；出现联合反应但尚无自主运动时，采用针刺双侧的方法；当患肢出现自主运动之后，则采用针刺患侧。巨刺法可促进联合反应和自主运动的出现。但有些脑卒中患者病变范围较广，巨刺法虽可诱发出联合反应，然而促使其出现明显的自主运动仍然比较困难。

（二）头皮针法

选择焦氏头针，按临床体征选瘫痪对侧的刺激区。运动功能障碍选运动区，感觉障碍选感觉区，下肢感觉运动功能障碍选用足运感区，肌张力障碍选舞蹈震颤控制区，运动性失语选言语一区，命名性失语选言语二区，感觉性失语选言语三区，完全性失语取言语一至三区，失用症选运用区，小脑性平衡障碍选平衡区。

操作方法：消毒，针与头皮呈 30°斜刺，快速刺入头皮下推进至帽状腱膜下层，待指下感到不松不紧而有吸针感时，可行持续快速捻转 2～3 分钟，留针 30 分钟或数小时，期间捻转 2～3 次。行针及留针时嘱患者活动患侧肢体（重症患者可做被动活动）有助于提高疗效。急性期每天1 次，10 次为 1 个疗程，恢复期和后遗症期每天或隔天 1 次，5～7 次为 1 个疗程，中间休息 5～7 天再进行下 1 个疗程。

不管是体针还是头针治疗，均可加用电针以提高疗效，但须注意选择电针参数。一般软瘫可选断续波，电流刺激后可见肌肉出现规律性收缩为度。痉挛期选密波，电流强度以患者耐受且肢体有细微颤动为度。通电时间面部 10～20 分钟，其他部位 20～30 分钟为宜。灸法、皮肤针法、拔罐疗法等也可用于偏瘫治疗，但临床上应用相对较少。

四、注意事项

（1）推拿操作时力量应由轻到重，强度过大或时间过长的手法有加重肌肉萎缩的危险。在软瘫期，做肩关节活动时，活动幅度不宜过大，手法应柔和，以免发生肩关节半脱位。对于肌张力高的肢体切忌强拉硬扳，以免引起损伤、骨折或骨化性肌炎。

（2）针刺治疗包括电针时，应注意观察患者肌张力的变化。如果发现肌痉挛加重，应调整治疗方法或停止针刺。对于体质瘦弱者，针刺手法不宜过强。针刺眼区、项部的风府等穴及脊柱部的腧穴，要掌握一定的角度，不宜大幅度的提插、捻转和长时间留针，以免伤及重要组织器官；胸胁腰背部腧穴，不宜深刺、直刺。电针时电流调节应逐渐从小到大，不可突然增强，以免造成弯针、折针、晕针等情况。应避免电针电流回路经过心脏。安装心脏起搏器者禁用电针。

(3)灸法操作时应防止因感觉障碍而造成皮肤的烧烫伤。

第二节　脑性瘫痪

脑性瘫痪简称脑瘫，是自受孕开始至婴儿期非进行性脑损伤和发育缺陷所导致的综合征，主要表现为运动障碍及姿势异常，是小儿时期常见的中枢神经障碍综合征。现代医学认为本病的病因是多种因素造成的。而其中早产、窒息、核黄疸是本病的三大原因。

脑性瘫痪的主要功能障碍可表现为以下几方面。①运动功能障碍：可出现痉挛、共济失调、手足徐动、帕金森病、肌张力降低等。②言语功能障碍：可表现为口齿不清，语速及节律不协调，说话时不恰当地停顿等。③智力功能障碍：可表现为智力低下。④其他功能障碍：发育障碍、精神障碍、心理障碍、听力障碍等。

本病在传统医学中属于“五迟”“五软”“五硬”和“痿证”的范畴。五迟是指立迟、行迟、发迟、齿迟、语迟；五软是指头颈软、口软、手软、脚软、肌肉软；五硬是指头颈硬、口硬、手硬、脚硬、肌肉硬。现代康复临床上按运动功能障碍的特点一般将本病分为痉挛性、不随意运动型、强直性、共济失调型、肌张力低下型和混合型。按瘫痪部位可将本病分为单瘫、双瘫、偏瘫、三肢瘫和四肢瘫。

一、康复评定

（一）现代康复评定方法

（1）粗大运动功能评定：常采用GMFM量表。

（2）肌张力评定：包括静止性肌张力测定（包括肌肉形态、硬度、关节伸展度等）、姿势性肌张力测定、运动性肌张力测定。

（3）肌力评定：多用徒手肌力检查法。

（4）关节活动度评定。

（5）智能评定：包括智力测验（常用韦氏幼儿智力量表、韦氏儿童智力量表、盖塞尔发育量表等）、适应行为测验。

（6）反射发育评定：包括原始反射、病理反射、平衡反射等。

（7）姿势与运动发育评定。

（8）日常生活能力评定。

（9）其他评定：包括一般状况评定、精神评定、感知评定、认知能力评定、心理评定、言语评定、听力评定、步态分析等。

（二）传统康复辨证

1.病因病机

主要有3个方面：一是先天不足，多因父母精血亏虚、气血不足或者近亲通婚，导致胎儿先天禀赋不足、精血亏虚，不能濡养脑髓；母体在孕期营养匮乏、惊吓或是抑郁悲伤，扰动胎儿，以致胎儿发育不良；先天责之于肝肾不足，胎元失养，致筋骨失养，肌肉萎缩，日久颓废。二是后天失养，多因小儿出生，禀气怯弱，由于护理不当致生大病，伤及脑髓，累及四肢；后天责之于脾，久病伤脾，痰浊内生，筋骨肌肉失于濡养，日渐颓废。脑髓失养，而致空虚。三是其他因素，多为产程中损伤脑髓，或因脑部外伤、瘀血内阻、邪毒侵袭、高热久病、正虚邪盛，营血耗伤，伤及脑髓而致。

2.四诊辨证

通过四诊，临床一般将本病分为以下3型。

（1）肝肾不足型：发育迟缓，智力低下，五迟，面色无华，神志不清，精神呆滞，常伴有龟背、鸡胸、病久则肌肉萎缩，动作无力，舌淡苔薄，指纹色淡。

(2)瘀血阻络型：精神呆滞，神志不清，四肢、颈项及腰背部肌肉僵硬，活动不灵活、不协调，舌淡有瘀斑瘀点，苔腻，脉滑。

(3)脾虚气弱型：面色无华，形体消瘦，五软，智力低下，神疲乏力，肌肉萎缩，舌淡，脉细弱。

二、康复策略

为促进患儿正常的运动发育，抑制异常运动模式和姿势，最大限度地恢复功能，小儿脑瘫的康复应做到早诊断、早治疗，才能达到较好的康复效果。目前主要针对患儿的运动障碍采取综合治疗。在整体康复中，中国传统康复疗法有着举足轻重的作用。脑瘫的康复是一个长期复杂的过程，需要在中西医结合的理论指导下，医师、治疗师、护士、家长共同努力完成。

脑瘫传统康复治疗的目的主要在于减轻功能障碍，提高生活质量。大多以针灸、推拿为主要手段。针灸可以有效改善脑血流速度，促进脑组织的血液供应，从而进一步改善中枢神经功能，促进康复。有效的推拿方法对于运动和姿势异常而引发的继发性损害如关节挛缩等有良好的预防和康复治疗作用。

三、康复治疗方法

(一)针灸治疗

以疏通经络、行气活血、益智开窍为原则。《素问・痿论》提出“治痿独取阳明”的治法，常选取手足阳明经腧穴进行针刺，辅以头部腧穴。一般选择毫针刺法、灸法、头皮针法等。

1.毫针刺法

主穴：四神聪、百会、夹脊、三阴交、肾俞。

配穴：肝肾不足加太溪、关元、阴陵泉、太冲；瘀血阻络加风池、风府、血海、膈俞；脾虚气弱加脾俞、气海；上肢瘫痪加肩髃、肩髎、肩贞、曲池、手三里、合谷、外关；下肢瘫痪加伏兔、血海、环跳、承山、委中、足三里、阳陵泉、解溪、悬钟、太冲、足临泣；言语不利加廉泉、哑门、通里；足下垂加昆仑、太溪；颈软加天柱、大椎；腰软加腰阳关；斜视加攒竹；流涎加地仓、廉泉；听力障碍加耳门、听宫、听会、翳风。

具体操作：选用28号毫针针刺。一般每次选2～3个主穴，5～6个配穴，平补平泻。廉泉向舌根方向刺0.5～1寸；哑门向下颌方向刺0.5～0.8寸，不可深刺，不可提插。每天或隔天1次，留针15分钟，15次为1个疗程，停1周后，再继续下1个疗程。

2.灸法

选取四神聪、百会、夹脊、足三里、三阴交、命门、肾俞，上肢运动障碍配曲池、手三里、合谷、后溪；下肢运动障碍配环跳、足三里、阳陵泉、解溪、悬钟。使用艾条进行雀啄灸，每天1次，皮肤红晕为度；或者隔姜灸，每次选用3～5个腧穴，每穴灸3～10壮，每天或隔天1次，10次为1个疗程。

3.头皮针疗法

运动功能障碍取健侧相应部位的运动区；感觉功能障碍取健侧相应部位的感觉区；下肢功能运动和感觉障碍配对侧足运感区；平衡功能障碍配患侧或双侧的平衡区。听力障碍取晕听区；言语功能障碍，配言语1、2、3区（具体为运动性失语选取运动区的下2/5；命名性失语选取言语2区；感觉性失语选取言语3区）。

具体操作：一般用1寸毫针，头皮常规消毒，沿头皮水平面呈30°角斜刺，深度达到帽状腱膜下，再压低针身进针，捻转，平补平泻，3岁以内患儿不留针，每天1次，10次为1个疗程。

（二）推拿治疗

以疏通经络、强健筋骨、醒神开窍为原则。常采用分部操作和对症操作。一般先用点法、按法、揉法、运法、扫散法等，然后被动活动四肢关节。

1.分部操作

分部操作包括上肢功能障碍和下肢功能障碍。

（1）上肢功能障碍：在患儿上肢内侧及外侧施以推法，从肩关节至腕关节，反复3～5次；按揉合谷、内关、外关、曲池、小海、肩髃、天宗5分钟，拿揉上肢、肩背部3～5次，拿揉劳宫、极泉各3～5次；摇肩、肘及腕关节各10次；被动屈伸肘关节及掌指关节各10次；捻手指 5～10 次，揉搓肩部及上肢各 3～5 次。

(2)下肢功能障碍：在患儿下肢前内侧和外侧施以推法，自上而下操作 3～5 遍；按揉内外膝眼、足三里、阳陵泉、环跳、委阳、委中、昆仑、太溪、涌泉 10 分钟；拿揉股内收肌群、股后肌群、跟腱各 3 分钟，反复被动屈伸髋关节、膝关节、踝关节 3～5 次；擦涌泉，以透热为度。

2.对症操作

对症操作包括智力障碍、大小便失禁、关节挛缩。

(1)智力障碍：开天门 50～100 次，推坎宫 50～100 次，揉太阳 50～100 次，揉百会、迎香、颊车、下关、人中各 50 次；推摩两侧颞部 50 次，推大椎 50 次；拿风池 5 次，拿五经 5 次；按揉合谷50 次，拿肩井 5 次。

(2)大小便失禁：在患儿腰背部双侧膀胱经、督脉施以推法，反复操作 3～5 遍；擦肾俞、命门、八髎，以透热为度；按揉中脘、气海、关元、中极、足三里、三阴交各 5 分钟；摩腹 5～10 分钟，擦涌泉 50 次。

(3)关节挛缩：取挛缩关节周围的腧穴，点按法操作并结合关节活动。动作由轻到重，切忌粗暴，宜循序渐进。患肢痉挛者，应由轻到重进行掐按。肌肉萎缩、食欲差及体弱者，可在胸腹部拍打、推揉。上肢屈肌肌张力增高、屈曲者，可轻揉上肢前群肌肉，被动活动上肢，外展外旋肩关节，伸展肘、腕关节，伸展手指，改善肩、肘、腕等关节挛缩；下肢内收肌肌张力增高、伸展者，拿揉、揉搓大腿内侧肌群，减轻肌痉挛，被动活动下肢，外旋外展髋关节，屈曲膝关节，改善髋、膝关节挛缩；足尖走路者，被动背伸踝关节，牵拉挛缩肌腱，缓慢用力，避免诱发踝阵挛。

(三)其他传统康复疗法

一般包括中药疗法、足部按摩疗法等。

1.中药疗法

临床常用内服、外治两种方法。

(1)中药内服：肝肾不足型可选用六味地黄丸加减；瘀血阻络型

可选用通窍活血汤加减；脾虚气弱型可选用调元散和菖蒲丸加减。对特殊并发症者则选择针对性的方药治疗。癫痫者可选用紫石汤、定痫丸、紫河车丸加减；斜视者可选用小续命汤、六君子汤合正容汤、养血当归地黄汤加减等；智力低下者可选用调元散、十全大补汤、涤痰汤、小柴胡汤加减等；失语者可选用菖蒲丸、木通汤、肾气丸、羚羊角丸、涤痰汤等。

(2)中药外治：常用的是中药熏洗方法。选择具有通经活血、祛风通络作用的药物组方。目的是促进局部血液循环，提高治疗效果。常选用红花 10 g、钻地风 10 g、香樟木 50 g、苏木 50 g、老紫草 15 g、伸筋草 15 g、千年健 15 g、桂枝 15 g、路路通 15 g、乳香 15 g、没药 10 g、宣木瓜 10 g，加入清水煮沸，进行熏洗或用毛巾浸透药液进行局部热敷。注意水温，以防烫伤，对于皮肤知觉较差的患儿尤应注意。

2.足部按摩疗法

在患儿足底均匀涂抹按摩介质，如凡士林等。医者两手握足，两拇指相对于足底，其余 4 指握足背，两拇指由足跟到足趾进行全足放松，手法轻柔，操作 3～5 次，取肾上腺、大脑、小脑、脑垂体等部位进行重点刺激，以拇指点按 30～40 次，按揉 1 分钟，酸胀或微痛为度。再按上述放松手法操作，结束治疗。每天1 次，每次持续 20～30 分钟，10 次为 1 个疗程。

四、注意事项

(1)本病病变在脑，多累及四肢，主要表现为中枢性运动障碍及姿势异常，并可能同时伴有智力低下、听力障碍、癫痫、行为异常等症状。一般在新生儿期即可发现，但少数患儿症状不明显，待坐立困难时才发觉，本病严重影响患儿生长发育及生活能力，是儿童致残的主要疾病之一。因此，应引起广大临床医务工作者和家长的高度重视。

(2)由于婴儿运动系统、神经系统正处于发育阶段，异常姿势运动还没有固化，所以临床上对于小儿脑瘫的治疗，应做到早诊断、早治疗，以达到最好的康复效果。提倡在出生后即进行评估，如存在脑瘫发病高危因素，则立即进行干预治疗；出生后 3～6 个月内确诊，如确诊，综合康复治疗应立即进行。康复治疗最佳时间不要超过 3 岁，其方法包括躯体训练、技能训练、物理治疗、针灸治疗、推拿手法治疗等。

(3)针灸治疗本病有较好的疗效。毫针治疗关键在于选择腧穴和针刺补泻手法，选取腧穴多以阳明经穴和奇穴为主，针刺手法以补法和平补平泻为主；头皮针治疗刺激量不宜太大；灸法注意防止烫伤；痉挛型脑瘫患儿的痉挛侧不宜用电针治疗。

(4)有效的推拿方法对于运动和姿势异常而引发的继发性损害，如关节挛缩等有良好的预防和康复治疗作用。但应掌握手法的灵活运用，操作时手法宜轻柔，力度不宜过大，特别是对挛缩关节的操作，更应注意手法的力度和幅度。

参考文献

[1] 左尚宝.现代中医基础与临床诊疗[M].青岛:中国海洋大学出版社,2020.

[2] 谢海波.中医内科病诊疗与处方[M].北京:化学工业出版社,2021.

[3] 赵丽.中医诊断学[M].长沙:中南大学出版社,2021.

[4] 李桂.中医临床精要[M].北京:中医古籍出版社,2021.

[5] 史纪增.临床中医诊治精要[M].长春:吉林科学技术出版社,2020.

[6] 杨光.实用中医药学[M].北京:人民卫生出版社,2021.

[7] 谢庆斌.实用中医临床诊疗学[M].开封:河南大学出版社,2021.

[8] 杨宇峰,滕飞.中医实用技能[M].北京:中国医药科技出版社,2021.

[9] 杜革术.中医临床诊断与治疗技术[M].西安:陕西科学技术出版社,2022.

[10] 李其信,黄娜娜,曾令斌,等.实用中医疾病诊疗学[M].开封:河南大学出版社,2022.

[11] 王常海,车志英.中医诊断学研究[M].济南:山东科学技术出版社,2021.

[12] 周仲瑛.中医临证技巧[M].北京:中国中医药出版社,2021.

[13] 黄福忠.中医诊治常见疾病[M].成都:四川科学技术出版

社，2021.
[14] 孙喜灵，于东林.中医精准辨证论治学[M].北京：中国中医药出版社，2022.
[15] 周仲瑛.中医内科汇讲[M].北京：中国中医药出版社，2021.
[16] 苏新民.中医基础理论[M].西安：西安交通大学出版社，2022.
[17] 薛天奎.中医临床方剂[M].天津：天津科学技术出版社，2021.
[18] 刘书敏.临床常见疾病中医诊疗精粹[M].济南：山东大学出版社，2022.
[19] 徐俊伟.实用中医临床治疗要点[M].开封：河南大学出版社，2021.
[20] 周素贞.现代疾病中医特色诊疗学[M].开封：河南大学出版社，2021.
[21] 孙以民.实用中医特色疗法与康复理疗[M].哈尔滨：黑龙江科学技术出版社，2021.
[22] 吕碧影，李海娜，钟金容，等.耳穴压豆结合中医辨证施护对喘证患者症状改善的临床研究[J].中国当代医药，2022，29(10)：178-182.
[23] 刘琪华，王檀.慢性肺痈中医诊疗方案再探[J].吉林中医药，2022，42(1)：120-123.
[24] 杜远.益气养阴定悸汤治疗气阴两虚心脉瘀阻型心悸临床疗效及对心功能改善分析[J].黑龙江医药科学，2022，45(4)：42-43.
[25] 金菲，练纯，吴春秀，等.针刺与功能性电刺激及下肢智能康复训练在缺血性脑卒中偏瘫治疗中的联合应用效果分析[J].中国中医药科技，2022，29(4)：631-633.
[26] 陈邦士，吴爱玲，石协桐.柴胡桂枝干姜汤加味治疗不寐(肝郁痰凝证)的临床效果[J].国际医药卫生导报，2022，28(23)：3399-3402.